In Erinnerung an
Herbert Arthur Harris
1923–1982

Danksagung

Ich möchte mich bei einigen Leuten bedanken für die jeweils ganz besondere Art und Weise, wie sie zum Entstehen dieses Buches beigetragen haben:

H. R. Bernhard, Eric Charnov, Ronald Corn, Murray Curtin, Phyllis Durell, Daniel Gade, Karen Griffin, Kristen Hawkes, Madeline Harris, Katherine Heath, Delores Jenkins, Ray Jones, Michael Kappy, Karen Lupo, Maxine Margolis, Alice Mayhew, Daniel McGee, Gerald Murray, Kenneth Russell, Otto von Mering und Janet Westin.

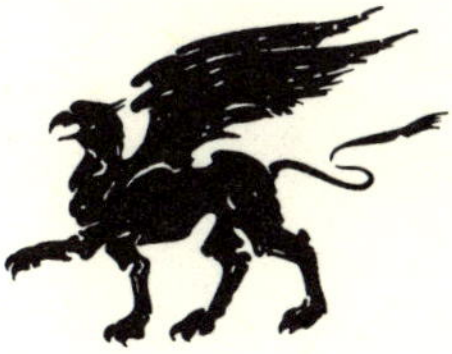

Marvin Harris

Wohlgeschmack und Widerwillen

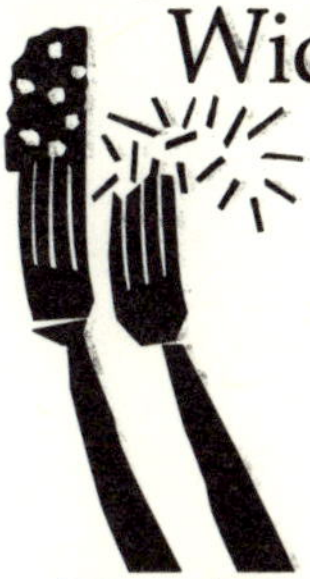

Die Rätsel der Nahrungstabus

Klett-Cotta

CIP-Titelaufnahme der Deutschen Bibliothek
Harris, Marvin:
Wohlgeschmack und Widerwillen: d. Rätsel d. Nahrungstabus / Marvin Harris. [Aus d. Amerikan. übers. von Ulrich Enderwitz]. – Stuttgart: Klett-Cotta, 1988
Einheitssacht.: Good to eat ‹dt.›
ISBN 3-608-93123-6

Verlagsgemeinschaft Ernst Klett Verlag – J. G. Cotta'sche Buchhandlung
Aus dem Amerikanischen übersetzt von Ulrich Enderwitz
Die Originalausgabe erschien unter dem Titel
»Good to eat. Riddles of Food and Culture«
im Verlag Simon and Schuster, New York

Printed in Germany
Umschlag: Klett-Cotta-Design
Fotosatz in 10/12 Punkt Palatino von Dörlemann-Satz, Lemförde
Gedruckt auf säurefreiem und holzfreiem Werkdruckpapier und
gebunden von May & Co., Darmstadt

Inhalt

1. Gut für den Kopf oder gut für den Bauch?

Wissenschaftlich betrachtet, sind die Menschen Allesfresser – Wesen, die sowohl fleischliche als auch pflanzliche Nahrung zu sich nehmen. Wie andere Vertreter dieser Gruppe – man denke an Schweine, Ratten und Schaben – können .wir unsere Nahrungsbedürfnisse durch eine breitgefächerte Zahl von Stoffen befriedigen. Vom ranzigen Drüsensekret bis zu Schimmel und Steinen (oder, wenn einem der Euphemismus lieber ist, von Käse bis zu Pilzen und Salz) können wir alles mögliche essen und verdauen. Wie andere Protagonisten der Allesfresserei essen wir indes nicht buchstäblich alles und jedes. Vielmehr wirkt, wenn man von der ganzen Bandbreite möglicher Nahrungsmittel in der Welt ausgeht, der Speiseplan der meisten menschlichen Gruppen ziemlich begrenzt.

Manche Lebensmittel lassen wir aus, weil unsere Spezies ihren Genuß biologisch nicht verträgt. So werden zum Beispiel die menschlichen Eingeweide mit großen Mengen Zellulose einfach nicht fertig. Deshalb veschmähen alle menschlichen Gemeinschaften Grashalme, Baumblätter und Holz (abgesehen von Mark und Schößlingen, wie bei Palmherzen und Bambussprossen). Aus anderen biologischen Beschränkungen erklärt sich, warum wir mit Petroleum unsere Autotanks und nicht unsere Mägen bzw. mit unseren Ausscheidungen die Kloaken und (hoffentlich) nicht unsere Teller füllen. Viele der Stoffe indes, die von Menschen nicht gegessen werden, sind aus biologischer Sicht absolut genießbar. Das wird deutlich genug aus der Tatsache, daß irgendwo in der Welt menschliche Gesellschaften Dinge essen, die andernorts andere Gemeinschaften ablehnen und verabscheuen. Aus Erbunterschieden läßt sich nur ein kleiner Bruchteil dieser Divergenzen erklären. Sogar im Fall der Milch, mit der wir uns später näher befassen werden, können erblich bedingte Unterschiede nur zum Teil erklären, warum manche Gemeinschaften mit Vorliebe Milch trinken und andere gar nicht.

Bei Hindus, die Rindfleisch ablehnen, Juden und Muslimen, die Schweinefleisch verabscheuen, und Amerikanern, denen der Gedanke an geschmorten Hund geradezu Brechreiz verursacht, kann man sicher sein, daß die Definition der Dinge, die sich gut essen lassen, von mehr als bloß ernährungsphysiologischen Kriterien abhängt. Dieses Mehr sind die gastronomischen Traditionen des jeweiligen Volks, ist seine Eßkultur. Wenn man in den Vereinigten Staaten zur Welt kommt und aufwächst, tendiert man dazu, bestimmte amerikanische Eßgewohnheiten anzunehmen. Man lernt, Rind- und Schweinefleisch zu mögen, nicht hingegen Ziege oder Pferd bzw. Maden oder Heuschrecken. Und man entwickelt ganz bestimmt keine Vorliebe für geschmortes Rattenfleisch. Aber den Franzosen und Belgiern sagt Pferdefleisch zu; die meisten mediterranen Völker schätzen Ziegenfleisch; Maden und Heuschrecken werden weithin als Delikatessen geschätzt; und eine vom Militärischen Versorgungskorps der Vereinigten Staaten in Auftrag gegebene Untersuchung hat zweiundvierzig verschiedene Gesellschaften ausfindig gemacht, in denen Ratten gegessen werden.

Angesichts der Vielzahl von Eßgewohnheiten in ihrem umfangreichen Imperium zuckten die alten Römer die Schultern und hielten sich an ihre heißgeliebten fauligen Fischsoßen. »Über Geschmack läßt sich nicht streiten«, meinten sie. Als Ethnologe schließe ich mich dem Relativismus in Sachen Eßkultur an: Eßgewohnheiten dürfen nicht einfach deshalb ins Lächerliche gezogen oder mit Schimpf überhäuft werden, weil sie anders als die eigenen sind. Aber auch dann bleibt noch viel Stoff zum Diskutieren und Nachdenken. Warum sind die Ernährungsweisen der Menschen so verschieden? Können die Ethnologen erklären, warum man eine bestimmte Vorliebe für oder Abneigung gegen dieses oder jenes Nahrungsmittel in der einen Kultur antrifft und in der anderen nicht?

Ich meine, solche Erklärungen lassen sich geben. Vielleicht nicht in jedem einzelnen Fall und auch nicht bis in jedes einzelne Detail. Aber normalerweise haben die Menschen für das, was sie tun, gute und zureichende praktische Gründe, und davon sind die Eßgewohnheiten nicht ausgenommen. Ich will nicht so tun, als wüßte ich nicht, daß diese Ansicht heutzutage keine große Popularität genießt. Die gängige Überzeugung ist, daß Ernährungsweisen historische Zufallserscheinungen sind, mit deren Hilfe Botschaften ausgedrückt oder übermittelt werden, die ihren Ursprung in wesentlich willkürlichen Wertsetzungen bzw. unerklärlichen religiösen Glaubensvorstellungen haben. Um es mit den Worten eines französischen Ethnologen zu sagen: »Wenn wir das weite Feld der in menschlichen Eßgewohnheiten enthaltenen Symbolvorstellungen und kulturellen Bedeutungen überblicken, müssen wir uns der Tatsache stellen, daß das meiste davon wirklich kaum etwas anderem zugeschrieben werden kann als einer inneren Kohärenz, die größtenteils frei gesetzt ist.« Die Nahrungsmittel müssen gewissermaßen erst den kollektiven Geist nähren, ehe sie den leeren Magen füllen dürfen. Soweit man Vorlieben für oder Abneigungen gegen Nahrungsmittel überhaupt erklären kann, muß diese Erklärung »nicht in der Beschaffenheit der eßbaren Dinge«, sondern vielmehr in »den zugrundeliegenden Denkschemata eines Volkes« gesucht werden. Oder noch provozierender gesagt: »Die Nahrung hat wenig mit Ernährung zu tun. Das, was wir essen, essen wir nicht, weil es zweckmäßig ist oder weil es gut für uns ist oder weil es praktisch ist oder weil es gut schmeckt.«

Ich meinerseits habe nicht die Absicht zu bestreiten, daß Lebensmittel der Übermittlung von Botschaften dienen und symbolische Bedeutung haben. Aber was kommt zuerst, die Botschaften und Bedeutungen oder die Vorlieben und Abneigungen? Um ein von Lévi-Strauss in Umlauf gebrachtes berühmtes Diktum auf unseren Fall auszudehnen, können wir sagen, daß manche Lebensmittel »gut zu denken« und andere »schlecht zu denken« sind. Ich aber bin der Ansicht, daß die Frage, ob sie dem Denken zusagen oder nicht, davon abhängt, ob sie geeignet oder ungeeignet für den Verzehr sind. Nahrung muß den kollektiven Magen füllen, ehe sie den kollektiven Geist füttern kann.

Es sei mir erlaubt, diesen Standpunkt ein bißchen näher zu erläutern. Bei Nahrungsmitteln, die man bevorzugt (die gut zu essen sind), ist die Bilanz zwischen dem praktischen Nutzen und den Kosten günstiger als bei solchen, um die man einen Bogen macht (die schlecht zu essen sind). Sogar für einen Allesfresser hat es durchaus einen Sinn, nicht alles zu essen, was sich verdauen läßt. Manche Nahrungsmittel sind kaum die Mühe wert, die es kostet, sie herzustellen und zuzubereiten; für manche gibt es billigeren und nahrhafteren Ersatz; manche kann man sich nur um den Preis eines Verzichts auf nützlichere Dinge einverleiben. Den Nährwert betreffende Vor- oder Nachteile bilden einen grundlegenden Posten in der Rechnung – in bevorzugten Nahrungsmitteln sind durchweg mehr

Energien, Proteine, Vitamine oder Mineralien pro Portion gespeichert als in Nahrung, die gemieden wird. Aber es gibt auch andere Vor- und Nachteile bei Lebensmitteln, die unter Umständen wichtiger sind als ihr Nährwert und darüber entscheiden können, ob sie gut oder schlecht zu essen sind. Manche Nahrungsmittel sind höchst nahrhaft, werden aber abgelehnt, weil ihre Produktion zuviel Zeit und Mühe kostet oder weil sie selber zu ungünstige Auswirkungen auf die Böden, auf Fauna, Flora und auf andere Umweltaspekte haben.

Wie ich zu zeigen hoffe, lassen sich die Hauptunterschiede in den Küchen der Welt auf ökologisch bedingte Zwänge und Chancen zurückführen, die von Region zu Region variieren. Zum Beispiel wird, um späteren Kapiteln vorauszugreifen, der Fleischgenuß am meisten dort kultiviert, wo relativ geringe Bevölkerungsdichte herrscht und das Land für den Anbau von Nutzpflanzen nicht gebraucht wird oder ungeeignet ist. Im Gegensatz dazu finden sich die vegetarischsten Küchen bei hoher Bevölkerungsdichte, wenn die Lebensräume und Techniken der Nahrungsmittelproduktion die Aufzucht von Schlachtvieh nur unter der Bedingung gestatteten, daß die für die Menschen verfügbare Menge an Proteinen und Kalorien eingeschränkt würde. Im Falle des hinduistischen Indien wiegen diese Nachteile soviel schwerer als die Vorteile, die eine fleischliche Ernährung bietet, daß man dem Fleischgenuß aus dem Weg geht – Fleisch ist schlecht zu essen und deshalb schlecht zu denken.

Man muß im Auge behalten, daß ernährungspraktische und ökologische Vor- und Nachteile sich nicht immer «in Mark und Pfennig« ausdrücken lassen. In Marktwirtschaften wie der unseren ist das, «was sich gut essen läßt«, unter Umständen gleichbedeutend mit dem, «was sich gut verkaufen läßt«, ganz egal, was die ernährungspraktischen Folgen sind. Der Verkauf von Babymilchpulver als Muttermilchersatz ist ein klassisches Beispiel dafür, wie Profitdenken die Oberhand über gleichermaßen ernährungspraktische und ökologische Vernunft gewinnen kann. In der Dritten Welt ist Flaschennahrung nicht gut für die Kleinkinder, weil das Pulver oft in schmutziges Wasser eingerührt wird. Auch sollte man der Muttermilch den Vorzug geben, weil sie Stoffe enthält, die das Baby gegen viele verbreitete Krankheiten immun machen. Die Mütter mögen von der Flaschenfütterung einen gewissen Vorteil haben, weil sie ihre

Kinder dann in der Obhut anderer lassen können, während sie in die Fabrik arbeiten gehen. Aber dadurch, daß sie die Stillzeit abkürzen, verkürzen sie auch die Abstände zwischen den einzelnen Schwangerschaften. Die einzigen großen Nutznießer bei der Sache sind die supranationalen Konzerne. Um ihr Produkt zu verkaufen, bedienen sie sich einer Reklame, die den Frauen vormacht, die künstliche Babynahrung sei für die Kinder besser als Muttermilch. Glücklicherweise verzichtet man seit kurzem dank internationaler Proteste auf derartige Praktiken.

Wie dieses Beispiel zeigt, ist auch auf dem Gebiet der Nahrung nichts so schlecht, daß es nicht irgend jemandem Vorteil brächte. Vorlieben für und Abneigungen gegen bestimmte Nahrungsmittel resultieren aus praktischen Nutzen/Kosten-Rechnungen, aber das bedeutet nicht, daß die jeweilige Rechnung für alle Mitglieder der Gesellschaft dieselbe ist. Lange ehe es Könige, Kapitalisten oder Diktatoren gab, waren einseitige Nutzen/Kosten-Rechnungen, welche die Kosten den Frauen oder Kindern und den Nutzen den Männern und Erwachsenen zuwiesen, gang und gäbe – ein Umstand, auf den ich in mehreren der folgenden Kapitel zu sprechen kommen werde. Desgleichen kann in Klassen- oder Kastengesellschaften der praktische Vorteil der einen Gruppe sich zum praktischen Nachteil einer anderen auswirken. In solchen Fällen ist die Fähigkeit der Privilegierten, ein hohes Ernährungsniveau zu behaupten, ohne diesen Vorzug mit der übrigen Gesellschaft teilen zu müssen, gleichbedeutend mit ihrem Vermögen, die Nichtprivilegierten durch politische Machtausübung unter Kontrolle zu halten.

Aus alledem ergibt sich, daß es keine leichte Aufgabe ist, die Vor- und Nachteile zu bilanzieren, die darüber entscheiden, ob eine bestimmte Nahrung bevorzugt oder abgelehnt wird. Jedes in Frage stehende Nahrungsmittel muß als Teil eines ganzen Systems der Nahrungserzeugung gesehen werden, es muß zwischen lang- und kurzfristigen Folgen unterschieden werden, und man darf nicht außer acht lassen, daß Nahrungsmittel häufig ebensosehr eine Quelle des Reichtums und der Macht für wenige wie eine Ernährungsgrundlage für die vielen sind.

Die Vorstellung, daß Ernährungsweisen willkürlich oder zufällig entstehen, gründet sich auf eine Reihe von rätselhaften Nahrungsvorlieben bzw. -abneigungen, die fast jedermann unpraktisch, irrational, sinnlos oder schädlich erscheinen. In diesem Buch verfolge ich die Strategie, gerade diese Hochburgen der Willkürthese zu attackieren – die verblüffendsten Fälle aufzugreifen – und zu zeigen, daß sie sich als Ergebnis ernährungspraktisch, ökologisch oder finanziell motivierter Entscheidungen erklären lassen. Manch einer wird vermuten, daß ich für meine Attacken nur diejenigen willkürlichen Annahmen ausgesucht habe, bei denen mir vorweg bekannt war, daß sie verhängnisvolle Schwachpunkte aufweisen. Der Ordnung halber sei betont, daß dem nicht so ist. Zu dem Zeitpunkt, da ich mir die einzelnen Fälle vornahm, waren sie für mich genauso rätselhaft wie für alle anderen, und ich hatte noch keine Ahnung davon, wo die Lösung für sie zu suchen war. Tatsächlich habe ich genau die Fälle ausgewählt, die mich am meisten interessierten, weil sie im schärfsten Gegensatz zu meinen Grundannahmen zu stehen schienen.

Ich gebe gern als erster zu, daß die von mir behandelten Fälle nur einen Bruchteil der bei den Menschen anzutreffenden rätselhaften Eßgewohnheiten ausmachen. Da die Gesamtzahl der Rätselfälle unbekannt und völlig offen ist, kann ich keine Zufallsstichproben nehmen und mit ihrer Hilfe den Nachweis führen, daß es generell praktische Gründe für die Eßgewohnheiten der Menschen gibt. Die erfolgreiche Lösung einiger weniger rätselhafter Fälle ist keine Garantie dafür, daß auch bei allen übrigen eine Lösung möglich ist. Mindestens aber sollte es den Skeptikern ein Ansporn sein, mit größerer Skepsis ihre liebgewonnene These von den unpraktischen, irrationalen, sinnlosen und schädlichen Eßgewohnheiten zu betrachten. Wenn jeder beim ersten Anschein von Unerklärlichkeit zurückschreckte, würden sich für schwierige Probleme niemals Lösungen finden. Und dann würde alles in der Welt den Eindruck der Willkürlichkeit machen, oder etwa nicht? Nun aber auf zum ersten Rätsel. Mögen die Beweise für sich selber sprechen!

2. Hunger nach Fleisch

Stellen Sie sich eine Schlange von Menschen in schäbigen Regenmänteln vor, mit Schirmen in der einen und Plastiktüten und Aktentaschen in der anderen Hand. Während sich die Schlange im grauen Morgendämmer langsam voranschiebt, machen die an der Spitze widerwillig Platz, um Schwangere oder Frauen mit Kleinkindern vorzulassen. Die weiter hinten Stehenden murren und witzeln über die Praktiken, sich die Kleider mit Kissen auszustopfen oder für den morgendlichen Einkauf Babies auszuleihen. Eine Frau mit Strickmütze erklärt: »An diesem Verkaufsstand hat es keine Preiserhöhung gegeben, weil es hier sowieso nichts zu kaufen gibt.« Die Polen beginnen ihre tägliche Jagd nach Fleisch.

Schwierigkeiten bei der Fleischversorgung bedrohen den Bestand des staatssozialistischen Systems in Polen. Wenn die Schlangen vor den Fleischerläden länger und die Regale leerer werden, dann heißt es aufpassen. 1981 verkündete die Regierung eine Verringerung der staatlich subventionierten Fleischrationen um 20%; anschließend mußte sie das Kriegsrecht verhängen, um die Ordnung wiederherzustellen. »Den Hausfrauen ist der Geduldsfaden gerissen«, berichtete ein Korrespondent des *Economist*. »Gewöhnt daran, stundenlang Schlange zu stehen und mit leeren Einkaufstaschen in den Händen auf Fleischlieferungen zu warten, die manchmal gar nicht kommen, sind etliche Tausende von ihnen auf die Straße gegangen und haben in Kutno, Lodz, Warschau und anderen größeren Städten lärmend und Transparente schwingend Hungermärsche veranstaltet.« »Gebt uns Fleisch«, war die Forderung der Menge. (Sollte man von hungernden Massen nicht erwarten, daß sie Brot oder Reis fordern?) In Polen geht die Bevölkerung auf die Barrikaden, wenn ihr etwas von einem Nahrungsmittel weggenommen wird, das manche Ernährungswissenschaftler für einen Luxus und andere mehr und mehr für gesundheitsschädlich halten.

Warum ist für die Polen und andere Osteuropäer die Vorstellung von Ladenregalen, aus denen Schinken und Würste verschwunden sind, ein solches Schreckgespenst? Sind sie unterernährt? Enthält ihr Speiseplan zuwenig Kalorien oder Proteine? Nach den jüngsten gemeinsamen Empfehlungen der Lebensmittel- und Landwirtschaftsorganisation und der Weltgesundheitsorganisation der Vereinten Nationen benötigt ein achtzig Kilogramm schwerer Erwachsener ungefähr sechzig Gramm Proteine pro Tag. 1980 bekamen die Polen nicht sechzig, sondern hundert Gramm Proteine pro Trag. Tatsächlich bezogen sie einundsechzig Gramm allein aus tierischen Erzeugnissen – Fleisch, Fisch, Geflügel und Molkereiprodukte –, genug, um den empfohlenen Tagesbedarf zu befriedigen, und zwar ganz ohne die Proteine, die sich aus pflanzlicher Nahrung gewinnen lassen. Die tägliche Kalorienmenge, die sie zu sich nahmen, betrug pro Kopf über dreitausend. Wenn man zum Vergleich die Vereinigten Staaten heranzieht, so wurden dort 1980 täglich fünfundsechzig Gramm tierisches Protein pro Kopf konsumiert – nur vier Gramm mehr als in Polen –, und die Kalorienmenge war fast genau die gleiche. Ich gebe zu, daß durch Prokopfrechnungen gewisse peinliche Details unter den Teppich gekehrt werden. Die Versorgung mit Fleisch und anderen tierischen Erzeugnissen ist in Polen unstetig und unberechenbar. Lieferungen an Fleischerläden werden aufgekauft, sobald sie eintreffen; manche Leute kriegen viel davon und andere sehr wenig. Aber diese Probleme sind zum Teil die Folge von Panikkäufen. Insofern stützen sie meine These: Die Polen, durchaus nicht von Unterernährung bedroht, könnten ohne weiteres weniger Fleisch essen, ohne daß ihre Ernährung litte; aber sie sind bereit, ein Gutteil ihres Lebens mit der aufreibenden Jagd nach mehr Fleisch und anderen tierischen Erzeugnissen zu verbringen. Warum?

Man würde vielleicht erwarten, daß der polnische Staat eifrig bemüht wäre, die Bevölkerung an die bestehende Ernährungslage zu gewöhnen. Statt indes den Standpunkt zu vertreten, daß die Nation bereits angemessen ernährt werde und daß noch mehr Fleisch unnötig sei, hat die Regierung auf jede Krise mit dem Versprechen weiterer Fleischlieferungen reagiert. Zum großen Schaden für die übrige Wirtschaft hat sie zwischen 1970 und 1975 die Fleisch-, Fisch- und Geflügelerzeugung um 40% angehoben. 1980 kostete die monatliche Ration an billigem Fleisch in den staatlichen Läden die Regierung 5 Milliarden Mark an Subventionen, etwa die Hälfte der vom Land für Lebensmittelsubventionen aufgebrachten Gesamtsumme.

Und mit dieser ihrer Sanktionierung des öffentlichen Rufs nach Fleisch steht die polnische Regierung auch durchaus nicht allein.

Auch ohne daß Unruhen wegen schlechter Lebensmittelversorgung ihr Beine machten, gibt zum Beispiel die Sowjetunion Unsummen aus, um etwa 40 Millionen Tonnen Sojabohnen, Mais und Weizen aus dem Ausland zu importieren. Der einzige Zweck dieser massiven Aufwendungen ist die Beschaffung von Viehfutter; zum Großteil werden die Importe für den menschlichen Verzehr verwendet, so daß dadurch minderwertiges heimisches Getreide für die Viehzucht frei wird. 1981 verbrauchte die Bevölkerung des Ostblocks 126 Millionen Tonnen Getreide, während ihr Vieh 186 Millionen Tonnen verbrauchte. In den Augen des Westens sind die großen Getreideimporte der Beweis für das völlige Scheitern des sowjetischen Systems. Für die sowjetische Bevölkerung sind sie der Beweis, daß die Regierung alles unternimmt, um die Fleischportionen auf den Tellern zu vergrößern. Bei der Versorgung der Bevölkerung schneidet die sowjetische Getreideproduktion gar so schlecht nicht ab; man produziert sogar einen jährlichen Überschuß an Getreide für den menschlichen Verzehr. Das Problem des sowjetischen Landwirtschaftssystems ist, daß man nicht auch noch all das viele Vieh mit Futter versorgen kann. Denn es ist von der Energiemenge her gesehen viel aufwendiger, tierische Lebensmittel zu erzeugen als pflanzliche; man braucht bei der Umwandlung von Getreide in Fleisch neun zusätzliche Kalorien, um eine Kalorie für den menschlichen Verzehr zu produzieren. Oder wenn man die Proteine in Betracht zieht, braucht man für die Erzeugung von einem Gramm Fleischproteine vier Gramm Getreideproteine. Damit die Vereinigten Staaten ihre derzeitigen Fleischkonsumgewohnheiten beibehalten können, müssen 80% des auf den Feldern der USA angebauten Getreides ans Vieh verfüttert werden. Ungeachtet dieser Zahlenverhältnisse hat sich die UdSSR seit langem geschworen, mit den USA gleichzuziehen. Seit Nikita Chrustschows berühmter Rede, die unter dem Motto »Wir werden euch beerdigen« stand, hat die Sowjetunion immer größere Mengen ihrer Getreideernte und zusätzlich riesige Getreideeinfuhren aus dem Ausland darauf verwendet, die Vereinigten Staaten in der Fleisch- und Milcherzeugung zu übertreffen. Während sie bei der Milch ihr Ziel fast erreicht hat – zum Teil infolge eines Rückgangs des Milchverbrauchs in den Vereinigten Staaten –, liegt sie in der Fleischproduktion noch immer weit zurück. Ja, sie hat noch nicht einmal das polnische Niveau erreicht.

Huldigen die Polen einfach nur einem willkürlichen kulturellen Geschmack? Ist ihr Hunger nach Fleisch nichts als ein symbolischer Ausdruck der Ablehnung, mit der sie der polnischen Form von Staatssozialismus begegnen? Sowohl der Staatsapparat als auch seine Gegner sind sich klar darüber, daß Fleisch ein Symbol ist, mit dem sich revolutionäre Regungen anstacheln lassen. Aber man täte dem polnischen Volk unrecht, wenn man sein Verlangen nach Fleisch als bloß eine Art von symbolischem Hunger ansähe. Es gibt gute Gründe, warum die Polen und andere Osteuropäer sich Sorgen machen, wenn ihnen die Fleischrationen gekürzt werden.

Ich bin der Ansicht, daß tierische und pflanzliche Lebensmittel bei der menschlichen Ernährung eine fundamental unterschiedliche biologische Rolle spielen. Auch wenn neuere Befunde bestimmte degenerative Erkrankungen in unseren Überflußgesellschaften mit einem übermäßigen Verzehr von tierischen Fetten und Cholesterin in Zusammenhang bringen, bleibt die tierische Nahrung für eine ordentliche Ernährung wichtiger als die pflanzliche. Ich will damit nicht etwa sagen, tierische Lebensmittel seien zum Verzehr derart geeignet, daß sich auf die pflanzlichen überhaupt verzichten läßt. Am besten sind wir dran, wenn wir beides konsumieren. Ich behaupte vielmehr, daß sich mit pflanzlicher Nahrung zwar das Leben erhalten läßt, daß es aber der Zugang zu tierischer Nahrung ist, was über das bloße Überleben hinaus Gesundheit und Wohlbefinden gewährt. In Ackerbaugesellschaften hat, ernährungspraktisch gesehen, tierische Nahrung einen besonderen Wert, aber sie ist auch besonders schwer zu produzieren. Ihre symbolische Bedeutung gewinnt sie durch diese Kombination aus Nützlichkeit und Knappheit. Ich kann es deshalb nicht für ein zufälliges kulturelles Faktum halten, daß genauso wie in Polen in der ganzen Welt die Menschen tierische Lebensmittel mehr schätzen als pflanzliche, danach gieren und bereit sind, einen unverhältnismäßig großen Teil ihrer Energie und ihres Reichtums für deren Erzeugung einzusetzen.

Nein, ich habe die Hunderte von Millionen von Menschen nicht vergessen, die vegetarisch leben und vermutlich pflanzliche Nahrung der tierischen vorziehen. Aber der Ausdruck Vegetarier ist irreführend. Während eine erkleckliche Anzahl von Leuten Fleisch, Fisch, Geflügel und anderes Fleischliches ablehnen, ist es nur eine winzige Minderheit von Kultbegeisterten, Mönchen und Mystikern, die sich zu einer Ablehnung jeglicher Nahrung tierischer Herkunft bekennen – deren Abneigung also auch Eier, Milch, Käse und andere Molkereiprodukte umfaßt. Diese strengen Vegetarier sind, wie die Anhänger des Führers der »Makrobiotik«-Bewegung, George Ohsawa, bestrebt, von nichts als von ungeschältem Reis, Sojasoße und Kräutertees zu leben; sie sind gering an Zahl und selten. Und das aus gutem Grund. Die strengen Vegetarier widerlegen die Tatsache einer universalen Vorliebe für tierische Nahrung genausowenig, wie das religiöse Fasten den Umstand widerlegt, daß die Menschen lieber essen als hungern. Was sich aus dem sporadischen Auftreten von strengem Vegetarismus wie auch aus den gelegentlichen Fällen von Menschen, die sich freiwillig zu Tode hungern, lernen läßt, ist dies, daß solche Praktiken weder Popularität genießen noch lange Bestand haben.

Keine der großen Weltreligionen hat ihre Anhänger jemals zum Veganismus aufgefordert bzw. den normalen Gläubigen den Genuß von Eiern und tierischem Fleisch untersagt. Die Ernährungsweise der Hindus entspricht in dieser Hinsicht einfach nicht den Vorurteilen, die über sie in Umlauf sind. In Indien verzehrt die Bevölkerung mit Genuß soviel Milch, Butter, Käse und Yoghurt, wie sie sich leisten kann, und in der traditionellen indischen Küche bevorzugt man *ghee* – geklärte Butter – als Fett zum Kochen. Tierfleisch wird zwar von manchen Angehörigen der brahmanischen Priesterkaste uneingeschränkt abgelehnt, aber die meisten Brahmanen essen zusätzlich zu reichlichen Mengen Milch und Molkereiprodukten je nachdem Eier, Geflügel oder Fisch. Die Brahmanen bilden ohnehin nur eine kleine Minderheit in der Bevölkerung; alle übrigen Kasten verzehren in den verschiedensten Kombinationen Molkereiprodukte, Eier, Geflügel, Lamm, Fisch, Schweine, Ziegen – und sogar Rindfleisch. Es stimmt allerdings, daß die Gesamtmenge des von den indischen Hindus verzehrten Fleisches sich auf weniger als ein Gramm pro Kopf und Tag beläuft, aber der Grund dafür ist, daß im Verhältnis zur riesigen Bevölkerung überhaupt nur sehr wenig tierische Nahrung zur Verfügung steht. Der Landwirtschaftsexperte Narayanan Nair behauptet, für die meisten Hindus seien Ziege, Schaf und Geflügel »eine köstliche Nahrung . . ., von der sie liebend gern mehr essen würden, wenn sie es sich leisten könnten«.

Der Buddhismus ist die zweite große Weltreligion, deren Ernährungsvorlieben westliche Beobachter oft mit strengem Vegetarismus verwechseln. Auch hier ist es wieder nur eine relativ kleine Zahl besonders frommer buddhistischer Priester, die sich freiwillig jeden Genusses tierischer Nahrung enthält. Buddhisten dürfen nicht töten oder beim Schlachten von Tieren anwesend sein; aber solange sie die Beendigung des Lebens der Tiere nicht zu verantworten haben, dürfen sie ihr Fleisch essen. Buddha selbst hat nie aufgehört, Wildschwein zu essen, und in Tibet, Sri Lanka, Burma und Thailand essen die buddhistischen Priester sowohl Molkereiprodukte als auch Fleisch. Was die buddhistischen Laien angeht, so essen sie gewöhnlich soviel Fleisch oder Fisch, wie sie sich leisten können, besonders dort, wo die Umweltverhältnisse es nicht erlauben, Milchvieh zu halten. Die buddhistische Bevölkerung in Burma, Thailand und Kambodscha ißt mit Begeisterung Fisch, den sie in frischer, getrockneter, gesalzener und gegorener Form genießt. Zusätzlich zum Fisch verzehren die thailändischen Buddhisten Schweine, Büffel, Rindfleisch, Huhn, Ente, Seidenwürmer, Schnecken, Garnelen und Krabben. Während der Regenzeit können sie pro Woche bis zu einem Pfund Frösche verzehren. Die kambodschanischen Buddhisten essen Fisch, Krabben, Frösche, Muscheln und bestimmte hochgeschätzte Arten von behaarten Spinnen. In ihren religiösen Grundsätzen sind Buddhisten flexibel. Wie auch im Christentum bleibt die Praxis häufig hinter den hochgesteckten Idealen zurück bzw. hintertreibt sie: siehe Dschingis Khan und seine buddhistischen Mongolenhorden, die nicht nur vom Schwert lebten und durchs Schwert umkamen, sondern auch große Liebhaber von Lamm- und Pferdefleisch waren (dazu später mehr). Je älter sie werden, um so mehr sind Buddhisten um die Einhaltung des Tötungsverbots besorgt, aber es findet sich immer jemand, der die Dreckarbeit übernimmt. In Thailand und Burma darf, wer wirklich tugendhaft leben will, nie ein Ei aufschlagen. Die Kaufleute umgehen geschickt dieses Verbot, indem sie immer einen Vorrat an Eiern parat haben, die »zufällig« angeknackst sind. Wohlhabende Buddhisten können ihre Diener auffordern, die Eier aufzuschlagen; den Herrn trifft keine Schuld, weil er nicht selber getötet hat, und der Diener bleibt schuldlos, weil er einem Befehl gefolgt ist.

Die Erklärung, warum Brahmanen, Buddhisten und weniger bedeutende religiöse Gruppen wie die Dschaina und die Siebenten-

Tags-Adventisten eine Abneigung gegen Fleisch haben, würde mich zu weit abführen. Im Augenblick kann ich mich auf die Feststellung beschränken, daß weniger als 1% der Weltbevölkerung sich freiwillig des Fleisches enthalten und daß weniger als 0,1% strenge Vegetarier sind. Für die Ernährungsgewohnheiten der Menschen in den weniger entwickelten Ländern ist nicht freiwillige, sondern vielmehr unfreiwillige Fleischabstinenz kennzeichnend. Das läßt sich aus den Veränderungen ablesen, denen das Verhältnis von pflanzlicher zu tierischer Nahrung unterliegt, wenn die Prokopfeinkommen steigen. Die Erfahrungen in Japan geben einen Vorgeschmack auf die in Asien bevorstehende Entwicklung: Zwischen 1961 und 1971 ist der Verzehr von tierischen Proteinen um 37% gestiegen, während der Verzehr von pflanzlichen um 3% gefallen ist. Weltweit gesehen, wächst der Verbrauch von Getreide für die Viehfütterung doppelt so schnell wie der menschliche Getreideverzehr. Für die meisten Gesellschaften, egal ob entwickelte oder unterentwickelte, gilt, daß der Anteil an tierischen Erzeugnissen im Speiseplan mit steigendem Einkommensniveau zunimmt. Eine klassisch gewordene Untersuchung dieser Beziehung zeigt, daß in über fünfzig Ländern Gruppen mit höherem Einkommen weitaus mehr Fette, Proteine und Kalorien tierischer Herkunft verzehren als Gruppen mit niedrigem Einkommen. Entsprechend dem Einkommen treten Kalorien aus tierischen Fetten an die Stelle von Kalorien aus pflanzlichen Fetten und stärkehaltigen Kohlehydraten; und Kalorien aus tierischen Proteinen ersetzen die aus pflanzlichen Proteinen. In Jamaika zum Beispiel ist Weizenmehl die Hauptproteinquelle für die ärmsten 25% der Bevölkerung; Hühner und Rindfleisch rangieren auf dem zehnten und dreizehnten Platz. Bei den oberen 25% der Jamaikaner hingegen stehen Rind- und Hühnerfleisch an erster Stelle, während Weizenmehl Platz sieben einnimmt. So verhält es sich überall in der Welt. Auf Madagaskar verbraucht die Führungsschicht zwölfmal soviel tierisches Protein wie die Menschen am unteren Ende der sozialen Stufenleiter. Sogar in den Vereinigten Staaten ißt die Oberschicht 25% mehr Fleisch als die Unterschicht. In Indien verzehren die Gruppen mit dem höchsten Einkommen über siebenmal mehr tierisches Protein als die am wenigsten Verdienenden.

Viele verschiedene Kulturformen, angefangen von den Horden der Jäger und Sammler bis hin zu den Industrienationen, legen eine vergleichbare Vorliebe für tierische Nahrung an den Tag. Aus den entlegensten Weltteilen berichten Ethnologen regelmäßig von Fällen eines Hungers nach Fleisch, die zum Vergleich mit modernen Bemühungen um eine Steigerung des Fleischkonsums herausfordern. Das Phänomen findet sich besonders häufig bei den Eingeborenenvölkern Südamerikas, vielleicht deshalb, weil diesen die Haustiere fehlen, die sie mit tierischen Erzeugnissen versorgen könnten. Janet Siskind schildert, wie sich das Alltagsleben der Sharanahua, eines in Urwalddörfern lebenden Volks im östlichen Peru, um das Problem der Fleischknappheit dreht. Mit unermüdlichen Schmeicheleien und Sticheleien treiben die Frauen der Sharanahua ihre Mannsbilder an, auf die Jagd zu gehen und mehr Fleisch herbeizuschaffen. Wenn es zwei oder drei Tage lang kein Fleisch gab, tun sich die Frauen zusammen, legen ihren Schmuck an, bemalen sich das Gesicht und nehmen sich jeden Mann im Dorf einzeln vor. Sie ziehen ihn sanft am Hemd oder Gürtel und singen ihm was vor: »Wir schicken dich in den Wald, schaff uns Fleisch herbei.« Die Männer tun so, als wären sie taub, aber am nächsten Morgen gehen sie auf die Jagd. Sie wissen, daß die Frauen nicht mit ihnen schlafen, wenn kein Fleisch im Dorf ist. Siskind führt dazu aus: »Die Sharanahua sind ständig mit dem Thema Fleisch beschäftigt, und Männer, Frauen und Kinder verbringen unmäßig viel Zeit damit, über Fleisch zu reden, Pläne für Besuche in Haushalten zu schmieden, in denen es Fleisch gibt, und nichts über das Fleisch zu verraten, das sie selber zu Hause haben.« Andere Ethnographen, die bei südamerikanischen Urwaldstämmen gelebt haben, berichten von erstaunlich ähnlichen Attitüden und Verhaltensformen. Jules Henry sagt über die Kaingang: »Fleisch ist die Hauptsache auf dem Speiseplan, alles übrige ist Garnierung«; Robert Carneiro über die Amahuaca: »Keine Mahlzeit bei den Amahuaca ist wirklich komplett, wenn das Fleisch fehlt«; Allan Holmberg über die Siriono: »Fleisch ist der begehrteste Artikel bei den Siriono«; David Maybury-Lewis über die Shavanté: »Fleisch übertrifft bei den Shavanté in der Wertschätzung alle anderen Nahrungsmittel bei weitem und spielt mit Abstand die wichtigste Rolle.«

Berichte über Wanderhorden und dörflich siedelnde Gruppen aus anderen Erdteilen zeigen ein ähnliches Bild. In seiner Untersuchung der !Kung, die in der Kalahari in Afrika leben, stellt Richard Lee fest, daß Männer wie Frauen Fleisch höher schätzen als pflanzliche Nahrung. »Wenn das Fleisch im Lager knapp ist, äußern alle Bewohner ein heftiges Verlangen danach, auch wenn Pflanzennahrung reichlich vorhanden ist.« Die Eingeborenenstämme in Australien und auf den südpazifischen Inseln zeigen eine ähnliche Einstellung. In Neuguinea wenden die Menschen, obwohl sie sich Jamswurzeln, Süßkartoffeln, Mehl von der Sagopalme, Taro und andere fleischlose Nahrung leicht verschaffen können, unangemessen viel Zeit an die Aufzucht von Schweinen; sie mögen Schweinefleisch mehr als jede andere Nahrung und veranstalten große Schweinefleisch-Festessen, bei denen sie sich bis zum Erbrechen vollstopfen.

Notgedrungen sind die Fleischportionen zumeist klein und müssen zusammen mit Getreide und stärkehaltigen Knollen gegessen werden. Aber wenn es auch nur wenige Gramm sind, kann Fleisch den Menschen ein Gefühl des Wohlbehagens vermitteln. Bei Jägern, Sammlern und in Dörfern siedelnden Pflanzern ist es gang und gäbe, sich für »hungrig nach Fleisch« zu erklären, wobei in den Sprachen der betreffenden Völker dieser Zustand mit Ausdrücken bezeichnet wird, die sich von den Bezeichnungen für normalen Hunger unterscheiden. Bei den Canela des Amazonasgebiets bedeutet *ii mo plam* »ich habe Hunger«, wohingegen *iiyate* »ich habe Hunger nach Fleisch« bedeutet. Den Semai, Eingeborenen im malaysischen Urwald, gilt eine Mahlzeit, bei der der Reis oder irgendein anderes stärkehaltiges Nahrungsmittel fehlt, zwar als unbefriedigend, aber jemand, bei dem der letzte Fleischgenuß auch nur etwas länger zurückliegt, wird sagen: »Ich habe seit Tagen nichts gegessen.« Die Yanomamo, die für ihren Hunger nach Fleisch ebenfalls eine besondere Bezeichnung haben, regulieren die von ihnen verzehrte Menge stärkehaltiger Kochbananen nach der Menge des zur Verfügung stehenden Fleischs. Sie wechseln gern ab zwischen Fleischhappen und Kochbananenhappen – die normalerweise reichlich vorhanden sind. Das scheint gut zum ernährungswissenschaftlichen Konzept einer »proteinsparenden« Nahrungsaufnahme zu passen. Wenn Fleisch nicht zusammen mit kalorienreicher Kohlehydrat-Nahrung aufgenommen wird, werden die Proteine im Fleisch als Energiequelle verwendet und stehen für andere physiologische Aufgaben nicht zur Verfügung.

Praktisch jede von Ethnologen untersuchte Horde oder Dorfgemeinschaft demonstriert die besondere Wertschätzung, die Fleisch genießt, dadurch, daß sie es zur Festigung der sozialen Bande benutzt, die die Lagergenossen oder Sippenangehörigen miteinander verknüpfen. Weit häufiger, als das bei pflanzlichen Nahrungsmitteln der Fall ist, müssen tierische Erzeugnisse zwischen Erzeugern und Verbrauchern in einem bestimmten Verhältnis aufgeteilt werden. Eine Fleischmahlzeit ist bei allen bis jetzt erwähnten Gruppen ein entscheidendes gesellschaftliches Ereignis. Die Jäger der Yanomamo zum Beispiel glauben, daß sie ihre jägerischen Fähigkeiten verlieren, wenn sie ihre Beute nicht teilen. Die Individuen bzw. Familien teilen selten ihre Kochbananen oder sonstigen Ernten mit anderen, aber sie verzehren nie eine Jagdbeute, ohne sie in Stücke zerlegt und die einzelnen Stücke an alle wichtigen Männer im Dorf verteilt zu haben, die ihrerseits den Frauen und Kindern etwas zukommen lassen. Lorna Marshall schildert, wie die Fleischverteilung bei den !Kung wellenförmig abläuft, vom Jäger zu seinen Helfern und zu nahen Verwandten und weiter zu entfernteren und angeheirateten Verwandten, bis alle im Lager etwas abbekommen haben, und sei's auch nur einen Mund voll. Die !Kung können sich nicht vorstellen, daß eine Familie Fleisch ißt und die anderen leer ausgehen. »Löwen machen das«, sagen sie, »aber nicht Menschen«. Daß sie das Fleisch teilen, »besänftigt«, schreibt Marshall, »ihre Angst vor dem Hunger; derjenige, mit dem man teilt, wird seinerseits mit einem teilen, wenn er an etwas Fleisch kommt; die Menschen werden von einem Netz wechselseitiger Verbindlichkeiten zusammengehalten.« Die !Kung teilen zwar auch sonst Nahrungsmittel, aber nichts wird mit soviel Sorgfalt und konzentrierter Aufmerksamkeit vollzogen wie die Weitergabe von Fleisch an andere Feuerstellen.

Der Vorrang, den das Fleisch genießt, hat auch seine Schattenseiten. Hunger nach Fleisch kann ebensosehr eine Zwietracht säende wie eine Eintracht stiftende Macht sein. In Horden und Dorfgemeinschaften, die über keine nennenswerten häuslichen Fleisch-, Eier- oder Milchquellen verfügen, kann mangelndes Jagdglück zu Streitigkeiten, einer Spaltung der Gemeinschaft und dem Ausbruch von Kampfhandlungen zwischen benachbarten Lagerstellen und Siedlungen führen. Ernährungspraktisch gesehen, muß gar keine wirkliche »Knappheit« an Fleisch oder an tierischen bzw. pflanzlichen Proteinen vorliegen, um die Frage der Fleischverteilung zum Zankapfel werden zu lassen. Nicht anders als im polnischen Fall sind auch bei Gruppen wie den Yanomamo die Menschen durchweg gut mit Nahrung versorgt, kommen im Durchschnitt auf nicht weniger als fünfundsiebzig Gramm tierisches Protein pro Tag und Kopf, und wenig deutet bei ihnen auf Proteinmangelerkrankungen hin. Aber wenn die Bevölkerung eines Dorfs anwächst, erschöpfen seine Jäger den Wildbestand der Umgebung. Es gibt mehr fleischlose Tage, die Klagen über Fleischmangel nehmen zu, und manchen von den Männern fällt es immer schwerer, ihrer Verpflichtung zu Gegenleistungen für empfangene Fleischgeschenke nachzukommen. Das »Netz wechselseitiger Verbindlichkeiten« verwandelt sich in ein Gespinst gegenseitiger Verdächtigungen. Die Anteile fallen immer kleiner aus, und manche Dorfbewohner werden vielleicht ganz von der Verteilung ausgeschlossen. Groll staut sich an, und bald beginnen die Jäger, sich absichtlich die kalte Schulter zu zeigen. Mit dem Schwinden ihres gemeinsamen Fleischvorrats und der Zunahme von Spannungen spalten sich Gruppen wie die Yanomamo in feindliche Gruppierungen auf, die wegziehen, um in wildreicheren Gegenden neue Dörfer zu gründen. Oder sie verstärken vielleicht ihre Angriffe auf gegnerische Dörfer, um Zugang zu weiteren Jagdgründen zu erlangen. Neuere Untersuchungen zeigen, daß das Problem schwindender tierischer Nahrungsquellen vielen der kriegerischen Auseinandersetzungen zugrunde liegt, die unter den Eingeborenen des Amazonasgebiets und anderer tropischer Urwaldgebiete endemisch auftreten.

Von der Voreingenommenheit für Fleisch werden auch die Ernährungsweisen komplexerer Gesellschaften beherrscht. Es ist kein Zufall, daß Häuptlinge und Heroen in der ganzen Welt ihre Siege dadurch feiern, daß sie Gastmähler veranstalten und ihre Gefolgsleute und Gäste mit großen Fleischportionen bedenken. Und genauso ist es kein Zufall, daß die sakramentalen Bemühungen von Priesterkasten wie den im 3. Buch Mose oder im hinduistischen Rigweda beschriebenen nicht zuletzt um das rituelle Schlachten und den Verzehr von Haustieren kreisen. Die Idee des Opfers als solche, die für die wesentlichen Lehren des Christentums, des Hinduismus, der jüdischen Religion und des Islam entscheidend ist, entstand aus dem gemeinsamen Fleischgenuß an den Lagerplätzen und in den Siedlungen der prähistorischen Zeit. Als die Menschen über Herden zahmen Viehs verfügten, mußten sie geradeso, wie früher die Jäger ihre Tagesbeute miteinander hatten teilen müssen, das Fleisch, das Blut und die Milch mit den Ahnen und Göttern teilen, um ein Netz wechselseitiger Verbindlichkeiten zu schaffen, Eifersüchteleien und Zank zu verhindern und jene Gemeinschaft aufrechtzuerhalten, zu der die unsichtbaren Beherrscher dieser Welt ebenso wie ihre irdischen Geschöpfe gehörten. Daß sie das Schlachten von Tieren mit der Heiligkeit einer Opferhandlung umgaben und die Götter mit Fleisch fütterten, brachte ihr eigenes Verlangen nach Fleisch und tierischen Erzeugnissen sonstiger Art zum Ausdruck. Oder wenn man die Sache aus einem leicht veränderten Blickwinkel betrachtet, so war Fleisch etwas derart Gutes, daß die Menschen es nur genossen, wenn sie sich durch entsprechende Maßnahmen vorher vergewissert hatten, daß die Götter bereit waren, es mit ihnen zu teilen.

All diese kulturellen Übereinstimmungen und Parallelen stützen meine These, daß tierische Nahrung für die menschliche Spezies ernährungsphysiologisch eine besondere Rolle spielt. Hinzu kommt, daß wir von einer langen Ahnenreihe fleischhungriger Tiere abzustammen scheinen. Vor nicht allzu langer Zeit glaubten die Anthropologen noch, Affen und Menschenaffen ernährten sich streng vegetarisch. Nun erweist sich bei näherem und genauerem Hinschauen, daß die meisten Primaten geradeso wie wir Allesfresser sind. Und nicht nur sind viele Affen- und Menschenaffenarten Allesfresser, sondern sie ähneln den Menschen auch in der Hinsicht, daß sie ein großes Theater veranstalten, wenn sie Fleisch verspeisen.

Da sie ziemlich kleine Geschöpfe sind, jagen Affen zumeist eher Kerbtiere als größeres Wild. Aber sie verbringen weit mehr Zeit mit dem Fang und Verzehr von Insekten, als man früher ahnte. Diese Tatsache hat ein langes Rätselraten über die Art und Weise beendet, wie Affen sich in freier Wildbahn ernähren. Bei ihren Zügen durch das Urwalddach schicken bestimmte Affenarten einen beständigen Regen angekauter Blätter und Früchte zur Erde. Ein genauerer Vergleich der Bissen, die sie schlucken, mit denen, die sie ausspucken, zeigt, daß ihrem Verhalten nicht Achtlosigkeit, sondern Pingeligkeit zugrunde liegt. Bei Affen gibt es viel Beschnüffeln, Betasten, versuchsweises Anknabbern und Ausspucken, ehe sie sich für eine bestimmte Frucht entscheiden. Aber das, wonach sie suchen, ist nicht die vollkommene, reife, makellose Frucht aus dem Garten

Eden, sondern es sind die wurmstichigen Früchte. In der Tat sind manche Arten im Amazonasgebiet mehr auf die Kerbtierlarven als auf die Früchte selber aus. Sie öffnen eine vom Wiebel (einer Larve) befallene Feige, essen den Wiebel und werfen die Feige weg. Manche essen Frucht und Made und spucken den nicht wurmstichigen Teil der Frucht wieder aus. Manche kümmern sich einfach nicht um die Früchte, die kein Zeichen von Insektenbefall aufweisen. Mit ihrer Auswahl wurmstichiger Früchte nehmen die Affen menschliche Ernährungsmethoden vorweg, bei denen um des »proteinsparenden« Effekts willen kalorienreiche Kohlehydrate mit Fleisch kombiniert werden. Wo die Menschen zwischen Fleischbissen und Kochbananenbissen abwechseln, da erzielen die Affen denselben Effekt einfach dadurch, daß sie madenreiche Kochbananen auswählen.

Wir wissen heute auch, daß zahlreiche Affenarten nicht nur Insekten verzehren, sondern aktiv Kleinwild jagen. Paviane sind besonders eifrige Jäger. Im Laufe eines einzigen Beobachtungsjahrs in Kenia erlebte Robert Harding siebenundvierzig Mal, daß Paviane kleine Wirbeltiere töteten und fraßen, darunter Gazellenkitze und Antilopenkälber. Normalerweise verbringen Paviane in freier Wildbahn den Großteil ihrer Zeit mit der Aufnahme von Pflanzennahrung. Aber wie bei vielen unfreiwillig »vegetarisch« lebenden menschlichen Gesellschaften begnügen sich die Paviane vielleicht eher notgedrungen als aus freien Stücken mit kleinen Fleischmengen: Es macht ihnen Schwierigkeiten, passendes Wild aufzuspüren und zur Strecke zu bringen. Wann immer sie die Wahl hatten, so William Hamilton, gaben die Paviane, die er in Namibia und Botswana beobachtete, tierischer Nahrung den Vorzug; an zweiter Stelle rangierten Wurzeln, Grassamen, Früchte und Blüten; und an dritter kamen Laubwerk und Gras. Während der insektenreichen Jahreszeit verbrachten nach Hamiltons Feststellung die Paviane nicht weniger als 72% ihrer Zeit mit dem Verzehr von Insekten.

Am meisten überrascht im Zusammenhang mit Fleischgenuß der nichtmenschlichen Primaten die Entdeckung, daß Schimpansen, unsere nächsten Verwandten im Tierreich, begeisterte und vergleichsweise erfolgreiche Jäger sind. (Soviel zu der allzeit beliebten These vom Menschen als einzigartigem »Killer-Affen«.) Auf Grund von Beboachtungen im Gombe-Nationalpark in Tansania, die sich über ein Jahrzehnt erstreckten, schätzt Geza Teleki, daß Schimpansen etwa 10% ihrer Zeit mit der Jagd nach kleinen Säugetieren verbringen – zumeist nach jungen Pavianen, anderen Affenarten und Buschschweinen. Am gleichen Ort, nämlich im Gombe-Nationalpark, konnte R. W. Wrangham ebenfalls Schimpansen beim Fang und Verzehr von Stummelaffen, Buschschweinen, Buschböcken, Rotnasen-Meerkatzen, Diadem-Meerkatzen und Pavianen beobachten, wobei die Häufigkeit des Ereignisses in der angegebenen Reihenfolge abnahm. Teleki schätzt, daß die erwachsenen Männchen etwa einmal alle vierzehn Tage Fleisch fressen, das nicht von Kerbtieren stammt. Jagende Schimpansen arbeiten oft zusammen. Bis zu neun Schimpansen, meistens Männchen, sind manchmal eine Stunde lang und länger damit beschäftigt, Stellung zu beziehen, Positionswechsel vorzunehmen und ihre Bewegungen aufeinander abzustimmen, um eine Beute einzukreisen und ihr Entkommen mit Erfolg zu verhindern. Nachdem sie ihre Beute gefangen haben, verbringen sie normalerweise Stunden damit, den Kadaver zu zerreißen und aufzufressen. Viele kriegen etwas ab. Manche »betteln« um Fleischstücke, indem sie die Hände mit den Handflächen nach oben einem überlegenen Männchen unter das Kinn halten; manche schnappen einander Stücke weg und preschen vor und zurück, um fallengelassene Stückchen wieder zu ergattern – alles Verhaltensweisen, die selten vorkommen, wenn es um pflanzliche Nahrung geht. Auf die eine oder andere Weise sind bis zu fünfzehn verschiedene Tiere – meist Männchen – am Verzehr eines einzigen Beutetiers beteiligt.

Es kann meines Erachtens weder Willkür noch Zufall sein, daß so viele menschliche Gruppen wie auch unsere nächsten Anverwandten unter den Primaten auf tierische Nahrung mit einem besonderen Verhalten reagieren. Aber das bedeutet nicht, daß ich der Meinung bin, die Menschen seien durch ihr genetisches Erbe gezwungen, solche Nahrung zu suchen und zu verzehren, so wie Löwen, Adler und andere echte Fleischfresser sich zum Fleischgenuß getrieben sehen. In den Ernährungsgewohnheiten der verschiedenen Kulturen variiert das Verhältnis von pflanzlicher zu tierischer Nahrung zu stark, als daß sich die Vorstellung aufrechterhalten ließe, wir folgten beim Genuß tierischer Nahrungsmittel einem instinktiven *Zwang*. Plausibler ist es anzunehmen, daß unsere artspezifische Physiologie und Verdauungsorganisation uns prädisponieren, tierischer Nahrung auf Grund unserer Erfahrungen mit ihr den Vorzug zu geben. Wir und unsere nächsten Artverwandten unter den Primaten schenken Nahrung tierischer Herkunft besondere Aufmerksamkeit, weil solche Nahrung Eigentümlichkeiten aufweist, dank deren sie außergewöhnlich nahrhaft ist.

Was macht sie derart nahrhaft? Vor allem stellt sie in zubereiteter Form eine bessere Proteinquelle dar als die meisten Pflanzen. Im Vergleich zu den meisten Nahrungsmitteln pflanzlicher Herkunft besteht bei gegartem Fleisch, Geflügel oder Fisch ein gewichtsmäßig höherer Anteil aus Proteinen. Und von ein oder zwei Ausnahmen abgesehen, sind die Proteine tierischer Herkunft hochwertiger als die in Pflanzennahrung.

Die ernährungspraktische Bedeutung des Proteins liegt darin, daß der Körper es zur Förderung und Regulierung des Zellgewebewachstums braucht. Muskeln, Organe, Zellen, Hormone und Enzyme, sie alle bestehen aus unterschiedlichen Arten von Proteinen, die durch jeweils besonders zusammengesetzte, lange komplexe Ketten von Aminosäuren gebildet werden. Zwischen 15 und 40% des Gewichts von gegartem Fleisch, Fisch, Geflügel und Milchprodukten besteht aus Proteinen. Demgegenüber bewegt sich der Proteingehalt zubereiteten Getreides ungefähr zwischen 2,5 und 10%. Gekochtes Gemüse – Bohnen, Linsen, Erbsen – liegen in derselben Bandbreite (dem Trockengewicht nach haben sie einen höheren Prozentsatz, lassen sich aber ungekocht nicht verdauen). Stärkehaltige Knollenfrüchte wie etwa Kartoffeln, Jamswurzeln und Maniok enthalten ebenso wie Früchte und grünes Blattgemüse selten mehr als 3% Protein pro Gewichtseinheit. Nüsse, Erdnüsse und Sojabohnen sind die einzige pflanzliche Nahrung, die genauso proteinreich ist wie Fleisch, Fisch, Geflügel und Molkereiprodukte. Aber außer bei den Sojabohnen ist das Protein in pflanzlicher Nahrung – Nüsse und Gemüse eingeschlossen – markant weniger hochwertig als das Protein in Nahrungsmitteln tierischer Herkunft. Dieser Punkt bedarf der näheren Erläuterung.

Wie gesagt, Proteine bestehen aus Aminosäuren. Es braucht etwa zweiundzwanzig Aminosäuren, um all die Tausende von verschiedenen Proteinen im Körper zu bilden. Aus Molekülen, die er durch den Genuß anderer Arten von Nährstoffen wie etwa Stärke, Zucker, pflanzliche Fette und Wasser erhält, kann der Körper selbst zwölf dieser Aminosäuren synthetisieren. Aber es bleiben zehn Aminosäuren, die er nicht selber zusammensetzen kann. Diese zehn werden die »essentiellen« Aminosäuren genannt. Essentielle Aminosäuren bekommen wir nur, wenn wir Pflanzen oder Tiere essen, die zu ihrer Synthese imstande sind oder die sie für uns aufgenommen haben. Wenn wir proteinhaltige Nahrung essen, werden die Proteine in die Aminosäuren, aus denen sie bestehen, aufgespalten und diese werden dann im ganzen Körper verteilt, um eine Art gemeinsamen Fonds zu bilden, aus dem die Zellen in den verschiedenen Organen und Geweben sich nach Bedarf bedienen können. Wenn wir aufhören, Nahrung zu uns zu nehmen, die die essentiellen Aminosäuren enthält, werden aus den vorhandenen Aminosäuren die für Erhaltungs-, Ausbesserungs- und Wachstumszwecke nötigen Proteine so lange weiter zusammengesetzt, bis die am knappesten vorrätige essentielle Aminosäure aufgebraucht ist. Sobald diese eine »limitierende«, essentielle Aminosäure aufgebraucht ist, hört die Umsetzung von Aminosäuren in Proteine auf, ganz egal, wieviel von all den übrigen Aminosäuren noch im Fonds vorhanden ist. (Wenn Aminosäuren keine Verwendung als Proteinbildner finden, werden sie rasch in Energie umgewandelt und werden entweder verbrannt oder lagern sich als Fett ab.)

Viele pflanzliche wie auch tierische Nahrungsmittel enthalten alle zehn essentiellen Aminosäuren. Das Problem besteht aber darin, daß das anteilige Verhältnis, in dem sie auftreten, ihre Umwandlung in Proteine nur mit Einschränkungen zuläßt. Das Verhältnis, in dem die essentiellen Aminosäuren in pflanzlicher Nahrung auftreten, ist sehr verschieden von dem im menschlichen Körper benötigten. Ihre Nützlichkeit für die Proteinbildung hört deshalb rascher auf als bei der tierischen Nahrung, da die in Pflanzen am spärlichsten vorhandenen essentiellen Aminosäuren eben diejenigen sind, die der menschliche Körper am meisten braucht. Zum Beispiel braucht der Mensch doppelt soviel von der essentiellen Aminosäure Methionin wie von Threonin, aber Bohnen enthalten viermal soviel Threonin wie Methionin.

Das hochwertigste Protein, das man essen kann, enthält, strenggenommen, das menschliche Fleisch selbst. Um jede Andeutung von Kannibalismus zu vermeiden, begnügen sich die Ernährungswissenschaftler traditionellerweise mit der Proteinzusammensetzung von Hühnereiern als Bezugsgröße. Stellt man ihre relative Leichtverdaulichkeit durch den menschlichen Körper in Rechnung, so läßt sich sagen, daß die Proteine in tierischer Nahrung etwa um 25 bis 50% hochwertiger sind als diejenigen der proteinreichsten Pflanzennahrung wie Gemüse, Weizen und Mais (auch hier wieder stellen Sojabohnen eine spektakuläre Ausnahme dar).

Wie jedem Fan für Ernährungsfragen bekannt, gibt es Techniken, um den Proteinwert pflanzlicher Kost zu erhöhen. Ißt man Getreideprodukte zusammen mit Gemüse, so läßt sich das Verhältnis der essentiellen Aminosäuren beträchtlich verbessern. Zum Beispiel beschränkt bei Weizenmehl ein relativer Mangel an der essentiellen Aminosäure Lysin die Proteinverwertbarkeit auf etwa 42% im Vergleich mit der bei Eiern. Bohnen haben wegen ihres Mangels an Methionin eine ähnlich niedrige Proteinverwertbarkeitsgrenze. Kombiniert man bei einer Mahlzeit Weizen und Bohnen, so hebt das den Verwertungsgrad auf etwa 90% an. Aber ändert dieses günstige Ergebnis etwas an dem jeweiligen Ernährungwert, den tierische und pflanzliche Nahrung in ihrer Eigenschaft als Proteinquellen aufweisen? Mitnichten. Sowohl in quantitativer als auch in qualitativer Hinsicht bleibt tierische Nahrung ein besserer Proteinspender als pflanzliche Nahrung.

Vielleicht sollte ich auch klarstellen, was meine Argumentation mit der Frage zu tun hat, ob zur Beseitigung von Hunger und Unterernährung in der Welt Kalorien oder Proteine nötig sind. Manche Ernährungswissenschaftler behaupten, der Versuch westlicher Wissenschaftler, die Unterernährung in der Dritten Welt durch eine Hebung des Proteinverbrauchs zu bekämpfen, sei unsinnig. Sie vertreten die These, ein realistischerer Ansatz zur Linderung des Unterernährungsproblems bestehe einfach darin, die Versorgung mit Getreideerzeugnissen oder auch Knollenfrüchten zu verbessern; wenn dazu noch Gemüse komme, lasse sich ohne alle tierischen Erzeugnisse eine verläßliche Tagesration an Proteinen erreichen. So gesehen, bestünde das weltweite Ernährungsproblem nicht darin, daß pflanzliche Nahrung als Quelle für Aminosäuren der tierischen Nahrung unterlegen ist, sondern vielmehr darin, daß eine kalorienarme Ernährung es unmöglich macht, die pflanzlichen Aminosäuren zu »sparen«, um sie für die Proteinbildung zu verwenden, statt sie als Energie zu verbrauchen. Man brauche nur, sagen sie, den Energieanteil in der Nahrung zu erhöhen, so werde sich das Problem der Unterversorgung mit Proteinen erledigen. Statt einer »Proteinkrise« und eines dringenden Bedürfnisses nach Schließung einer angeblichen »Proteinlücke« sehen diese Wissenschaftler nichts als ein »Proteinmärchen« bzw. gar ein »Proteinfiasko«.

Während der siebziger Jahre führte diese Ansicht dazu, daß man sich bei den empfohlenen täglichen Proteinmengen immer weiter nach unten orientierte. Aber bei der Ausschußsitzung der Organisationen für Weltgesundheit und für Ernährung und Landwirtschaft der Vereinten Nationen im Jahr 1981, bei der es um ernährungswissenschaftliche Fragen ging, wurde diese Tagesration scharf nach oben korrigiert, nämlich von 0,57 auf 0,75 Gramm Protein pro Kilogramm Körpergewicht, was gegenüber dem Richtwert von 1973 einer dreißigprozentigen Erhöhung entspricht. Die Ernährungswissenschaftler, die den Protein-Standpunkt vertraten, hatten schon lange geltend gemacht, der Richtwert von 1973 sei zu niedrig angesetzt, da er die für einen ausgereiften gesunden normalen Erwachsenen ausreichende Proteinmenge zugrunde lege und keine Rücksicht darauf nehme, was Menschen brauchten, wenn sie weder erwachsen noch gesund noch in normaler Verfassung seien. So reichten etwa für Personen, die sich von einer Infektionskrankheit erholen müßten, die alten Richtwerte nicht aus. Wie Nevin Scrimshaw von der Abteilung für Nährmittel- und Ernährungswissenschaft am Massachusetts Institute of Technology ausführte, haben Infektionen einen erhöhten Bedarf an Aminosäuren zur Folge. Unter Stress mobilisiert der Körper alle Aminosäuren, die er den Muskeln und sonstigen Geweben entziehen kann, um sie zwecks zusätzlicher Energiegewinnung in Glukose umzuwandeln. Aber gleichzeitig muß der Körper vermehrt Stoffe produzieren, die für die immunologische Abwehr sorgen. »Das Endergebnis der mehrfachen Auswirkungen von Infektionen ist ein über dem normalen Pegel liegender gesteigerter Proteinbedarf, um eine rasche Auffüllung zu ermöglichen, ehe der nächste akute Ausbruch die Mangelsituation verschärft.« Vor allem können junge Menschen eine Proteinmenge ausnutzen, die das als ausreichend geltende Maß übersteigt. Im Anschluß an eine Kinderkrankheit wie etwa Masern oder Diphterie können Jugendliche einen Wachstumsschub durchlaufen, der das normale Tempo um das Fünffache übertrifft – vorausgesetzt, ihre Nahrung enthält genug Proteine.

Auch schwangere oder stillende Frauen können aus Proteinmengen profitieren, die weit über dem gewöhnlich für Erwachsene empfohlenen Niveau liegen. (Warum sie dem Anschein nach häufig weniger statt mehr kriegen, ist ein Rätsel, auf das wir weiter unten zu sprechen kommen.) Und auch jeder, der an Darm- oder Blutparasiten leidet, verwundet ist oder Verbrennungen erlitten hat, gehört in diese Gruppe. Wenn Menschen in solchen Risikosituationen ihre Proteine bereits zum Großteil aus pflanzlicher Nahrung beziehen, ist es unwahrscheinlich, daß sie aus noch mehr pflanzlicher Nahrung noch Nutzen ziehen können. Die Menge, die sie normalerweise zu sich nehmen, dürfte dann bereits so umfangreich sein, daß sie ständig am Essen sein und sich bis zum Überdruß vollstopfen müßten, um aus Getreideerzeugnissen bzw. Kombinationen von Getreide und Gemüse zusätzliche Proteine zu gewinnen. Fleisch, Fisch, Geflügel und Molkereiprodukte bieten einen Weg, sich Extra-Proteine zum »Aufholen« zu verschaffen, ohne daß ausladende Mengen gegessen werden müssen, die im Zweifelsfall gar nicht zu schaffen sind, zumal wenn die Betreffenden sich gerade erst von Verletzungen oder Infektionen erholen. Das ist einer der Gründe, warum Menschen nicht »vom Brot allein« leben können. Weizen enthält alle essentiellen Aminosäuren, aber um auch von den knapp vorhandenen genug aufzunehmen, müßte ein Mann mit einem Körpergewicht von 80 Kilo täglich 1,5 Kilo Vollweizenbrot in sich hineinstopfen. Hingegen würde er nur 340 Gramm Fleisch essen müssen, um die gleiche Mindestmenge an Proteinen zu erhalten.

Aber die Höherwertigkeit und größere Proteinkonzentration ist nur einer der ernährungspraktischen Gründe und nicht einmal unbedingt der wichtigste, warum die Menschen solch eine Schwäche für tierische Nahrung haben. Fleisch, Fisch, Geflügel und Molkereiprodukte sind auch massive Vitaminquellen, die etwa Vitamin A sowie die gesamte B-Gruppe und Vitamin E liefern. Und sie sind die einzige Quelle für Vitamin B_{12}, dessen Fehlen perniziöse Anämie, Nervenkrankheiten und psychotische Erscheinungen zur Folge hat. Daß strenge Vegetarier nicht regelmäßig B_{12}-Mangelerscheinungen entwickeln, verdankt sich nur dem Umstand, daß an ihrer pflanzlichen Nahrung Rückstände von Insekten oder bestimmte, Kobalt verzehrende Bakterien haften. Das erklärt die Zunahme von Fällen perniziöser Anämie bei hinduistischen strengen Vegetariern, die von

Indien nach England übersiedeln. In England werden sie durch den Einsatz von Pestiziden und durch das rigorose Waschen von Obst und Gemüse um ihren B_{12}-Nachschub gebracht. Strenge Vegetarier sind auch der Gefahr ausgesetzt, an Rachitis zu erkranken, einer Vitamin D-Mangelkrankheit, die zur Verkrüppelung des Skeletts führt. Normalerweise kriegen wir genug Vitamin D durch die Sonneneinstrahlung auf unserer Haut. Aber in den nördlicheren Breiten, wo die Winter lang sind und es viele Tage gibt, an denen die Sonne hinter Dunst und Wolken verborgen bleibt, erreicht die Vitamin D-Ration oft einen kritischen Tiefstand; und dann sind tierische Nahrungsmittel, besonders Eier, Fisch und Leber, die besten Lieferanten. Tierische Nahrung enthält sogar genügend Vitamin C, um die empfohlene Tagesmenge zu garantieren. Durch den reichlichen Verzehr von Fleisch und Knochenmark erhielten sich die Eskimos bei bester Gesundheit, ohne daß ihre ausschließlich aus tierischer Nahrung bestehende Diät auch nur im entferntesten zu Skorbut oder anderen Vitamin C-Mangelkrankheiten führte. (In neuerer Zeit geht es dank des Kontakts mit der Außenwelt, der ihnen den Konsum von Süßigkeiten und stärkehaltiger Nahrung beschert hat, mit dem Gesundheits- und Ernährungszustand der Eskimos bergab.)

Tierische Nahrung ist auch eine konzentrierte Quelle für wichtige Mineralien. Eisen, das für den Sauerstofftransport im Blut gebraucht wird, kommt in tierischer Nahrung – außer in der Milch – reichlicher und in brauchbarerer Form vor als in Spinat und anderer Blattpflanzennahrung. Milch und Molkereiprodukte sind die besten Lieferanten von Kalzium, das für das Knochenwachstum unentbehrlich ist. Tierische Produkte sind eine ausgezeichnete Quelle für Zink, von dem die männliche Fruchtbarkeit abhängt, sowie für Kupfer, Jod und fast jeden anderen als Spurenelement benötigten Grundstoff.

Die Feststellung, daß tierische Nahrung besonders geeignet für den Verzehr ist, bedeutet nicht, daß wir auf pflanzliche Nahrung vollständig verzichten bzw. daß wir, ohne Schaden zu nehmen, alle Arten Fleisch in unbegrenzten Mengen zu uns nehmen könnten. Was dem tierischen Nahrungskonvolut augenscheinlich fehlt, sind die Faserstoffe, die paradoxerweise gar keine Nährstoffe sind. Die Faserstoffe geben dem Inhalt des Dickdarms Volumen und Ballast, regen die Peristaltik an und werden unverdaut wieder ausgeschieden. Die Befunde, die auf einen Zusammenhang zwischen ballaststoffarmer Nahrung und Dickdarmkrebs hinweisen, müssen ernstgenommen werden. Einer Theorie zufolge verlängert das Fehlen von Faserstoffen die Durchgangszeit für die zu verdauende Nahrung, so daß sich krebserregende Stoffe im Verdauungstrakt ansammeln können. Nach einer anderen Theorie werden durch die Phytinsäure, einen der Bestandteile der Faserstoffe im Getreide, potentiell krebserregende Substanzen gebunden und rascher zur Ausscheidung gebracht. Zwar hat in den industrialisierten Überflußgesellschaften der Mangel an Ballaststoffen zu ernsthaften Schwierigkeiten geführt, aber durch die ganze bisherige Geschichte und Vorgeschichte hindurch ist das Problem eigentlich eher ein Zuviel als ein Zuwenig an Faserstoffen gewesen. Bis ins zwanzigste Jahrhundert hinein waren Faserstoffe stets der am leichtesten und am billigsten zu beschaffende Nahrungsbestandteil, und wenn die Menge an tierischer Nahrung erlaubte, auf ihn zu verzichten, wurde das nicht als negativ, sondern als positiv angesehen. Jedermann nahm schon einfach durch den Verzehr schlecht gemahlenen Getreides mehr Faserstoffe auf, als er brauchte. Die übrigen Faserstoffe aus Gemüse und Obst waren nicht nur überflüssig, sondern bedeuteten in mehrerer Hinsicht eine gesundheitliche Gefährdung. Bar jeden Nährwerts, liefern die Faserstoffe nicht einmal »leere« Kalorien, sondern stopfen die Menschen einfach voll.

Tatsächlich gehört es zu den charakteristischsten Merkmalen der menschlichen Physiologie, daß unser Verdauungstrakt nur mit kleinen Mengen von Faserstoffen fertig werden kann. Um aus faserreicher Nahrung die nötigen Nährstoffe und Energien gewinnen zu können, braucht ein Lebewesen einen langen und umfangreichen Darm bzw. besondere »Gärbottiche«, wie die Kühe und Schafe sie haben. (Über diese »Bottiche« später mehr.) Um von faserreichen Pflanzen leben zu können, muß ein Tier fast den ganzen Tag lang fressen. Einige von den großen Menschenaffen weisen viele der Züge auf, die für Tiere mit einer faserreichen, nährstoffarmen Nahrung aus Blättern und Waldpflanzen typisch sind. Gorillas sind ständig am Fressen, verdauen langsam und verarbeiten in ihrem umfangreichen Grimmdarm (dem Hauptteil des Dickdarms) Zellfaserstoffe durch Gärprozesse. Experimente deuten darauf hin, daß Gorillas oder Schimpansen etwa fünfunddreißig Stunden brauchen, um aufgenommene Nahrung als Fäkalmasse wieder auszuscheiden.

Die Menschen haben wie die Gorillas und Schimpansen einen langgestreckten Dünndarm, aber der Dickdarm ist auffällig kleiner. Auch wenn eine gewisse Absorption von Nährstoffen im menschlichen Dickdarm stattfindet, ist doch seine Hauptfunktion (neben der Ausscheidung) die Resorption von Körpersäften. Die Durchgangszeit ist ziemlich kurz. Bei Personen, die zusammen mit ihren Mahlzeiten kleine Plastikmarken verschluckten, dauerte es etwa fünfundzwanzig Stunden, bis sie mit dem Stuhl wieder ausgeschieden wurden. Dieser Befund ist ein Hinweis darauf, daß unser Darm auf faserreiche Nahrung nicht eingerichtet ist; er scheint vielmehr eingestellt auf »hochwertige Nahrungsmittel, die räumlich konzentriert sind und rasch verdaut werden«. Tierische Nahrung entspricht genau dieser Beschreibung.

Alarmierende Berichte über Faserstoffmangel in bestimmten Nahrungsmitteln hat es schon lange vor der Entdeckung eines möglichen Zusammenhangs mit Krebserkrankungen gegeben. Man fand nämlich heraus, daß die faserreiche Schale von Weizen-, Reis- und anderen Getreidekörnern die Hauptquelle für das Vitamin B_1 ist. Als Folge einer Vorliebe für feinausgemahlenes Mehl aus Getreide, bei dem diese äußere Hülle entfernt worden ist, hat sich im ganzen Orient die unter dem Namen Beriberi bekannte Vitamin B_1-Mangelkrankheit ausgebreitet. Heute gilt diese Vorliebe für feinausgemahlenes Mehl, wie sie im sogenannten Weißbrot, einem Meisterstück der Lebensmittelindustrie, ihren Ausdruck findet, als Paradebeispiel für Nahrungsvorlieben, die nicht nur mutwillig, sondern sogar schädlich seien. Aber wenn die Entstehung dieser Vorliebe im rechten historischen Zusammenhang einer vorindustriellen Nahrungsproduktion gesehen wird, ergibt sich ein ganz anderes Bild. Neuere Untersuchungen haben gezeigt, daß Bevölkerungsgruppen, die sich feinausgemahlenes Mehl nicht leisten können, Gefahr laufen, an Mangelanämien zu erkranken, deren Ursache die Bindung von Eisen und Zink durch die Phytinsäure ist. Man kann würfeln, was schlimmer ist – Beriberi oder die Anämien. So oder so genügt es völlig, wenn kleine Mengen tierischer Nahrung zum Speiseplan hinzutreten, um sei's den durch zu *feines* Mahlen bedingten Verlust an Thiamin, sei's den durch zu *grobes* Mahlen hervorgerufenen Verlust an Zink bzw. Eisen wettzumachen. Eine Bevölkerung mit einem Speiseplan, der beträchtliche Mengen Fleisch, Fisch oder

Geflügel umfaßt, braucht keine Angst vor dem Genuß von Erzeugnissen zu haben, die uns die industrielle Massenproduktion von feinem Weizenmehl beschert hat. Dazu gehören nicht nur die vielkritisierten Fabrikweißbrote, sondern auch die ganze europäische Palette von Gebäck und Kuchen, vormals das auschließliche Privileg fürstlicher Tafeln.

Während das Fehlen von Faserstoffen keinen wesentlichen Einwand gegen das Nährstoffangebot in tierischer Nahrung darstellt, scheint die Anwesenheit anderer Stoffe – wie vor allem des Fetts und des Cholesterins – die Bekömmlichkeit dieser Nahrung stärker zu beeinträchtigen, als mir im Interesse meiner Argumentation lieb sein kann. Zum Beispiel bringen zahlreiche Befunde den übermäßigen Verzehr von Cholesterin und gesättigten tierischen Fetten mit Herzkranzgefäßerkrankungen in Verbindung. Das durchs Essen aufgenommene Cholesterin beziehen wir ausschließlich aus tierischer Nahrung, insbesondere aus Eiern. Die Gesamtration setzt sich aus dem mit der Nahrung aufgenommenen und einem in der Leber synthetisierten Teil zusammen. Aufs Ganze gesehen, sterben in Gesellschaften, die große Mengen Cholesterin und tierische Fette verzehren, relativ mehr Menschen am Herzschlag. Mehrere Untersuchungen zeigen auch, daß eine Senkung des Cholesterinspiegels das Risiko von Herzkranzgefäßerkrankungen vermindert. In einer von den Lipid Research Clinics durchgeführten Untersuchung über grundlegende Vorbeugemaßnahmen gegen Koronarerkrankungen – dem bestkonzipierten Forschungsunternehmen dieser Art – wurden Männer mittleren Alters in zwei Gruppen aufgeteilt. Den einen wurde das den Cholesterinspiegel senkende Mittel Cholestryamin, den anderen ein Plazebo verabreicht. Nach sieben Jahren hatte die unbehandelte Gruppe 19% mehr »Koronarvorgänge«, wie beispielsweise Herzinfarkte, zu verzeichnen als die behandelte.

Ungeachtet dieser Befunde bleibt der kausale Zusammenhang zwischen einem hohen Verzehr von tierischen Fetten und Cholesterin, einem hohen Cholesterin- und Fettanteil in der Nahrung und Herzkranzgefäßerkrankungen dunkel. Es gibt zahlreiche erklärungsbedürftige Punkte. So schwankte zum Beispiel bei der eben genannten Vorbeugeuntersuchung die Wirksamkeit der Cholestryamin-Therapie von einer Klinik zur anderen. In fünf der beteiligten zwölf Kliniken hatte die Plazebogruppe dieselbe Zahl von Koronarfällen wie die behandelte Gruppe; und in einer schnitt die mit Plazebos versorgte Gruppe sogar besser ab als die andere, die das Mittel bekam. Darüber hinaus war in den beiden Gruppen die Rate der nicht nur koronar, sondern auch durch alle möglichen sonstigen Ursachen bedingten Todesfälle gleich.

50 bis 60% der Patienten mit Herzkrankheiten weisen keine erhöhten Cholesterinwerte auf. Und bei vielen Gruppen mit extrem hohem Verbrauch an tierischen Fetten und Cholesterin, wie bei den Esikmos und den Lappen, liegt die Quote der Herzkranzgefäßerkrankungen niedriger als erwartet. Hinzu kommt, daß eine Diät und Anticholesterinmittel zwar pathologisch hohe Cholesterinspiegel im menschlichen Organismus senken können, daß aber noch keine Untersuchungen bis jetzt bewiesen haben, daß allein durch die Nahrung sich pathologisch hohe Cholesterinspiegel bei ansonsten gesunden Menschen erzeugen lassen. Bei der genannten Vorbeugeuntersuchung brachten alle ausgewählten Patienten von vornherein bereits pathologisch hohe Cholesterinwerte mit. Das stellt vor ein Problem analog der Frage, wie man das Vorhandensein von hohen Blutzukkerwerten bei Diabetikern interpretieren soll: Durch eine bestimmte Diät läßt sich der Blutzuckerspiegel zwar senken, aber das muß nicht heißen, daß an der Krankheit die Ernährung schuld ist.

All dies deutet darauf hin, daß bei häufigem Auftreten von Herzkranzgefäßerkrankungen in Ländern, in denen große Mengen Cholesterin und tierische Fette verzehrt werden, wahrscheinlich noch viel mehr Faktoren eine Rolle spielen. Andere im Blick auf Herzerkrankungen bekanntgewordene Risikofaktoren sind etwa zuviel Kalorien, zuviel Salz und zuviel Alkohol. (Zuviel Kalzium ist die neueste Eintragung in dieser Hitliste der Herzschädlinge.) Und abgesehen von dem, was wir essen, setzen noch viele andere Faktoren den Menschen der Gefahr eines Herzanfalls aus: zu hoher Blutdruck, Rauchen, Luftverschmutzung, Mangel an körperlicher Bewegung und ständig unterdrückter Ärger – um nur ein paar zu nennen. Niemand weiß, in welchem Ausmaß die von hohen Mengen Cholesterin und tierischer Fette ausgehenden Gefahren bestimmt sind durch den gesammelten Effekt der anderen ernährungsbedingten und nicht-ernährungsbedingten Risikofaktoren, die bei Menschen mit moderner Lebensführung mit dem Cholesterin und den tierischen Fetten zusammenwirken.

Unsere Kenntnis über den Zusammenhang zwischen tierischer Nahrung und Krebserkrankungen ist nicht weniger fragmentarisch. Fett in der Nahrung – nicht Cholesterin – ist für Brust- und Dickdarmkrebs ein Risikofaktor. Aber niemand kann sagen, ob die Gefahr ganz generell von zuviel Fett oder speziell von zuviel gesättigtem tierischem Fett ausgeht. Gesättigte Fette sind dichter, fester und haben einen höheren Schmelzpunkt als die ungesättigten. Es gibt sogar gewisse Hinweise darauf, daß die am wenigsten gesättigten Fette – die mehrfach ungesättigten pflanzlichen Fette -, die unter dem Gesichtspunkt der Verhütung von Erkrankungen der Herzkranzgefäße als unschädlicher gelten, unter dem Gesichtspunkt der Krebsverhütung die schädlicheren sind. Dickdarmkrebs hat seit dem Zweiten Weltkrieg in den Vereinigten Staaten um ein Vielfaches zugenommen, in eben dem Zeitraum also, da auf dem Speiseplan der Amerikaner Butter und Schweineschmalz zu einem erheblichen Maß durch Margarine und andere mehrfach ungesättigte pflanzliche Fette verdrängt wurden.

Ungeachtet der Widersprüchlichkeit und Unvollständigkeit dieser Befunde ist das Klügste – oder, wie der Sonderausschuß des Senats für Ernährungs- und Bedürfnisfragen die Sache formuliert, das »Vorsorglichste« –, was industrielle Überflußgesellschaften tun können, ihren Verbrauch an Cholesterin und Fetten zurückzuschrauben. Aber man muß unterscheiden zwischen einer vorsorglichen Reduzierung von Bestandteilen in der tierischen Nahrung, die vielleicht Gefahren bergen, und einer keineswegs vorsorglichen Verwerfung des Gesamtkomplexes tierischer Nahrung.

In unserem Eifer, die schädlichen Auswirkungen der Überernährung in den Überflußgesellschaften rückgängig zu machen, dürfen wir nicht außer acht lassen, daß niemand weiß, was es für Folgen hätte, wenn wir für die ganze Bevölkerung von Kindesbeinen an die Menge des mit der Nahrung aufgenommenen Cholesterins drastisch senkten. Desgleichen könnte auch die Reduzierung der aufgenommenen Fettmenge Gefahren bergen, die wir nicht kennen. Fett ist schließlich für eine gesunde Ernährung nötig, und sei's auch nur, weil es für die Absorption, den Transport und die Speicherung der Vitamine A, D, E und K – der »fettlöslichen« Vitamine – gebraucht wird, die jeweils der Sehkraft, dem Knochenwachstum, der Fortpflanzungsfähigkeit und der Blutgerinnung förderlich sind. Nahrungsmittel mit stark eingeschränktem Fettgehalt beeinträchtigen zum Beispiel die Fähigkeit des Körpers, die Vorstufe des Vitamins A aufzunehmen, was zu einer als Xerophtalmie bekannten Erblindung führen kann, einer Krankheit, über die ich viel weiter unten noch mehr zu sagen haben werde.

Die sinkende Beliebtheit der tierischen Nahrung in ihrer Eigenschaft als Fettlieferant muß auch im historischen Zusammenhang gesehen werden. Ganz ebenso, wie früher ihr geringer Gehalt an Faserstoffen den Wert der tierischen Nahrung nicht etwa minderte, sondern erhöhte, war auch bis vor kurzem noch ein hoher Fettanteil ihrer Wertschätzung nicht etwa abträglich, sondern förderlich. Ein Großteil des nahezu weltweiten Hungers nach Fleisch ist tatsächlich ein Verlangen nach fettem Fleisch. Und der Grund dafür ist, daß mageres Fleisch eine Ergänzung durch kalorienreiche Stoffe braucht, um zu verhindern, daß die Aminosäuren des Fleischs in Energie umgewandelt werden, statt in Proteine für das Wachstum des Körpers. Kohlenhydrate sind zwar pro Kalorie um etwa 13% effektiver in der Proteinersparnis als Fette, aber Fette liefern dafür 100% mehr Kalorien pro Gramm als Kohlenhydrate (wie Zucker oder Stärke). Um eine bestimmte Proteinersparnisleistung zu erzielen, sind also viel weniger Gramm Fett als Kohlenhydrate erforderlich. Fettes Fleisch enthebt mit anderen Worten der Notwendigkeit, zwischen Fleischbissen und Maniok- oder Fruchtbissen abzuwechseln.

Vor der Entwicklung industrieller Verfahren zur Rinder-, Schweine- und Hühnermast mittels Getreide, Fischmehl, Wachstumshormonen und Antibiotika bestand beim Fleisch das Problem meistens darin, daß es zu mager für einen Proteinersparnis-Effekt war. Modern, gemästete, fettreiche Tierkörper enthalten einen Fettanteil von 30% und mehr. Demgegenüber ergab eine vergleichende Untersuchung von fünfzehn verschiedenen freilebenden afrikanischen Pflanzenfresserarten einen durchschnittlichen Körperfettgehalt von nur 3,9%. Daraus erklärt sich ein Verhalten, das man oft bei Menschen findet, die in ihrer Proteinversorgung von der Jagd abhängen, und das völlig irrational und willkürlich wirkt. Auf dem Höhepunkt ihrer »Hungersaison«, wenn Nahrung in jeder Form knapp ist, weigern sich Jäger- und Sammlervölker häufig, bestimmte Teile von Tieren oder auch das Tier insgesamt zu essen, nachdem sie es gejagt und zur Strecke gebracht haben. Bei den Pitjandjara in Australien zum

Beispiel hat man beobachtet, wie sie sich erlegte Känguruhs vornahmen, am Schwanz nach Anzeichen von Fett suchten und die Tiere liegen und verwesen ließen, wenn sich kein solches Anzeichen fand. Desgleichen haben den Archäologen Bisonjagdplätze in den nordamerikanischen Prärien lange Zeit Rätsel aufgegeben, wo man geschlachtete Tiere fand, von denen nur einige wenige Teile entfernt und vermutlich verzehrt worden waren, während man den Rest des Kadavers an eben der Stelle, wo das Tier niedergestürzt war, unzerlegt liegengelassen hatte. Die Erklärung für dieses scheinbar irrationale und mutwillige Verhalten ist darin zu suchen, daß die Jäger die Gefahr einer tödlichen Abmagerungskur laufen, wenn sie sich zu sehr auf mageres Fleisch beschränken. Vilhjalmur Stefansson, der jahrelang bei den Eskimos lebte und dabei lernte, wie man sich durch den Genuß von nichts anderem als rohem Fleisch bei ausgezeichneter Gesundheit erhält, hat warnend darauf hingewiesen, daß eine solche Diät nur funktioniert, wenn das Fleisch fett ist. Er hat eine anschauliche Schilderung eines Phänomens hinterlassen, in dem die Eskimos, die Indianer und zahlreiche frühere Forschungsreisende im fernen Westen des nordamerikanischen Kontinents die Folge des Genusses zu vieler magerer Kaninchen erkannten und das sie »Kaninchen-Auszehrung« nannten:

> Wechselt man plötzlich von einer normal fetthaltigen Nahrung zu einer Diät über, die ausschließlich aus Kaninchenfleisch besteht, ißt man in den ersten paar Tagen immer größere Portionen, bis man nach etwa einer Woche drei oder viermal soviel Pfunde Fleisch verzehrt wie zu Anfang der Woche. Um diese Zeit treten dann auch sowohl Hungersymptome wie Anzeichen von Proteinvergiftung auf. Man ißt unzählige Male; jedes Mal fühlt man sich danach noch hungrig; es ist einem unwohl, weil der Magen mit zuviel Nahrung überladen ist, und man spürt sich von einer unbestimmten Unruhe ergriffen. Nach sieben bis zehn Tagen setzt Durchfall ein, von dem einen nur noch der Genuß von Fett befreien kann. Nach einigen Wochen ist man tot.

Wer mit Abmagerungskuren vertraut ist, wird übrigens in dieser Beschreibung die einträgliche, wirksame, aber hochgefährliche Diät des Arztes Irwin Maxwell Stillman wiedererkennen, die den Leuten erlaubt, soviel Fleisch, Geflügel und Fisch zu essen, wie sie wollen, aber nichts sonst. (Der erste Diät-Klub, der sich den Markt für magere Kaninchen unter den Nagel reißt, wird sogar noch gewinnträchtiger sein.)

Wildtiere sind nicht nur weniger fetthaltig, sondern ihr Fett ist auch anders zusammengesetzt. Wildfleisch enthält pro Gramm das Fünffache des mehrfach ungesättigten Fettes, das sich im Fleisch von Haustieren findet. Ebenso wichtig für eine richtige Einschätzung der derzeitigen Hysterie in Sachen Fleischkonsum ist der Umstand, daß Wildtierfleisch ein mehrfach ungesättigtes Fett (namens Eicosapentaensäure) enthält, das zur Zeit auf seine anti-arteriosklerotischen Eigenschaften hin untersucht wird. Im Fleisch von Hausrindern findet sich dieses Fett nicht bzw. nur in verschwindenden Mengen.

Trotz der mit dem Genuß von zuviel Cholesterin und tierischem Fett in Zusammenhang gebrachten gesundheitlichen Risiken, die neuerdings aufgetaucht sind, gibt es keine streng ernährungswissenschaftliche Rechtfertigung dafür, den Verzehr von Fleisch, Fisch, Geflügel und Molkereiprodukten unter das derzeit in den Vereinigten Staaten und in anderen Überflußgesellschaften bestehende Niveau zu senken. Wieso nicht? Weil, wie das Phänomen der »Kaninchen-Auszehrung« zeigt, ein hohes Niveau des Fleischkonsums nicht notwendig gleichbedeutend sein muß mit einem hohen Niveau des Verzehrs von Cholesterin und ungesättigten Fetten.

Von verschiedenen Regierungsausschüssen wird empfohlen, den Anteil von gesättigten tierischen Fetten an der Energieaufnahme auf 10% zu reduzieren und den Verzehr von Cholesterin auf eine Menge von höchstens dreihundert Milligramm pro Tag zu beschränken. Diese Reduktion läßt sich ohne Senkung bestehender Konsumniveaus leicht dadurch erreichen, daß man Fleisch, Fisch und Molkereiprodukte auswählt, die wenig Cholesterin und gesättigtes Fett enthalten – wie magere Rind- und Schweinefleischstücke, eine größere Menge Fisch und Geflügel, mehr Magermilch und Magermilchprodukte. (Sogar für Eier ist da noch Platz, da das Cholesterin im Eigelb und nicht im Eiweiß steckt.) Hier die Zahlen: Magere Fleischsorten, Fisch und Geflügel enthalten weniger als 30 Milligramm Cholesterin und weniger als 210 Kalorien pro 100 Gramm. Man könnte demnach 285 Gramm mageres Fleisch, Fisch oder

Geflügel täglich essen, ohne den empfohlenen Fett- bzw. Cholesterinanteil zu überschreiten. Das ergibt eine Jahresmenge von 104 Kilo, was ungefähr der Fleischmenge entspricht, die von den Amerikanern gegenwärtig im Durchschnitt verzehrt wird.

Ehe wir uns entschließen, Krebs- und Herzerkrankungen unterschiedslos einem übermäßigen Fleischgenuß zur Last zu legen, sollten wir uns lieber anschauen, was unsere als Jäger und Sammler lebenden Vorfahren in den hunderttausend oder mehr Jahren vor der Kultivierung von Pflanzen bzw. Zähmung von Tieren gemacht haben. Wenn wir zusammenfügen, was uns Archäologie, Paläontologie und die Erforschung heutiger Jäger- und Sammlerkulturen an Befunden liefern, können wir überschlagen, wieviel Fleisch unsere Vorfahren aus dem Paläolithikum verzehrt haben dürften. S. Boyd Eaton und Melvin Konner von der Emery University in Atlanta kommen in einem Artikel, der im *New England Journal of Medicine* erschienen ist, zu der vorsichtigen Schätzung, daß vor der Einführung der Landwirtschaft Gesellschaften in den gemäßigten Zonen regelmäßig 35 % ihrer Kalorien aus Fleisch gewannen. Das bedeutet, daß während des Großteils der Geschichte unserer Art unsere Organismen auf den täglichen Verzehr von etwa 788 Gramm frischen Fleischs eingestellt waren, was das Vierfache dessen ist, was die heutigen Amerikaner an Rind-, Schweine-, Schaf- und Ziegenfleisch verzehren. Unsere Vorfahren konsumierten wahrscheinlich auch die doppelte Menge Cholesterin, hingegen ein Drittel weniger Fett. Dies ist das Schema, »auf das die Menschen im Grunde genetisch programmiert sind«. Übrigens konnten Getreidekörner zur paläolithischen Nahrung nur einen unwesentlichen Kalorien- bzw. Proteinanteil beisteuern. Erst nach der Ausbildung landwirtschaftlicher Produktionsweisen vor gerade eben zehntausend Jahren konnte Getreide das Grundnahrungsmittel der Menschheit werden. Wer behauptet, eine Diät mit Schwergewicht auf Weizen oder Reis sei etwas »Natürlicheres« als eine fleischreiche Ernährung, hat weder von Natur noch von Kultur viel Ahnung. Selbstverständlich ist, wenn man an die Verfälschungsmittel, Konservierungsstoffe und vielfach ungesättigten Fette denkt, das, was wir heute als Fleisch essen, eindeutig verschieden von dem, was unsere Vorfahren aßen. (Aber sie aßen schließlich auch nicht unser mit Chemie aufgepäppeltes Getreide.)

Wir sollten auch dem Umstand Beachtung schenken, daß Krebs und Herzerkrankungen das Ergebnis langfristiger Degenerationsprozesse sind. Der entscheidende Grund dafür, daß Herzerkrankungen und Karzinome in den Überflußgesellschaften den Rang der beiden häufigsten Todesursachen einnehmen, ist darin zu sehen, daß die Menschen in diesen Gesellschaften einfach länger leben. Damit will ich nicht sagen, daß Herzerkrankungen und Karzinome die Folge des Alterungsprozesses und in irgendeinem Sinn unausweichlich sind, sondern nur, daß alle die für sie verantwortlichen Risikofaktoren – die ernährungsbedingten und die nicht-ernährungsbedingten – lange Zeit brauchen, um in ihrer Wirksamkeit sichtbar zu werden. Aufs Ganze gesehen, muß man lange Zeit leben, damit diese Erkrankungen sich gegen die Abwehrkräfte des Körpers durchsetzen können. Was hat uns ermöglicht, so lange zu leben, daß dieses Ereignis eintreten kann? Im Übereifer ihres Bemühens, für die hohe Zahl an Herz- und Krebstoten einen Grund zu finden, laufen manche von uns vielleicht Gefahr zu vergessen, daß die Erhöhung der allgemeinen Lebenserwartung in einem engen Zusammenhang mit dem Anstieg des Verzehrs tierischer Nahrungsmittel und der Abnahme des Verbrauchs von Getreideerzeugnissen steht. Zwischen 1909 und 1976 hat sich die Lebenserwartung der Neugeborenen in den Vereinigten Staaten um 40% erhöht. In demselben Zeitraum ist der Prokopfkonsum von frischem Fleisch, Fisch und Geflügel um 35% angestiegen (der Verzehr von Milchprodukten ist um 52% gefallen). Und mit diesem Phänomen stehen die Vereinigten Staaten auch nicht allein da. Alle Länder mit Spitzenwerten in der Lebenserwartung haben ähnliche Veränderungen in der Ernährungsweise durchgemacht.

Natürlich ist eine einfache Korrelation kein Beweis für einen ursächlichen Zusammenhang, aber angesichts der Tatsache, daß tierische Nahrung essentielle Proteine, Mineralien und Vitamine in konzentrierter Form enthält, wäre es doch wohl wenig vernünftig anzunehmen, die größere Langlebigkeit habe in vollständig anderen Faktoren ihren Grund. Da die nützlichen Wirkungen, die ein reichlicher Verzehr tierischer Nahrung zeitigt, ungeachtet der schädlichen Folgen erzielt worden sind, die das in dieser Nahrung enthaltene Fett und Cholesterin für den menschlichen Organismus mutmaßlich hat, brauchen wir nur jene Anstoß erregenden Stoffe zu beseitigen, um die Nährwerteigenschaften des tierischen Nahrungssortiments noch weiter zu verbessern. Und genau das passiert natürlich auch, wie die seit 1980 in den Vereinigten Staaten zu beobachtende rapide Zunahme des Verzehrs von magerem Fleisch, Fisch und Geflügel beweist.

In den Ländern der Dritten Welt, wo Unterernährung und nicht Überernährung die Hauptgefahr darstellt, gebührt aus ernährungswissenschaftlicher Sicht Fleisch, Fisch, Geflügel und Molkereiprodukten eindeutig der Vorzug vor pflanzlicher Nahrung, und zwar auch ohne Senkung des Fett- und Cholesterinanteils. Im fortwährenden weltweiten Hunger nach mehr Fleisch, Fisch, Geflügel und/oder Milch drückt sich demnach eine durchaus rationale Vorliebe aus, die das Resultat des Wechselspiels zwischen der Biologie des Menschen und der Nährstoffzusammensetzung der übrigen Nahrung ist. Aus Gesundheitsgründen den Fleischverbrauch (statt nur den Verbrauch an tierischem Fett und Cholesterin) zu senken, wird nie im wohlverstandenen Interesse eines Landes liegen. Um auf Polen zurückzukommen: Niemand kann einer Nation daraus einen Vorwurf machen, daß sie sich für solch ein Schicksal nicht erwärmen kann. Vielleicht sollte jemand den Polen sagen, daß sie besser beraten wären, wenn sie mehr mageres Fleisch, mehr Fisch und Geflügel, weniger Eier, mehr Magermilch und weniger Butter und Schmalz äßen. Wehe aber dem Möchtegern-Retter der sozialistischen Ordnung, der beschließt, den Hunger der Polen nach Fleisch dadurch zu beschwichtigen, daß er ihnen rät, nach Hause zu gehen und mehr Brot und Bohnen zu essen!

3. Heilige Kühe

Da das Fleisch von Tieren derart nahrhaft ist, würde man erwarten, daß alle menschlichen Gesellschaften ihre Speisekammer mit jeder nur irgendwie verfügbaren Tierart vollstopfen. Das genaue Gegenteil scheint aber vorwiegend der Fall zu sein. Überall auf der Welt weigern sich Menschen, die gerade jene Proteine, Kalorien, Vitamine und Mineralien dringend nötig hätten, die das Fleisch in solch konzentrierter Form liefert, bestimmte Fleischarten zu essen. Wenn Fleisch so nahrhaft ist, warum sind dann so viele Tiere vom Verzehr ausgeschlossen? Nehmen wir das Beispiel Indien und die berühmteste aller unerklärlichen Ernährungsvorschriften, nämlich das Verbot, Rinder zu schlachten und Rindfleisch zu verzehren.

In der indischen Bundesverfassung gibt es einen Abschnitt unter der Überschrift »Staatspolitische Grundorientierungen«, in dem Leitlinien für die Gesetzgebung der einzelnen Bundesstaaten entworfen werden. Artikel 48 fordert, »das Schlachten von Kühen und Kälbern und anderen Milch- und Zugtieren« zu verbieten. Außer Kerala und Westbengalen haben alle indischen Bundesstaaten in irgendeiner Form ein Gesetz »zum Schutz der Kühe« erlassen, wobei mit »Kuh« sowohl die männlichen als auch die weiblichen Tiere von *Bos indicus*, der in Indien heimischen Rinderart, gemeint sind. Die heiligen Männer der hinduistischen Religion und zahlreiche Gesellschaften zum Schutz der Kühe werden indes nicht müde, für ein vollständiges Verbot des Schlachtens von Rindern einzutreten. 1966 drohten Tumulte von 125 000 nackten Kuhschützern zu einer Schließung des Parlaments in Neu Delhi zu führen, und 1978 beschwor ein Hindu-Führer namens Acharaya Bhave eine nationale Krise herauf, weil er drohte, so lange zu fasten, bis auch Kerala und Westbengalen ein Gesetz gegen das Rinderschlachten verabschiedet hätten.

Indien hat die meisten Rinder in der ganzen Welt – ungefähr 180 Millionen *Bos indicus* (zuzüglich 50 Millionen Büffel) –, was sich naheliegenderweise der Tatsache zuschreiben läßt, daß niemand das Rindvieh schlachten bzw. essen will. Indien kann auch beanspruchen, die meisten kranken, milchlosen, unfruchtbaren und altersschwachen Rinder der Welt zu beherbergen. Manchen Schätzungen zufolge sind ein Viertel bis die Hälfte der Gesamtmenge »nutzlose« Geschöpfe, die sich auf den Feldern, Chausseen und in den Städten des Landes herumtreiben – was, wenn es stimmt, sich ebenfalls sinnvollerweise dem Schlachtverbot und der Abneigung gegen Rindfleisch zuschreiben läßt. Indien wird aber auch von 700 Millionen Menschen bevölkert. Da unstrittig ist, daß ein Großteil dieser riesigen Bevölkerung ein Mehr an Proteinen und Kalorien bitter nötig hätte, scheint die Weigerung, Rinder zu schlachten und zu essen, »schlicht und einfach im Widerspruch zum ökonomischen Interesse«. Und ist nicht in der Tat sogar der Ausdruck *heilige Kuh* im allgemeinen Sprachgebrauch zu einer stehenden Wendung geworden, um ein verbohrtes Festhalten an Bräuchen und Praktiken zu bezeichnen, die keine vernünftige Rechtfertigung haben?

All das – der Schutz, den das Rindvieh genießt, die Abneigung gegen Rindfleisch, die vielen nutzlosen Rinder im Land – läßt sich, wenn man will, bequem mit religiösem Glaubenseifer erklären. Der Hinduismus ist die vorherrschende Religion in Indien, und die Verehrung und der Schutz des Rindes sind ein zentrales Anliegen des Hinduismus. Nur wenige im Westen wissen zum Beispiel, daß einer der Gründe dafür, daß Mahatma Gandhi im Ruf eines Heiligen steht und solche Anziehung auf die Massen ausübte, sein begeistertes Eintreten für die hinduistische Lehre von der Schutzwürdigkeit des Rindes war. Mit Gandhis eigenen Worten: »im Zentrum des Hinduismus steht der Schutz des Rindes ... Der Schutz des Rindes ist das Geschenk des Hinduismus an die Welt ... Der Hinduismus wird solange bestehen, wie es Hindus gibt, die das Rind beschützen.«

Die Hindus verehren ihre Kühe (und Bullen) als göttliche Wesen, leben mit ihnen in häuslicher Gemeinschaft, geben ihnen Namen, reden mit ihnen, schmücken sie mit Blumen und Quasten, lassen ihnen auf Hauptverkehrsstraßen den Vortritt und bemühen sich, sie in Tierheimen unterzubringen, wenn sie krank werden oder alt sind und zu Hause nicht mehr versorgt werden können. Gott Schiwa, der Zerstörer, reitet über das Firmament auf dem Bullen Nandi, dessen Bild am Eingang eines jeden dem Schiwa geweihten Tempels erscheint. Krischna, der Gott der Barmherzigkeit und der Kindheit, der heute vielleicht die populärste Gottheit in Indien ist, bezeichnet sich in den heiligen Schriften des Hinduismus als Kuhhirten, als Beschützer der Kühe, die seinen Reichtum bilden. Die Hindus glauben an die Heiligkeit aller Ausscheidungen der Kuh (oder des Bullen). Die Priester bereiten einen heiligen »Nektar« aus Milch, Quark, Butter, Urin und Dung, womit sie Standbilder und Gläubige besprengen oder beschmieren. Ihre Tempel erleuchten Lampen, in denen *ghee*, geklärte Butter, verbrannt wird. Und sie baden ihre religiösen Standbilder täglich in frischer Milch. (Hingegen haben Milch, Butter, Quark, Urin und Dung vom Büffel keinen rituellen Wert.)

Bei Festen, die an Krischnas Rolle als Beschützer der Rinder erinnern, modellieren die Priester das Bild des Gottes in Kuhmist, gießen über dem Nabel Milch aus und kriechen auf dem Tempelboden um das Bild herum. Wenn zu guter Letzt das Bild wieder entfernt werden muß, duldet Krischna nicht, daß menschliche Hände es zerstören. Es muß erst von einem Kalb zertrampelt werden, denn dagegen, daß sein Lieblingsgeschöpf auf ihm herumtrampelt, hat Krischna nichts. Bei anderen Festen knien die Menschen in dem Staub, den vorüberziehende Rinder aufgewirbelt haben, nieder und beschmieren sich die Stirn mit frischem Kuhmist. Die Hausfrauen verwenden getrockneten Kuhmist und Kuhmistasche, um ihre Böden und Herdstellen zu säubern und rituellen Reinigungen zu unterziehen. Heilärzte auf dem Land sammeln sogar den Staub aus den Hufspuren der Rinder, um ihn für medizinische Zwecke zu gebrauchen. Schon der einfache Anblick einer Kuh bereitet vielen Hindus Vergnügen. Die Priester behaupten, sich um eine Kuh zu kümmern, sei selber eine Art von Gottesdienst, und kein Haus solle auf den geistlichen Genuß verzichten, den die Aufzucht einer Kuh gewähre.

Der Schutz und die Anbetung, die der Kuh zuteil werden, stehen zugleich symbolisch für den Schutz und die Verehrung, die die Mutterschaft genießt. Ich besitze eine Sammlung von farbenfrohen indischen Pin-up-Kalendern, auf denen juwelenbedeckte Kühe mit geschwollenen Eutern und bildschönen menschlichen Madonnengesichtern zu sehen sind. Die hinduistischen Kuh-Anbeter sagen: »Die Kuh ist unsere Mutter. Sie gibt uns Milch und Butter. Ihre Bullenkälber pflügen das Land und liefern uns Nahrung.« Kritikern, die sich gegen den Brauch wenden, Kühe durchzufüttern, die zu alt zum Kalben und zur Milchproduktion sind, halten Hindus entgegen: »Würden Sie also auch Ihre Mutter ins Schlachthaus schicken, wenn sie alt wird?«

In der hinduistischen Theologie ist die Heiligkeit der Kuh mit der Seelenwanderungslehre verknüpft. Der Hinduismus begreift alle Geschöpfe als Seelen, die auf ihrem Weg ins Nirwana verschieden weit vorangekommen oder zurückgefallen sind. Um von einem Dämon zu einer Kuh zu werden, muß man sechsundachtzig Reinkarnationen durchlaufen. Eine Stufe weiter erlangt die Seele dann menschliche Form. Aber sie kann immer wieder zurücksinken. Wer eine Kuh tötet, dessen Seele kann sicher sein, auf die unterste Sprosse zurück und noch einmal ganz von vorne anfangen zu müssen. Götter leben in Kühen. Die hinduistische Theologie veranschlagt die Zahl der Götter und Göttinnen, die in einem Kuhkörper leben, auf 330 Millionen. »Der Kuh dienen und sie anbeten, sichert einundzwanzig Generationen lang den Weg nach Nirwana.« Um der Seele eines lieben Verstorbenen auf ihrem Weg zum Heil voranzuhelfen, spenden die Verwandten Geld zur Fütterung der Kuhherden, die sich die hinduistischen Tempel halten. Man glaubt, daß der Tote einen brennenden Strom überqueren muß und daß diese Opfergaben ihm das Recht verschaffen, sich beim Hinüberschwimmen an einem Kuhschwanz festzuhalten. Aus demselben Grund lassen sich orthodoxe Hindus in ihrer Todesstunde einen Kuhschwanz in die Hand geben, um sich daran festzuhalten.

Doch die Kuh ist nicht nur ein religiöses, sondern ebensosehr ein politisches Symbol. Jahrhundertelang haben Hindus und Moslems in Dörfern und Städten dadurch Zwietracht gesät, daß sie sich stereotyp wechselseitig beschuldigten, Kuhschlächter zu sein bzw. Tyrannen, die jedermann ihre absonderlichen Ernährungsweisen aufzwingen wollten. Die Tatsache, daß die britischen Kolonialherren es mit dem Schlachten von Kühen und dem Essen von Rindfleisch sogar noch schlimmer trieben als die Moslems, diente als Kristallisationspunkt für wellenförmig wiederkehrende Bewegungen des zivilen Ungehorsams, die dann schließlich nach dem Zweiten Weltkrieg Indien die Unabhängigkeit brachten.

In den Anfangstagen des jungen Staates sicherte sich die herrschende Kongreßpartei als landesweites Markenzeichen das Bild einer Kuh mit Kalb. Ihren Kandidaten verschaffte dies sogleich einen Vorteil bei Wählern, die Analphabeten waren und ihre Stimme dadurch abgaben, daß sie das Symbol der Partei ihrer Wahl mit einem Kreuz versahen. Die oppositionellen Parteien schlugen rasch zurück, indem sie das Gerücht ausstreuten, mit jedem Kreuzchen auf dem Symbol der Kongreßpartei stimme man dafür, daß noch eine weitere Kuh mit ihrem Kalb geschlachtet werde.

Wie für jedermann leicht ersichtlich, ist das Ganze eine Frage der Religion. Würden die Amerikaner glauben, daß Schiwa sich auf Nandi fortbewegt, daß Krischna ein Kuhhirte ist, daß zwischen Dämon und Kuh sechsundachtzig Wiedergeburtsstufen liegen und daß in jeder Kuh 330 Millionen Götter und Göttinnen stecken, sie wären nicht ständig hinter Rindfleisch her. Aber die Ablehnung des Rindfleischs durch die Hindus aus Gründen religiöser Überzeugung ist das Rätsel, nicht die Lösung. Warum steht der Schutz der Kuh »im Zentrum des Hinduismus«? Für die meisten großen Religionen ist Rind etwas, das sich gut essen läßt. Warum ist es beim Hinduismus anders?

Sowohl die Politik als auch die Religion spielen augenscheinlich eine Rolle bei der Bekräftigung und Aufrechterhaltung der Eß- und Schlachttabus, aber weder Politik noch Religion können erklären, warum das Schlachten von Rindvieh und das Essen von Rindfleisch überhaupt besondere symbolische Bedeutung gewonnen haben. Warum die Kuh und nicht das Schwein, Pferd oder Kamel? Ich ziehe nicht die Symbolmacht der heiligen Kuh in Zweifel. Ich bezweifle nur, daß es einer willkürlichen und mutwilligen Entscheidung im Kopf entspringt, und nicht einer bestimmten Konstellation praktischer Zwänge, wenn eine bestimmte Tierart und eine bestimmte Fleischsorte mit symbolischer Macht ausgestattet wird. Sicherlich hat die Religion auf die Ernährungsweise in Indien eingewirkt, aber noch stärker hat die Ernährungsweise in Indien die indische Religion beeinflußt. Die Geschichte des Hinduismus selbst rechtfertigt diese Behauptung.

Entscheidend an jener Geschichte ist, daß der Schutz der Kuh nicht immer im Zentrum des Hinduismus stand. Die ältesten Texte des Hinduismus – die Sammlungen des Rigweda – verherrlichen die Götter und Bräuche der Weda, eines Rinder züchtenden und Ackerbau treibenden Volks, das von 1800 bis 800 v. Chr. in Nordindien herrschte. Die wedische Gesellschaft und Religion kannten schon die vier Hauptkasten des jetzigen Hinduismus, nämlich die Priesterkaste der Brahmanen, die herrschende Kriegerkaste der Kschatrija, die Bauern- und Handwerkerkaste der Waischja und die Knechtskaste der Schudra. Die Wedas verabscheuten weder Rindfleisch, noch beschützten sie die Kuh. Vielmehr drehten sich in wedischen Zeiten die religiösen Aufgaben der Brahmanenkaste nicht um den Schutz, sondern um das Schlachten von Kühen. Die Wedas gehörten zu jenen frühen kriegerischen Hirtennomadenvölkern Europas und Südwestasiens, bei denen rituelles Schlachten von Tieren und verschwenderischer Fleischgenuß zusammengehörten. Wie die Kelten und Israeliten verteilten auch die wedischen Krieger und Priester Fleisch an ihre Gefolgsleute, als materielle Belohnung für treue Dienste und als symbolisches Zeichen von Reichtum und Macht. Ganze Dörfer und Bezirke nahmen an diesen Festen, die sich ums Fleischessen drehten, teil.

Wiewohl die Weda das Schlachten der Tiere nur als unter brahmanischer Aufsicht durchgeführtes religiöses Ritual zuließen, wurde die für den menschlichen Verzehr freigegebene Fleischmenge dadurch keineswegs eingeschränkt. Die Götter nährten sich vom spirituellen Teil des Tiers, während die Gemeinde sich am körperlichen Rest gütlich tat. Und da keine Kultur um Anlässe zu feiern verlegen ist, vermochte wahrscheinlich auch die Beschränkung des Fleischgenusses auf festliche Gelegenheiten die Schlachtrate nur wenig zu beeinträchtigen. Siege auf dem Schlachtfeld, Heiraten, Begräbnisse und Besuche Verbündeter, all das verlangte nach Tieropfern und verschwenderischem Fleischgenuß. Die zwanghafte Art, mit der die brahmanischen Priester auf Größe, Form und Farbe der für bestimmte rituelle Anlässe geeigneten Rinder achteten, erinnert stark an die akribischen Anweisungen im 3. Buch Mose, die sich auf ähnliche Opferfeste im alten Israel beziehen. Zu den Tieren, die in den heiligen hinduistischen Texten besondere Erwähnung finden, gehören etwa: ein Bulle mit nach unten geneigten Hörnern und weißem Fleck auf der Stirn; ein Bulle mit gestutzten Hörnern; ein weißer Ochse; ein fünfjähriger höckerloser Zwergbulle; eine starkbeinige Kuh; eine unfruchtbare Kuh; eine Kuh, die kurz zuvor fehlgeworfen hat; eine dreijährige höckerlose Färse; eine schwarze Kuh; eine zweifarbige Kuh; eine rote Kuh. All das deutet darauf hin, daß die Wedas Rinder häufiger als andere Tiere schlachteten und daß während eines Großteils des ersten vorchristlichen Jahrtausends Rindfleisch in Nordindien das am häufigsten genossene Fleisch war.

Die Periode, in der man reichlich Rinder schlachtete und allgemein Rindfleisch aß, ging zu Ende, als die wedischen Fürsten sich keine großen Rinderherden als Reichtumsreserve mehr halten konnten. Die Bevölkerung wuchs, die Wälder schrumpften, Weideland kam unter den Pflug, und die alte halbnomadische Lebensweise wich einer intensiven Land- und Milchwirtschaft. Für den Wechsel zeichneten einfache Energiebilanzen verantwortlich: Durch Einschränkung des Fleischverzehrs und Konzentration auf die Erzeugung von Milchprodukten sowie den Anbau von Weizen, Hirse, Linsen, Erbsen und anderer pflanzlicher Nahrung lassen sich mehr Menschen satt machen. Wenn Getreide von Tieren gefressen wird und dann die Tiere von den Menschen verzehrt werden, gehen, wie bereits im letzten Kapitel erwähnt, jeweils neun von zehn Kalorien und vier von fünf Gramm Proteinen dem Menschen verloren. Durch Milchwirtschaft können diese Verluste beträchtlich verringert werden. Das heutige Milchvieh wandelt seine Nahrung fünfmal effektiver in Kalorien um als das heutige Schlachtvieh seine Nahrung in verwertbare Fleischkalorien; und die Umwandlung in verwertbare Proteine ist beim Milchvieh sechsmal effizienter als beim Schlachtvieh. Diese Zahlen beziehen sich auf die Kalorien- und Proteinmenge, die der eßbare Teil des Körpers der Kuh am Ende ihres Lebens enthält; aber wie ich in Kürze zeigen werde, hat das Rindfleischverbot wahrscheinlich nie verhindern können, daß die Kühe zu guter Letzt doch noch ihren Ernährungsbeitrag in Fleischform leisteten. Solange die Bevölkerungsdichte gering blieb, konnten auf unbebautem Land Rinder grasen, und die Rindfleischproduktion pro Kopf ließ sich auf einem hohen Niveau halten. Als die Bevölkerungsdichte zunahm, begannen die Rinder mit den Menschen um die Nahrung zu konkurrieren, und Rindfleisch wurde bald schon zu kostspielig, um den wedischen Fürsten noch zu erlauben, es auf öffentlichen Opferfesten mit der traditionellen Freigebigkeit und Großzügigkeit unter die Leute zu bringen.

Allmählich verschlechterte sich das Zahlenverhältnis zwischen Rindern und Menschen, und dementsprechend ging der Rindfleischkonsum zurück, vor allem in den unteren Kasten. Aber die Sache hatte einen entscheidenden Haken: Man konnte die Rinder nicht einfach abschaffen, um mehr Platz für Menschen zu gewinnen. Die Bauern brauchten Ochsen als Zugtiere für ihre Pflüge, die ihrerseits nötig waren, um die harten Böden umzubrechen, die man in Nordindien vielfach antrifft. Tatsächlich war es eben diese Tatsache, daß man dazu überging, die Ebenen im Tal des Ganges mit ochsengezogenen Pflugscharen zu bestellen, was den ganzen Prozeß der Bevölkerungszunahme und der nachfolgenden Abkehr vom Fleischgenuß im allgemeinen und vom Rindfleischverzehr im besonderen in Gang setzte. Natürlich gaben nicht alle gesellschaftlichen Schichten ihre Gewohnheit, Rindfleisch zu essen, zur gleichen Zeit auf. Auch noch lange, nachdem es unmöglich geworden war, das gewöhnliche Volk an ihrem Wohlleben teilhaben zu lassen, schlachteten die privilegierten Kasten der Brahmanen und der Kschatrija Rinder und taten sich am Rindfleisch gütlich.

In der Zeit um 600 v. Chr. verschlechterten sich die Lebensverhältnisse der Bauern; Kriege, Überschwemmungen und Hungersnöte brachten große Not über die Bevölkerung. Die Macht der alten wedischen Götter schien zu versagen, und die neuen Religionsführer stießen in den unteren Volksschichten auf eine wachsende Feindseligkeit gegenüber Tieropfern, die gleichermaßen als Symbol wie als materieller Ausdruck der Ungerechtigkeiten des Kastensystems angesehen wurden.

Aus dieser angespannten sozialen und ökonomischen Situation heraus entstand der Buddhismus, die erste Weltreligion, die das Töten verbot. Gautama, später Buddha genannt, lebte zwischen 563 und 483 v. Chr. Seine Hauptlehren waren Ausdruck der Not des Volks und richteten sich direkt gegen die damaligen hinduistischen Glaubensvorstellungen und Praktiken. Wie im buddhistischen Achtteiligen Pfad – dem Gegenstück zu den Zehn Geboten des Judentums – niedergelegt, verurteilte Buddha die Vernichtung tierischen oder menschlichen Lebens, verwarf das Tieropfer, verdammte den Beruf des Schlächters und ließ Meditation, Armutsgelübde und gute Werke als Mittel zum Heil an die Stelle von Ritual und Gebet treten. Den Rindfleischgenuß führte er nicht eigens als verdammenswert auf, aber da Rinder die Hauptopfer der rituellen Schlachtungen waren, bedeutet seine Verdammung des Tieropfers, daß Rindfleischesser zu den schlimmsten Missetätern zählen.

Kein Zweifel, daß das Aufkommen des Buddhismus etwas mit der Not der Volksmassen und der Erschöpfung der Umweltressourcen zu tun hatte; denn gleichzeitig mit dem Buddhismus entstanden in Indien mehrere andere Religionen, die in ähnlicher Weise das Töten verboten und sich gegen Tieropfer wandten. Der Dschainismus, die bekannteste dieser kleineren Antitötungs-Sekten, existiert bis heute und hat in Indien zahlreiche Tempel für seine etwa 2 Millionen Anhänger. Die Dschainis unternehmen heroische Anstrengungen, um das Töten oder Essen jeder Form von tierischem Leben zu vermeiden; ihre Priester können keinen Pfad oder Weg entlanggehen, ohne daß sie von besenschwingenden Gehilfen begleitet werden, die kleine Insekten oder Spinnen wegkehren, damit diese nicht versehentlich totgetreten werden. Sie tragen auch vor Nase und Mund Gazeschleier, um nicht unabsichtlich Mücken oder Fliegen einzuatmen und zu vernichten. Bis heute unterhalten die Dschainis zahlreiche Tierheime, wo sie sich um verletzte Katzen, Hunde, Ratten, Vögel und Rinder kümmern. Die merkwürdigsten dschainischen Schutzeinrichtungen sind Räume zur Aufbewahrung von Insekten. In Ahmadabad, der Hauptstadt der Provinz Gujarat, bringen Gläubige aus allen Teilen der Stadt Schmutz und Kehricht, den sie mit äußerster Sorgfalt behandeln, weil er schutzbedürftige Insekten enthält, zu solch einem Raum. Von den Wärtern wird der Schmutz und Kehricht zusammen mit ein bißchen Getreide in dem Raum deponiert, der, sobald er voll ist, fest verschlossen wird. Nach zehn oder fünfzehn Jahren, wenn man annehmen kann, daß die Bewohner eines natürlichen Todes gestorben sind, öffnen die Wärter den Raum wieder, schaufeln die Überreste heraus und verkaufen sie als Dünger.

Das Verbot, Rindfleisch zu essen, das in der buddhistischen Ablehnung des Rinderopfers beschlossen liegt, dürfte bei den ärmeren Bauern auf volle Zustimmung gestoßen sein. In einer Zeit, in der die kleinen Leute Hungers starben und dringend Ochsen brauchten, um ihre Felder zu bestellen, fuhren die Brahmanen damit fort, Rinder zu schlachten und sich an ihrem Fleisch zu mästen. Ich kann nicht sagen, mit welchen Mitteln die Brahmanen und Kschatrijas sich auch weiterhin Rinder für ihre Völlereien zu beschaffen vermochten, aber nachdem die Bauern nicht mehr imstande bzw. willens waren, überschüssige Tiere den Tempeln darzubringen, ließen sich die Tiere wohl nur noch durch Besteuerung, Konfiskation und andere Zwangsmaßnahmen eintreiben. In manchen frühen brahmanischen Texten lassen sich Spuren der gleichen Arroganz entdecken, die

Marie Antoinettes Äußerung »Wenn sie kein Brot haben, dann sollen sie eben Kuchen essen«, zugrunde liegt. Auf das Argument, man solle kein Rindfleisch essen, weil die Götter dem Rind kosmische Kraft verliehen hätten, erwiderte ein brahmanischer Weiser: »Schön und gut, aber wenn das Fleisch zart ist, esse ich es trotzdem.« Da sie erkannten, daß die Religionen, die das Töten verboten, auf die Massen eine große Anziehungskraft ausübten, ließen die Herrscher der ältesten indischen Reiche im Flußtal des Ganges diese Religionen gewähren und förderten sogar ihre Verbreitung. Eine besondere Begünstigung erfuhr der Buddhismus, als im Jahr 257 v.Chr. Asoka, der Enkel des Begründers der Maurja-Dynastie und erste Herrscher über ganz Indien, ein Anhänger Gautamas wurde. Asoka verbot zwar nicht das Schlachten von Rindern und den Rindfleischgenuß, aber er versuchte, die Tieropfer auszumerzen. (Wie bereits bemerkt, dürfen die Buddhisten Fleisch essen, solange sie nicht schuld an dem Tod des Tieres sind, von dem das Fleisch stammt.)

Neunhundert Jahre lang kämpften Buddhismus und Hinduismus um die Mägen und Köpfe der indischen Bevölkerung. Am Ende konnte der Hinduismus den Kampf für sich entscheiden, aber erst, nachdem die Brahmanen sich von der Tieropferfixierung des Rigweda gelöst, das Tötungsverbot – heute unter dem Namen *ahimsa* bekannt – als Prinzip übernommen und sich selber als Beschützer des Rindes statt als sein Vernichter etabliert hatten. Die Götter, argumentierten sie, äßen kein Fleisch, die im Rigweda geschilderten Tieropfer seien mithin als bloß metaphorische und symbolische Handlungen zu verstehen. Statt Fleisch wurde jetzt Milch zur wichtigsten rituellen Nahrung im Hinduismus und zur Hauptproteinquelle für die Angehörigen der Brahmanenkaste. Die Brahmanen hatten dem Buddhismus voraus, daß sie der im Volk verbreiteten Neigung zur Anbetung des Rindes und zur Identifizierung Krischnas und anderer Götter mit Haustieren freien Lauf lassen konnten. Die Buddhisten, die Gautamas Beispiel folgten, Erlösung nicht durch kultische Anbetung, sondern durch meditative Versenkung anzustreben, unternahmen nie den Versuch zu einer vergleichbaren Apotheose des Rindes bzw. Verehrung Krischnas oder ähnlicher Gottheiten. Die Basis, die der Buddhismus im Volk hatte, begann sich aufzulösen, und gegen Ende des 8. Jahrhunderts n.Chr. verschwand Gautamas Religion vollständig aus ihrem Heimatland.

Was ich gerade über den Kampf zwischen Hinduismus und Buddhismus berichtet habe, wurde erstmals von Rajandra Mitra, einem großen Sanskrit-Gelehrten des ausgehenden neunzehnten Jahrhunderts, zusammenhängend dargestellt. Dieser schrieb 1872:

> Als die Brahmanen sich gegenüber dem Buddhismus behaupten mußten, der emphatisch und mit solchem Erfolg alle Opfer verwarf, stellten sie fest, daß die Lehre von der Achtung vor dem tierischen Leben zu machtvoll und zu populär war, um sich ihr widersetzen zu können, und deshalb übernahmen sie diese Lehre allmählich und unmerklich, und zwar so, daß sie als originärer Bestandteil ihrer eigenen Lehren erschien.

Ergänzend zu Mitras brillanter Einsicht möchte ich bemerken, daß die Brahmanen mit ihrer Verwandlung in Beschützer der Kuh und ihrem Verzicht auf den Rindfleischgenuß sich nicht nur für eine durch ihre Volkstümlichkeit überlegene religiöse Lehre, sondern auch für ein produktiveres landwirtschaftliches System entschieden. Nicht von ungefähr ist Indien die Heimat ausdauernder Buckelrinderrassen, die weltweit berühmt dafür sind, daß sie in größter Hitze und Dürre und unter anderen widrigen Bedingungen schwerste Feldarbeit leisten und mit sehr kleinen Mengen Grün- und Trockenfutter auskommen. Entgegen allen landläufigen Vorurteilen zeugt der Umstand, daß sich unter dem Schutz des Schlacht- und Fleischverzehrverbots riesige Mengen dieser Tiere in den ländlichen Regionen Indiens aufhalten, weder von Verschwendung noch von Verrücktheit. Die Tiere machen den Menschen kaum Nahrungsquellen streitig, da sie selten auf bewirtschafteten Weideflächen noch überhaupt auf Land grasen, das sich für den Anbau menschlicher Nahrung eignet. Für solchen Luxus ist die Bevölkerungsdichte schon längst zu groß. Diese Tiere werden vielmehr in einem halbverhungerten Zustand gehalten, bis man sie für die Arbeit braucht. In den Ruhezeiten zwischen der Feldarbeit füttert man sie mit Stengeln, Häcksel, Blättern und Abfällen aus der Küche. Während der Arbeit vor dem Pflug bekommen sie als Sonderration Ölkuchen, die aus für den menschlichen Verzehr ungeeigneten Rückständen von Baumwollsamen, Sojabohnen und Kokosnüssen bestehen. Sie sind gegen

Krankheiten widerstandsfähig, haben große Durchhaltekraft und arbeiten buchstäblich bis zum Umfallen, welches Ereignis gewöhnlich erst nach einem Dutzend oder mehr Jahren strapaziösen Dienstes eintritt. Die Bauern schätzen ihre Ochsen nicht nur als Zugtiere, sondern auch wegen des von ihnen gelieferten Düngers und Heizmaterials. Rindermist ist nach wie vor die wichtigste Düngerquelle in Indien. Hinzu kommt, daß wegen Mangels an Holz, Kohle und Heizöl Millionen indischer Hausfrauen zum Kochen auf getrockneten Rindermist angewiesen sind. Wenn er für diesen Zweck verwendet wird, erzeugt der Dung eine saubere, stetige und geruchlose Flamme, die wenig Aufsicht benötigt und für das Kochen auf kleiner Flamme, das vegetarische Gerichte brauchen, sehr geeignet ist.

Aber ist es heutzutage nicht sehr ineffektiv, für das Pflügen Ochsen statt Traktoren zu verwenden? Durchaus nicht. Praktisch jede Untersuchung zur Leistungsfähigkeit von Ochsen und Traktoren bei der Landbestellung hat bisher ergeben, daß unter den Bedingungen, die fast überall in Indien herrschen, die Tiere kostengünstiger pro Ernteeinheit produzieren. Wenn auch ein 35 PS starker Traktor einen Acker fast zehnmal schneller pflügen kann als ein Ochsengespann, sind doch die Anschaffungskosten für den Traktor über zwanzigmal größer als für die Tiere. Wenn der Traktor nicht mehr als neunhundert Stunden jährlich im Einsatz ist, liegen die Betriebskosten pro Arbeitsstunde höher als bei dem Ochsengespann. Das bedeutet, daß Traktoren nur auf sehr großen Höfen effektiver als Ochsen sind. Die Mehrzahl der indischen Bauernhöfe ist sehr klein, und die Verwendung eines Traktors gewinnt nur auf der Grundlage eines ausgetüftelten Vermietungs- oder Verpachtungssystems Wirtschaftlichkeit. Aber mit solch einem System lassen sich auch leicht die Kosten für die Verwendung von Zugtieren senken. Obwohl in Indien seit 1968 die Zahl der Traktoren beträchtlich gestiegen ist, hat die Zahl der Zugtiere nicht abgenommen, auch nicht in den Gegenden, in denen sich Traktoren am stärksten durchgesetzt haben. Der Grund: Reparaturdienst und Ersatzteilversorgung funktionieren so schlecht, daß der Betrieb ohne Zugtierreserve zu riskant erscheint. Einiges deutet auch daraufhin, daß nach anfänglicher Begeisterung viele Traktorenbesitzer ihre Maschinen wieder abstoßen, um sie durch neue Züchtungen schnell arbeitender Ochsen zu ersetzen.

Wer Ochsen will, muß Kühe haben, und nach traditionellem

Verständnis ist die Hauptaufgabe von Kühen, billige und widerstandsfähige Ochsen in die Welt zu setzen. Milch und Dung sind nützliche Nebenprodukte, mit denen die Kuh zu ihrem Unterhalt beiträgt. Stärker sogar noch als die Ochsen spielen Kühe die Rolle einer Müllabfuhr im Dorf und ernähren sich von Stroh, Pflanzenstengeln, Küchenabfällen, Blättern, Grasbüscheln am Wegrand und anderen, für die Menschen unverdaulichen Dingen.

Wird durch das Verbot, Rinder zu schlachten und Rindfleisch zu essen, die Menge der für den menschlichen Verzehr zur Verfügung stehenden tierischen Nahrung wesentlich und ohne Not verringert? Das bezweifle ich. Als Bestandteil eines vorindustriellen Landwirtschaftssystems, das eine dichte Bevölkerung einigermaßen bei Kräften halten muß, bleibt das hinduistische Schlacht- und Eßverbot eher ein Aktivposten als eine Belastung. Eines der Hauptprobleme für dieses System war stets die Gefahr, daß aus einem brennenden Verlangen nach Fleisch heraus Tiere geschlachtet wurden, die unter energiewirtschaftlichen und ernährungspraktischen Gesichtspunkten lebendig nützlicher waren als tot. Der religiöse Bann gegen das Rindfleischessen trägt zur Lösung dieses Problems bei, indem er nicht nur das rituelle Schlachten als solches unterbindet, sondern auch der Versuchung entgegenwirkt, in schwierigen Zeiten anhaltender Trockenheit und Dürre mit dem Bestand an vorübergehend unfruchtbaren oder abgezehrten Tieren aufzuräumen. Wenn sie nicht ihre vorübergehend nutzlosen Kühe bzw. Ochsen am Leben erhielten, könnten die Bauern, nachdem sich die klimatischen Verhältnisse gebessert haben, den landwirtschaftlichen Betrieb nicht wieder aufnehmen. In dem Maß, wie es die Bauern in ihrer Entschlossenheit bestärkt, den für die Fortpflanzung nötigen Viehbestand, solange es nur irgend geht, zu erhalten, ist das Rindfleischverbot der Leistungskraft des Landwirtschaftssystems eher förderlich, als daß es sie schwächt. Zugleich mindert es die kastenbedingte Ungleichheit bei der Verteilung wesentlicher Nährstoffe.

Die um das Schlachten und den Verzehr von Rindern zentrierten Opferkulte gehören zwar der Vergangenheit an, aber heute gibt es dafür genug indische wie auswärtige Unternehmer, die sich liebend gern des indischen »überschüssigen« Viehbestands annehmen würden, um ihn zu schlachten und außer Landes zu verkaufen, vor allem in die durch Öl reich gewordenen fleischhungrigen Länder des

Nahen und Mittleren Ostens. Weil die hinduistische Abneigung gegen Rindfleisch die Entwicklung großer einheimischer bzw. internationaler Absatzmärkte für indisches Rindfleisch verhindert, erfüllt sie auch heute noch die Funktion, den typischen Kleinbauern vor Bankrott und Landverlust zu schützen. Eine ungehinderte Entwicklung großer Rohfleischmärkte würde die Preise für indisches Rindvieh unvermeidlich auf das Niveau der internationalen Rindfleischpreise hinauftreiben; Futterstoffe und Zusatzstoffe würden für die Aufzucht von Schlachtvieh verwendet; und den kleinen Bauern fiele es zunehmend schwerer, Tiere für den Pflug aufzuziehen, zu mieten oder zu kaufen. Ein paar Händler und Großbauern würden Profite machen, während das Produktions- und Konsumtionsniveau der übrigen bäuerlichen Bevölkerung in dem Maße sänke, wie die dem Anbau von Tierfutter vorbehaltenen Landflächen im Verhältnis zur Anbaufläche für menschliche Nahrung zunähmen.

Eine andere Schwierigkeit mit dem Plan, das »überschüssige« und »nutzlose« Rindvieh Indiens dem Schlachthof zuzuführen, besteht darin, daß im Unterschied zu westlichen Agronomen die Besitzer der Tiere selbst diese keineswegs als überschüssig oder nutzlos betrachten. Dem Schlachtverbot zum Trotz entledigen sich die hinduistischen Bauern meist zielstrebig der Tiere, für die sie keine Verwendung haben. Das zeigt die Behutsamkeit, mit der sie das Verhältnis von männlichen zu weiblichen Tieren jeweils genau auf ihre besonderen Bedürfnisse und Umstände abstimmen. Je nach durchschnittlicher Hofgröße, Regenzeitverlauf, angebauten Pflanzen und Entfernung der Absatzmärkte für die Milch weisen die verschiedenen Regionen bemerkenswerte proportionale Unterschiede im Geschlechterverhältnis der Rinder auf. In Nordindien zum Beispiel, wo hautpsächlich Weizen angebaut wird und große landwirtschaftliche Güter existieren, konzentrieren sich die Bauern auf die Aufzucht von Zugvieh, und es gibt fast doppelt soviel Ochsen wie Kühe. In Teilen Südindiens dagegen, wo das Hauptanbaugetreide Reis ist und die typischen »briefmarkengroßen« Höfe mit ihrer Fläche von einem halben Morgen zu klein für den Unterhalt von Zugtieren sind, halten die Bauern dreimal soviele Kühe wie Ochsen. Da die Gesamtzahlen des Rinderbestands in den beiden Gebieten stark voneinander abweichen, ist diese Umkehrung im Verhältnis von männlichen und weiblichen Tieren auch nicht etwa darauf zurückzuführen, daß der Süden den Norden mit männlichen und der Norden den Süden mit weiblichen Tieren beliefert. Einen überregionalen Handelsaustausch in dem dafür erforderlichen Umfang gibt es nicht. Untersuchungen, die am Zentrum für Entwicklungsforschung in Trivandrum, Kerala, durchgeführt wurden, zeigen vielmehr, daß männliche und weibliche Kälber eine regional kraß unterschiedliche Mortalität haben, je nachdem, ob die Bauern mehr Ochsen oder Kühe halten wollen. Als ich die Bauern bat, mir diese Diskrepanz in den Zahlen zu erklären, betonten sie, daß niemand in ihrem Dorf das Leben eines der geliebten Kälber vorsätzlich verkürzen würde. Sie gaben allerdings zu, daß sie dem in der Gegend nützlicheren Geschlecht die bessere Pflege angedeihen und die am meisten benötigten Tiere länger am Euter der Mutter saugen ließen. Nun mag das Verhungernlassen als eine recht ineffektive Art scheinen, unerwünschte Tiere loszuwerden, aber für den Besitzer hat das sich lange hinziehende Sterben des Kalbs einen eindeutigen Vorteil. Da die meisten indischen Rinder keine Milchtierzüchtungen sind, geben sie Milch nur so lange, wie die Gegenwart ihrer Kälber sie dazu anregt. Wenn der Bauer also ein unerwünschtes Kalb in halbverhungertem Zustand am Leben hält, so sorgt er für eine möglichst hohe Milchabgabe des Muttertiers, während er die Unterhaltskosten für das Kalb selbst soweit wie möglich senkt.

Im heutigen Indien steht den hinduistischen Bauern noch ein weiterer Weg offen, sich unerwünschter Tiere zu entledigen. Sie verkaufen sie an muslimische Händler, die die Tiere aus dem Dorf schaffen, um sie auf Märkten in der Umgebung weiterzuverkaufen. Viele dieser Tiere enden schließlich als Schlachtvieh bei anderen Muslimen, die über eine Schlachtlizenz verfügen oder auch nicht. Den Muslimen ist durch ihre Religion diese Tätigkeit nicht verboten, und deshalb üben sie ein einträgliches Monopol über den Metzgerberuf aus. Muslime, Christen und Hindus aus den unteren Kasten kaufen eine beträchtliche Menge Rindfleisch, sei's bewußt als das, was es ist, sei's als »Lamm«, welche Allerweltsbezeichnung den Frieden zwischen den Muslimen und ihren hinduistischen Kunden erhalten hilft. Aber auch schon vor dem Eindringen des Islam im 8. Jahrhundert n.Chr. muß es in der Bevölkerung vergleichbare, Rindfleisch essende Gruppen gegeben haben. Ein Erlaß des Königs

Chandragupta II aus dem Jahr 465 n.Chr. behandelte das Töten einer Kuh als ebenso großes Verbrechen wie den Mord an einem brahmanischen Priester. Daraus läßt sich schließen, daß es Menschen gab, die sowohl das Rindfleischverbot als auch die Brahmanenverehrung ablehnten. Vielleicht richtete sich der Erlaß Chandraguptas gegen die Anhänger der tantrischen Zweige des Buddhismus und des Hinduismus. Der Tantrismus stellt eine fortlaufende Gegenströmung zur asketischen, kontemplativen und mönchischen Hauptrichtung der indischen Religion und Philosophie dar. Seine Anhänger suchen Verschmelzung mit dem All durch Fleisch-, Alkohol- und Rauschmittelgenuß sowie durch Tanz und rituellen Geschlechtsverkehr zu erreichen.

Zu den Rindfleisch essenden Tantrismus-Anhängern, Muslimen, Christen und sonstigen Nicht-Hindus kommen noch die Angehörigen verschiedener Kasten von Unberührbaren, die Rind in der Form von Aas essen. Alljährlich sterben Millionen indischer Rinder an einer Kombination aus Verwahrlosung und natürlichen Ursachen. Die Kadaver gehen in den Besitz der Aasesser über, die von den Angehörigen der höheren Kasten bei dieser Gelegenheit gerufen werden. Sie enthäuten das Tier und verzehren dann die eßbaren Teile. Durch Kochen des Fleischs werden die gesundheitlichen Risiken zum Großteil beseitigt. Natürlich beträgt die Fleischmenge pro Tier nur einen Bruchteil dessen, was ein fetter gesunder Jungochse hergäbe. Aber Unberührbare können sich Fleisch von fetten gesunden Jungochsen nicht leisten, und auch kleine Fleischmengen sind für ihren Speiseplan schon ein Gewinn.

Wieviel »nutzlose« und »überschüssige« Tiere bleiben uns nach all der Jungtierauslese, Rindfleischkonsumtion und Aasbeseitigung wohl noch übrig? Ein Wirtschaftswissenschaftler hat berechnet, daß zur Erhaltung des indischen Bestands von 72,5 Millionen Zugochsen nur 24 Millionen fruchtbare, gutgefütterte Zuchtkühe nötig wären statt der jetzt vorhandenen 54 Millionen. Dies führte ihn zu dem Ergebnis, daß es hauptsächlich dank des Verbots, Rinder zu schlachten und Rindfleisch zu essen, 30 Millionen überflüssige Kühe gebe, die zum Vorteil aller Beteiligten abgeschlachtet oder ins Ausland verfrachtet werden könnten. Diese Argumentation übersieht nur, daß die meisten der weniger ertragreichen Kühe – der Kühe, die weder regelmäßig kalben, noch eben viel Milch geben – den allerärmsten Bauern gehören. Mögen auch die Kälberrate und der Milchertrag bei diesen Kühen lächerlich niedrig liegen, für den wirtschaftlich schwächsten Teil der bäuerlichen Bevölkerung stellen sie nichtsdestoweniger einen kostengünstigen Faktor und wesentlichen Aktivposten dar. Warum sind es die allerärmsten Bauern, denen das Gros der am wenigsten ertragreichen Kühe gehört? Weil sie es sind, die wegen ihres minimalen Landbesitzes gezwungen sind, ihre Tiere mit Kleinstrationen aus Dorfabfällen, Gras von Wegrändern, Wasserhyazinthen und Laub von Bäumen zu ernähren. Aufgrund des Umstandes, daß die Rinder einen Gutteil ihrer Nahrung anderswo ergattern müssen, erwecken sie den Eindruck streunenden Viehs, das die ganze Gegend durchstreift, den Verkehr behindert und bei Obst- und Gemüseständen in den Städten bettelt und stibitzt. Aber fast all diese streunenden Tiere haben Besitzer, die wissen und billigen, was ihre Tiere tun. Auch wenn solche »Stromer« manchmal in Anbauflächen einbrechen und anderen Leuten die Ernte wegfressen, muß der dadurch verursachte Schaden – wenn man aus der Sicht der verarmten Tierbesitzer überhaupt von einem Schaden sprechen kann – gegen den Vorteil aufgewogen werden, den die sozial verantwortlicheren Formen der Abfallbeseitigung bedeuten.

Ungeachtet ihres meist halbverhungerten Zustands machen die weiblichen Tiere der Widerstandskraft ihrer Zebu-Vorfahren Ehre, denn viele dieser »unfruchtbaren« Kühe kalben früher oder später und geben Milch. Auch wenn eine Kuh nur alle drei oder vier Jahre ein Kalb wirft und nur zwei oder drei Liter Milch pro Tag liefert, erbringt doch die Kombination aus Kälbern und Milch, wozu noch der Dung kommt, einen Gewinn, der die häuslichen Einnahmen der Armen um ein Drittel oder mehr aufbessert. Durch den Wurf eines Stierkalbs, das als Anzahlung für neue Ochsen bzw. für den erstmaligen Erwerb eines Ochsengespanns dienen kann, gewinnt der Beitrag der Kuh zusätzlichen Wert. Natürlich wäre es vom Standpunkt einer modernen Tierhaltung aus viel effektiver, eine kleinere Zahl von Kühen gut zu versorgen und die übrigen unterernährten Exemplare loszuwerden. Aber da spielt noch ein anderer Gesichtspunkt eine Rolle: Das Aufräumen mit überschüssigen und nutzlosen Kühen bedeutet zugleich ein Aufräumen mit überschüssigen und nutzlosen Bauern. Die Haltung auch nur einer einzigen Kuh, mag sie noch so ausgemergelt sein, verbessert die Chancen der armen Bauern, sich auf ihrem Stück Land zu behaupten, schützt sie möglicherweise davor, den Geldverleihern in die Hände zu fallen und bewahrt sie vor dem Schicksal, sich dem Exodus der landlosen Familien anschließen zu müssen, die keine andere Bleibe mehr haben als die Straßen von Kalkutta.

Aber was ist mit diesen berüchtigen Altersheimen für Rinder? Sind die nicht Beweis dafür, daß in Indien aus rein religiöser Gefühlsduselei eine Unmenge »überflüssigen« und »nutzlosen« Rindviehs am Leben erhalten wird? Ungefähr dreitausend Einrichtungen zur Unterbringung von Tieren widmen sich nach eigenen Angaben in Indien dem Schutz der Tiere. In ihnen sind insgesamt etwa 580000 Rinder untergebracht. Einige der Heime sind in der Tat primär religiös motivierte Wohltätigkeitseinrichtungen, die sich den Unterhalt ihrer Rinder etwas kosten lassen. Andere wiederum sind gewinnorientierte milchwirtschaftliche Betriebe, die sich eine kleine Zahl nutzloser Rinder als Zeichen der Frömmigkeit und als »Schoßtiere« halten (über Schoßtiere in einem späteren Kapitel mehr). Nicht die Hindus, sondern die Anhänger des Dschainismus unterhalten die meisten der Heime für wirklich nutzlose Tiere, Heime, die für ihr Bestehen auf milde Gaben in Form von Futter- und Geldspenden angewiesen sind. Für die Spender ist Frömmigkeit selten das einzige Motiv. Die Tierheime der Dschainis halten streunende Tiere von der Straße und von den eigenen Höfen und Gärten fern. In dieser Hinsicht ähneln sie den Tierheimen im Westen: Auch zum Beispiel die ASPCA, die Amerikanische Gesellschaft zur Verhinderung von Grausamkeiten gegen Tiere, ist in ihrer Haushaltsführung von milden Gaben abhängig. Und hier wie dort ist die Lebenserwartung der aufgenommenen Tiere, wenn sie nicht wieder abgeholt werden, nicht sehr groß. Die indischen Tierheime ersetzen die Spritze durch den Hungertod, aber wie die ASPCA stehen auch sie vor der Notwendigkeit, das Leben ihrer Gäste zu verkürzen, um ihr jährliches Tierfang-Soll erfüllen zu können.

Deryck Lodrick, die Hauptautorität auf diesem Gebiet, schätzt, daß etwa ein Drittel oder 174000 der in den dschainistischen und hinudistischen Tierheimen insgesamt untergebrachten Rinder nutzlose Tiere sind. Mein Verdacht ist, daß dieses Drittel sich zum Großteil in den Heimen der Dschainis befindet, aber belassen wir es bei der unspezifizierten Gesamtsumme. Sie beläuft sich auf weniger als 0,1% der 180 Millionen zur Rinderart gehörigen Exemplare, die es in Indien gibt. Selbst wenn wir gegen alle Wahrscheinlichkeit annehmen, daß die Betreiber der Rinderheime die ihrer Pflege anvertrauten Tiere ohne Ansehen ihres Nutzens mit Futter versorgen, fallen doch die Kosten dieser Wohltätigkeitseinrichtungen, landesweit gesehen, nicht groß ins Gewicht. Die Tierheime sind Teil eines ganzen Werte-, Ideen- und Ritualsystems, dessen historische Nützlichkeit – die in der Verhinderung verschwenderischen Rindfleischgenusses durch die Führungsschichten besteht – praktisch die Unkosten rechtfertigt, die ein paar fromme Eiferer mit ihrem Zuflucht-für-die-Kuh-Programm verursachen. Kein System ist vollkommen. Auch das von großen Kapitalgesellschaften durchorganisierte Amerika hat es immer noch nicht ganz geschafft, »unnütze« Rituale zu beseitigen wie etwa die Unterstützung für nicht-private Rundfunkprogramme und für die Baseballmannschaften der Regionalliga.

Meiner Ansicht nach (und viele meiner indischen Kollegen stimmen heute darin mit mir überein) ist also die angebliche Irrationalität des hinduistischen Verbots, Rinder zu schlachten und Rindfleisch zu essen, ein Hirngespinst von Leuten aus dem Westen, die daran gewöhnt sind, daß Rindvieh für Fleisch und Milch da ist und das Pflügen mit dem Traktor besorgt werden kann. Zieht man Bilanz, so ermöglicht ihre Ablehnung des Rindfleischs der riesigen Bevölkerung Indiens, eher mehr als weniger tierische Nahrung zu konsumieren.

Hier möchte ich innehalten, um sicherzustellen, daß meine eben gemachte Äußerung nicht in etwas verkehrt wird, was ich ganz und gar nicht unterschreiben könnte, nämlich in die Behauptung, das traditionelle System sei makellos, nicht verbesserungsfähig und heute so wirksam wie vordem. Es gibt da einen Teufelskreis, der jede derartige Behauptung ganz absurd erscheinen läßt. Durch die Zunahme der Bevölkerung, den Rückgang der Gehöftgröße, die Überbeanspruchung der Weideflächen, Erosion und Versteppung sind die Kosten für Grünfutter und Trockenfuttermittel zur Rinderhaltung stärker gestiegen als für andere Produktionsfaktoren. Das wiederum hat zu einer verstärkten Nachfrage nach kleineren und billigeren Rinderrassen geführt, was seinerseits einen allmählichen Qualitätsverfall bei den für ärmere Bauern erschwinglichen Zugtieren zur Folge gehabt hat. Um den Geographen A.K. Chakravarti zu Wort kommen zu lassen:

> Wegen des wachsenden Bevölkerungsdrucks auf das Land und der geringeren, wie auch in der Nährstoffzusammensetzung unausgeglicheneren Futtermittelmenge, die für die Rinderhaltung zur Verfügung steht, hat sich die Qualität der Rinder in bezug auf Milchertrag und Zugleistung verschlechtert ... man hat versucht, die sinkende Leistung durch eine Erhöhung der Zahl der Rinder zu kompensieren ... diese Erhöhung der Rinderzahl hat wiederum zu einer weiteren Verknappung des Grün- und Trockenfutters geführt.

Es gibt heute (und nicht erst seit heute) reichlich Spielraum für eine Verbesserung der vorhandenen Rinderrassen im Hinblick sowohl auf ihre Zugkraft als auch auf ihre Milcherzeugung. Im Rahmen eines umfassenden Programms zur Verbesserung von Zugkraft und Milcherträgen könnten solche Zuchterfolge auch dazu führen, daß es eher möglich würde, Vieh zu schlachten. (Man könnte sich leichter der streunenden Tiere und des schwer einzuordnenden Tempelviehs entledigen.) Der Ablehnung des Rindfleischgenusses aber läßt sich der Leistungsschwund des traditionellen Systems auch beim besten Willen nicht zur Last legen. Man mag das Bevölkerungswachstum, den Kolonialismus, das Kastensystem oder die Pachtverhältnisse auf dem Land dafür verantwortlich machen, aber die Verwendung von Rindern als Milch- statt als Schlachtvieh ist jedenfalls nicht schuld daran! So schlimm es um die Ernährungslage im heutigen Indien stehen mag, nichts spricht dafür, daß die bloße Aufhebung des Rinderschlachtverbots jemals zu einer Verbesserung der Lebensmittelversorgung auf breiter Grundlage hätte führen können.

Indien hat in den letzten beiden Jahrzehnten tatsächlich beachtliche Fortschritte bei der Erhöhung der Prokopferzeugung von Getreide und Molkereiprodukten gemacht. Bis jetzt ist der Getreideanteil, der für die Produktion tierischer Nahrung abgezweigt wird, gering, wenn man zum Vergleich Rindfleischessernationen wie Mexiko und Brasilien heranzieht, wo Rinder heute besser zu essen bekommen als zwischen einem Drittel und der Hälfte der Bevölkerung am unteren Ende der sozialen Stufenleiter. Es mag sein, daß das Rinderschlachtverbot der Zuchtverbesserung der Zug- und Milchviehrassen irgendwann Schranken setzt, aber das dringendste Problem bleibt, wie sich ohne Einschränkung der Getreideversorgung der menschlichen Bevölkerung die Futtermittel für diese Tiere beschaffen lassen. Der Vorteil, daß das Schlachtverbot den Abfluß von Getreide für die Fleischproduktion verhindert, überwiegt deshalb wahrscheinlich die Nachteile, die dieses Verbot für die Programme zur Erhöhung der Milch- und Zugleistung durch bessere Züchtungen mit sich bringt.

Zurück zu Mahatma Gandhi. Bei all seiner überschwenglichen und mystischen Verehrung fürs Rind war sich Gandhi der praktischen Bedeutung, die die Liebe zur Kuh für seine Bewegung hatte, durchaus bewußt. Wie seine Anhänger verlor auch er selbst nie den Boden unter den Füßen: »Warum es die Kuh war, die der Vergöttlichung teilhaftig wurde, liegt für mich auf der Hand«, erklärte er. »Die Kuh war in Indien der treueste Gefährte des Menschen. Sie spendete Fülle. Nicht nur gab sie Milch, sie machte überhaupt erst den Ackerbau möglich.« Diese Ansicht bringt uns ein gutes Stück in der Hauptfrage voran: der Frage, warum das Rind und nicht ein anderes Tier das zentrale Symbol des Hinduismus wurde. Die Antwort lautet, daß kein anderes Tier (oder Wesen) dem Menschen so viele wesentliche Dienste leisten konnte. Kein anderes Geschöpf brachte die Vielseitigkeit, Widerstandsfähigkeit und Leistungskraft des indischen Zeburinds mit. Damit sie an dem Wettbewerb um den Rang der Tiermutter Indiens teilnehmen konnte, mußte die betreffende heimische Spezies mindestens groß und stark genug sein, um einen Pflug ziehen zu können. Damit schieden Ziege, Schaf und Schwein von vorneherein aus, ganz zu schweigen von Hund und Katze. Bleiben Kamel, Esel, Pferd und Wasserbüffel. Warum vergöttlichte man nicht das Kamel? Tatsächlich pflügen in den trockenen nordwestlichen Gebieten Indiens viele Bauern mit Kamelen. Aber die Stellenausschreibung für das ideale indische Zugtier fordert ein Geschöpf, das auch in nassem Wetter gut dabei ist. Unter den Monsunregen, die im größten Teil von Indien fallen, verwandelt sich das Kamel rasch in eine durchweichte unförmige Masse. Ein im Schlamm feststeckendes Kamel ist ein trauriger Anblick. Beim Versuch, aus dem Schlamm herauszukommen, kann es sich leicht ein

Bein brechen. Was ist mit Esel und Pferd? Auch sie ziehen Pflüge, aber aus Gründen, die in einem späteren Kapitel deutlich werden, verbrauchen sie pro Pfund Körpergewicht viel mehr Gras und Stroh als das Rind; und es fehlt ihnen die Fähigkeit des Rinds, von Notrationen unterschiedlicher Art, wie etwa von Laub und Baumrinden, zu leben. Damit wären wir beim Wasserbüffel angelangt, dem Hauptmilchlieferanten im heutigen Indien. Die Wasserbüffelmilch ist sämiger als Kuhmilch, und im tiefen Schlamm ziehen die Büffel den Pflug besser als Ochsen. Aber den Büffeln fehlt die Widerstandskraft und Unverwüstlichkeit der Zeburinder. Sie sind teurer in der Aufzucht und in der Haltung, und Trockenheit vertragen sie viel schlechter als Rinder. Sie können nicht einmal die normalen nordindischen Dürreperioden überstehen, ohne daß ihre Haut täglich gewässert wird. Die Büffelochsen sind zwar auf schlammigen Böden gut vor dem Pflug, aber beim Pflügen des für die indische Landwirtschaft typischen festgebackenen, von der Sonne getrockneten, staubigen Fleckchens Erde sind sie den Zebuochsen weit unterlegen. Schließlich ist die Verwendung des Wasserbüffels für die Milchproduktion eine moderne Erfindung, die mit dem Entstehen großer städtischer Märkte und der Entwicklung besonderer Milchviehzüchtungen zusammenhängt. Es liegt auf der Hand, daß dieses beschränkte Geschöpf nicht geeignet war, als immerwährende Mutter allen Lebens die kultische Verehrung der indischen Massen auf sich zu ziehen.

Gandhis Erklärung für die Vergöttlichung der Kuh würde ich nur um einige kleine Zusätze ergänzen: Nicht nur gab die Kuh Milch, sie war auch die Mutter des leistungsstärksten Zugtiers für indische Böden und Klimaverhältnisse. Zum Dank für die hinduistischen Vorkehrungen gegen die Wiederkehr energiewirtschaftlich kostspieliger und sozial Zwietracht stiftender Ernährungsweisen gab sie dem Land die Möglichkeit, sich bis zum Bersten mit menschlichem Leben zu füllen.

4. Das abscheuliche Schwein

Eine Abneigung gegen Schweinefleisch erscheint uns auf den ersten Blick sogar noch unverständlicher als eine gegen Rindfleisch. Von allen domestizierten Säugetieren verfügen Schweine über die größte Fähigkeit zu einer raschen Umwandlung von Pflanzen in Fleisch. Im Laufe seines Lebens kann ein Schwein 35% der in seiner Nahrung enthaltenen Energie in Fleisch umsetzen, im Vergleich zu 13% beim Schaf und bloß 6,5% beim Rind. Ein Ferkel kann pro drei bis fünf Pfund aufgenommener Nahrung ein Pfund Fleisch ansetzen, während ein Kalb zehn Pfund braucht, um ein Pfund zuzunehmen. Eine Kuh braucht neun Monate, um ein einziges Kalb zu werfen, und unter heutigen Bedingungen braucht das Kalb weitere vier Monate, um ein Gewicht von vierhundert Pfund zu erreichen. Aber schon knapp vier Monate nach der Befruchtung kann eine einzige Sau acht oder mehr Ferkel werfen, von denen jedes nach weiteren sechs Monaten vierhundert Pfund wiegen kann. Das ganze Schwein ist offenbar wie geschaffen dazu, Fleisch für die Ernährung und den Genuß des Menschen zu erzeugen. Warum hat dann der Herr des alten Israel seinem Volk verboten, Schweinefleisch zu kosten oder ein Schwein, egal ob tot oder lebendig, auch nur anzurühren?

> Von dieser Fleisch sollt ihr nicht essen noch ihr Aas anrühren; denn sie sind euch unrein [3. Mose 11,8] ... wer es anrührt, wird unrein sein [3. Mose 11,26].

Anders als das Alte Testament, das eine Fundgrube für verbotene Fleischsorten ist, ist der Koran praktisch frei von Fleischgenußverboten. Warum verfällt einzig und allein das Schwein Allahs Ächtung?

> Verboten hat Er euch nur Fleisch von verendeten Tieren, Blut, Schweinefleisch und Fleisch, worüber ein anderes Wesen als Gott angerufen worden ist [Koran 2,173].

Vielen praktizierenden Juden gilt die alttestamentarische Charakterisierung des Schweins als »unrein« auch bereits als vollgültige

Erklärung für das Verbot: »Wer die unsauberen Lebensgewohnheiten des Schweins kennt, wird sich über das Verbot nicht wundern«, erklärt eine zeitgenössische rabbinische Autorität. Die Praxis, Furcht und Ekel vor dem Schwein aus dessen offenkundig schweinischem Charakter herzuleiten, geht schon mindestens auf die Zeit von Rabbi Moses Maimonides zurück, der im 12. Jahrhundert Hofarzt des muslimischen Sultans Saladin in Ägypten war. Wie seine muslimischen Gastgeber empfand auch Maimonides einen lebhaften Abscheu vor Schweinen und Schweinefleischessern, insbesondere vor christlichen Schweinen und Essern: »Wenn das Gesetz das Schweinefleisch verbietet, so vor allem deshalb, weil die Lebensgewohnheiten und die Nahrung des Tieres höchst unsauber und ekelerregend sind.« Würde das Gesetz den Ägyptern und Juden die Schweinehaltung gestatten, so würden die Straßen und Häuser in Kairo genauso verdrecken wie die in Europa, denn »das Maul eines Schweins ist so schmutzig wie der Kot selbst«. Maimonides kannte nur die halbe Wahrheit. Er hatte nie ein reines Schwein gesehen. Der Hang des Schweins zum Kot ist keine naturgegebene Abartigkeit, sondern eine Folge der Bedingungen, denen seine menschlichen Halter das Tier unterwerfen. Schweine mögen am liebsten Wurzeln, Nüsse und Getreide und gedeihen bei dieser Nahrung am besten; sie fressen nur dann Exkremente, wenn sich ihnen nichts Besseres bietet. Läßt man sie lange genug hungern, so fressen sie sich in der Tat auch gegenseitig auf, eine Eigentümlichkeit, die ihnen mit anderen Allesfressern gemeinsam ist, insbesondere aber mit ihren eigenen Haltern. Und sich im Schmutz zu wälzen, ist ebenfalls kein natürlicherweise schweinisches Gebaren. Schweine suhlen sich, um Abkühlung zu finden; und sie ziehen ein frisches, sauberes Schlammloch einer durch Urin und Kot verunreinigten Kuhle entschieden vor.

Bei ihrer Verdammung des Schweins als des schmutzigsten aller Tiere ließen Juden und Muslime unerklärt, warum sie anderen kotfressenden Haustieren gegenüber größere Nachsicht übten. Hühner und Ziegen zum Beispiel verspeisen, wenn man ihnen Anlaß und Gelegenheit dazu gibt, ebenfalls bereitwillig Kot. Der Hund ist ein weiteres domestiziertes Geschöpf, das leicht einen Sinn für menschliche Exkremente entwickelt. Und das galt in besonderem Maß für den Orient, wo kotfressende Hunde die Abstaubernische ausfüllten, die durch das Verbot, Schweine zu halten, entstanden war. Jahve untersagte zwar, Hundefleisch zu essen, aber anders als bei den Schweinen empfand man gegenüber Hunden keinen Abscheu und ihre Berührung oder auch nur ihr Anblick erregten keine Angst.

Absolute Folgerichtigkeit mußte Maimonides' Bemühungen, die Schweinefleischabstinenz mit dem schweinischen Hang zum Kotfressen zu erklären, versagt bleiben. Das 3. Buch Mose verbietet auch den Genuß des Fleisches vieler anderer Geschöpfe, unter ihnen Katzen und Kamele, die nicht im Ruf notorischer Kotfresser stehen. Und hatte nicht Allah alle anderen Tiere außer dem Schwein für geeignet zum Verzehr erklärt? Da der muslimische Herrscher alle Sorten Fleisch außer Schwein essen durfte, wäre es sehr unhöflich, wo nicht gefährlich gewesen, den biblischen Sinn von Reinheit ganz und gar mit dem Fehlen von Exkrementbesudelung gleichzusetzen. Statt also die Rolle des Saubermanns vom Dienst zu spielen, vertrat Maimonides eine richtige Hofarzttheorie zu dem Gesamtkomplex alttestamentarischer Aversionen: Die verbotenen Fleischsorten waren deshalb zum Verzehr ungeeignet, weil nicht nur die eine – das Schweinefleisch – durch Exkrementenverzehr besudelt, sondern sie alle insgesamt unbekömmlich waren. »Meine These ist«, erklärte er, »daß vom Gesetz verbotenes Essen ungesundes Essen ist.« Aber inwiefern waren die verbotenen Nahrungsmittel ungesund? Im Falle des Schweinefleischs konnte der große Rabbi ganz genau Auskunft geben: Es »enthält mehr Feuchtigkeit als nötig und zuviel überflüssige Stoffe«. Was die anderen verbotenen Dinge betraf, so war ihr »schädlicher Charakter« so offensichtlich, daß sich weitere Diskussionen erübrigten.

Die Volksgesundheitstheorie, die Maimonides zum Schweinefleischverbot vortrug, mußte sich siebenhundert Jahre lang gedulden, bis es schien, als werde ihr eine Art wissenschaftliche Rechtfertigung zuteil. 1859 stellte man erstmals zwischen Trichinose und mangelhaft gekochtem Schweinefleisch einen klinischen Zusammenhang her, und der wurde von da an die beliebteste Erklärung für das jüdische und islamische Schweinefleischtabu. Maimonides hatte es ja gesagt: Schweinefleisch war ungesund. Eifrig bemüht, die Bibel mit den Entdeckungen der medizinischen Wissenschaft in Einklang zu bringen, fingen die Theologen an, ganze Serien weiterer Volksgesundheitsbegründungen für die übrigen alttestamentarischen Speiseverbote zu stricken: Wildlebende Tiere und Lasttiere waren verboten, weil ihr Fleisch zu zäh ist, um richtig verdaut werden zu können; Schaltiere waren verboten, weil sie Unterleibstyphus übertragen können; Blut war zum Verzehr ungeeignet, weil die Blutflüssigkeit ein ideales Milieu für Mikroben ist. Beim Schweinefleisch zeitigten diese Rationalisierungsbemühungen ein paradoxes Ergebnis. Reformerisch gesinnte Juden machten geltend, daß jetzt, da man den wissenschaftlichen und medizinischen Sinn der Tabus erkannt habe, eine Beibehaltung des Schweinefleischverbots sich erübrige; man brauche ja nur darauf zu achten, daß das Fleisch sorgfältig durchgekocht werde. Wie nicht anders zu erwarten, rief das Proteste bei den Orthodoxen hervor, die die Vorstellung entsetzte, Gottes Gesetz zu einem »zweitrangigen medizinischen Text« degradiert zu sehen. Sie betonten, daß Gottes Wege im 3. Buch Mose sich nie vollständig würden ergründen lassen; die Eßvorschriften müßten als Zeichen der Unterwerfung unter den göttlichen Willen trotz allem befolgt werden.

Schließlich kam die Trichinose-Theorie in Sachen Schweinefleischenthaltung hauptsächlich deshalb aus der Mode, weil geltend gemacht wurde, eine wissenschaftliche Entdeckung des 19. Jahrhunderts könne nicht Jahrtausende zuvor schon bekannt gewesen sein. Aber das ist nicht der Punkt, der mich an der Theorie stört. Die Menschen können bestimmte Nahrungsmittel auch ohne wissenschaftliches Verständnis ihrer bösen Folgen mit dem Etikett »Nicht zum Verzehr geeignet« versehen. Wenn der Schweinefleischgenuß extrem schädliche Auswirkungen auf ihre Gesundheit gehabt hätte, hätten die Israeliten auch ohne Kenntnis der Trichinose den Verzehr untersagen können. Muß man die Molekularchemie toxischer Substanzen kennen, um zu wissen, daß bestimmte Pilze gefährlich sind? Von meiner eigenen Erklärung des Schweinefleischtabus her gesehen, muß die Trichinose-Theorie aus ganz anderen Gründen ad acta gelegt werden. Ich behaupte, daß dem Schweinefleisch bei der Verursachung menschlicher Erkrankungen ganz und gar keine Sonderrolle zukommt. Alle Haustiere bergen potentiell Gefahren für die menschliche Gesundheit. Zu wenig gekochtes Rindfleisch zum Beispiel versorgt die Menschen reichlich mit Bandwürmern, die eine Länge von fünf bis sechs Metern im menschlichen Darmtrakt erreichen, eine schwere Form von Anämie hervorrufen und zu einer Schwächung der Widerstandskraft des Körpers gegenüber anderen

Krankheiten führen können. Rind, Ziege und Schaf übertragen eine bakterielle Erkrankung namens Bruzellose, deren Symptome u.a. Fieber, ein Gefühl der Zerschlagenheit, Schmerzen und Mattigkeit sind. Die gefährlichste der von Rindern, Schafen und Ziegen übertragenen Krankheiten ist der Milzbrand, eine vor der Einführung von Pasteurs Milzbrandimpfstoff im Jahr 1881 unter Tieren und Menschen in Europa und Asien ziemlich verbreitete Krankheit. Anders als die Trichinose, die bei der Mehrzahl der befallenen Personen zu keinen Symptomen führt und nur selten tödlich endet, nimmt der Milzbrand einen rasanten Krankheitsverlauf, der mit einem Furunkelausbruch anfängt und mit dem Tod endet.

Falls das Schweinefleischtabu eine von Gott eingegebene Gesundheitsvorschrift war, so handelt es sich dabei um den ersten überlieferten Fall von ärztlicher Fehlbehandlung. Um sich gegen Trichinose zu schützen, mußte man nicht das Schweinefleisch überhaupt, sondern nur das nicht gegarte verbieten. Der einfache Rat, ungares Schweinefleisch zu meiden, hätte genügt: »Fleisch vom Schwein sollst du erst essen, wenn es durch Kochen nicht mehr fleischfarben ist.« Und so besehen, hätte derselbe Rat auch in bezug auf das Rind, das Schaf und die Ziege gegeben werden müssen. Aber der gegen Jahve erhobene Vorwurf der ärztlichen Fehlbehandlung geht an der Sache vorbei.

Das Alte Testament gibt eine ziemlich genaue Formel an die Hand, um zwischen Fleisch, das sich essen läßt, und Fleisch, das verboten ist, zu unterscheiden. In dieser Formel ist keine Rede von unreinlichen Lebensgewohnheiten oder Gesundheitsschädlichkeit des Fleischs. Stattdessen wird auf bestimmte anatomische und physiologische Merkmale bei den zum Verzehr geeigneten Tieren aufmerksam gemacht. Die Stelle im 3. Buch Mose lautet so:

> Alles, was die Klauen spaltet und wiederkäut unter den Tieren, das sollt ihr essen.[3. Mose, 11,3]

Jeder ernsthafte Versuch zu erklären, warum es nicht gut war, Schweinefleisch zu essen, muß bei dieser Formel ansetzen und nicht bei Dingen wie Kotfresserei oder Zuträglichkeit, über die gar kein Wort verloren wird. Im 3. Buch Mose wird anschließend explizit festgestellt, daß das Schwein nur der einen Hälfte der Formel genügt. Es

»spaltet wohl die Klauen«. Nicht hingegen genügt es dem zweiten Teil der Formel: »es wiederkäut nicht«.

Man muß den Vertretern der Schule, die das Ganze unter dem Gesichtspunkt der Genießbarkeit betrachten, zubilligen, daß sie die mit den Merkmalen des Wiederkäuens und des gespaltenen Hufs operierende Formel als Schlüssel zum Verständnis der Verwerfung des Schweins durch Jahve erkannt haben. Aber sie nehmen die Formel nicht als Ergebnis der spezifischen Haustierhaltung der Israeliten, sondern betrachten die spezifische Haustierhaltung der Israeliten umgekehrt als eine Folge der Formel. Nach der Ethnologin Mary Douglas, zum Beispiel, macht die Wiederkäuer/Spalthufer-Formel aus dem Schwein, das zwar den Huf spaltet, aber nicht wiederkäut, etwas, das »fehl am Platz« ist. Dinge, die »fehl am Platz« sind, argumentiert sie, sind schmutzig, denn Schmutz ist seinem Wesen nach »Materie, die sich am falschen Ort befindet«. Das Schwein indes ist mehr als bloß fehl am Platz: Es ist weder an seinem Ort, noch nicht an seinem Ort. Dinge dieser Art sind sowohl schmutzig als auch gefährlich. Deshalb wird das Schwein sowohl für ungenießbar erklärt als auch für verabscheuungswürdig. Aber beruht nicht die Überzeugungskraft dieses Beweisgangs ganz und gar auf seiner Zirkelhaftigkeit? Festzustellen, daß das Schwein taxonomisch fehl am Platz ist, heißt doch nichts anderes als festzustellen, daß das 3. Buch Mose genießbare Tiere in der Weise klassifiziert, daß das Schwein dadurch ungenießbar wird. Die Frage nach dem Grund der Einteilung ist doch damit nur umgangen.

Wenden wir uns zuerst der Frage zu, warum Jahve wollte, daß eßbare Tiere Wiederkäuer seien. Unter den Haustieren, die die alten Israeliten hielten, gibt es drei Wiederkäuerarten: Rind, Schaf und Ziege. Diese drei Tierarten waren die wichtigsten Nahrungsquellen im Alten Orient, und zwar nicht, weil die Völker damals es sich in den Kopf gesetzt hatten, ihr Fleisch (und ihre Milch) für bekömmlich zu halten, sondern eben weil sie Wiederkäuer waren: jene Sorte Pflanzenfresser, die bei pflanzlicher Nahrung mit hohem Zelluloseanteil am besten gedeihen. Ihr Magen besteht aus vier Abteilungen, die großen »Gärbottichen« vergleichbar sind und in denen die Zellulose bakteriell aufgebrochen und abgebaut wird. Beim Weiden wird das Gras kaum gekaut. Es wandert direkt in den Pansen, die erste der vier Abteilungen, wo es rasch zu gären anfängt. In Abständen wird der Inhalt des Pansens wieder als teilweise abgebaute Kugel – die Wiederkäumasse – ins Maul hochgewürgt, wo sie nun sorgfältig durchgekaut wird, um anschließend zum weiteren Abbau in die anderen »Bottiche« geschickt zu werden.

Die außergewöhnliche Fähigkeit der Wiederkäuer, mit Zellulose fertig zu werden, war für die Haustierhaltung der Menschen im Orient ausschlaggebend. Indem sie Tiere hielten, die wiederkäuten, konnten die Israeliten und ihre Nachbarn sich mit Fleisch und Milch versorgen, ohne die für den menschlichen Verzehr bestimmten pflanzlichen Ernten mit dem Vieh teilen zu müssen. Rind, Schaf und Ziege nähren sich mit Erfolg von Dingen wie Gras, Stroh, Heu, Stoppeln, Buschwerk und Blättern – insgesamt Nahrungsmittel, deren hoher Zellulosegehalt sie auch nach kräftigem Kochen für den menschlichen Verzehr ungeeignet bleiben läßt. Weit entfernt davon, den Menschen die Nahrung streitig zu machen, waren die Wiederkäuer der landwirtschaftlichen Produktivität vielmehr noch förderlich, indem sie Mist zum Düngen lieferten und Zugtiere fürs Pflügen. Und außerdem versorgten sie die Menschen mit Wolle und Filz für die Kleider und mit Leder für Schuhwerk und Zaumzeug.

Eingangs machte ich die Bemerkung, Schweine seien unter den Säugetieren die effektivsten Umwandler von pflanzlicher Nahrung in Fleisch; aber von welcher Art pflanzlicher Nahrung dabei die Rede war, ließ ich ungeklärt. Füttert man Schweine mit Weizen, Mais, Kartoffeln, Sojabohnen bzw. sonst etwas mit geringem Zellulosegehalt, so vollbringen sie wahre Wandlungs-Wunder; läßt man sie Gras, Stoppeln, Blätter bzw. sonst etwas mit hohem Zellulosegehalt fressen, so verlieren sie an Gewicht.

Schweine sind Allesfresser, aber sie sind keine Wiederkäuer. Tatsächlich sind ihr Verdauungsapparat und ihre Nahrungsbedürfnisse den menschlichen ähnlicher als die aller anderen Säugetiere, mit Ausnahme der Affen und Großaffen, weshalb Schweine als Versuchstiere für die medizinische Erforschung der Arteriosklerose, der Unterernährung mit Kalorien bzw. Proteinen, der Nährstoffaufnahme und des Stoffwechsels sehr beliebt sind. Aber für das Schweinefleischverbot war noch mehr maßgebend als bloß das Unvermögen des Schweins, auf der Grundlage von Gras oder anderer stark zellulosehaltiger Pflanzen zu gedeihen. Schweine weisen das weitere Manko auf, daß sie schlecht an Klima und Umwelt des Nahen und

Mittleren Ostens angepaßt sind. Anders als die Vorfahren von Rind, Schaf und Ziege, die in heißem, trockenem, sonnigem Steppenland lebten, bevölkerten die Vorfahren des Schweins wasserreiche, schattige Waldtäler und Flußsenken. Das Wärmeregulierungssystem des Schweinekörpers ist durch und durch ungeeignet für ein Leben in den heißen, sonnengedörrten Gegenden, in denen die Kinder Abrahams beheimatet waren. Rinder-, Schaf- und Ziegensorten der heißen Gegenden können lange Zeiträume ohne Wasser überstehen und können überschüssige Körperhitze entweder durch Schwitzen abführen oder sind gegen die Sonneneinstrahlung durch hellfarbene, kurzhaarige Vliese geschützt (wärmestauender schwerer Wollbewuchs ist für Sorten der kalten Zonen typisch). Von einem transpirierenden Menschen sagt man zwar, er schwitze »wie ein Schwein«, aber anatomisch entbehrt der Ausdruck der Grundlage. Schweine können nicht schwitzen – sie haben keine funktionsfähigen Schweißdrüsen. Vielmehr sind die Menschen unter allen Lebewesen die schweißfreudigsten. Und das spärliche Fell des Schweins bietet wenig Schutz gegen die Sonnenstrahlung. Wie verschafft sich dann also das Schwein Kühlung? Es hechelt viel, aber vor allem ist es zum Abkühlen auf Feuchtigkeit von außen angewiesen. Daraus erklärt sich, warum das Schwein sich so gern im Schlamm suhlt. Durch das Suhlen führt es Hitze ab, und zwar sowohl mittels Oberflächenverdunstung der Haut als auch mittels Ableitung an den kühlen Boden. Experimente zeigen, daß der Kühleffekt des Schlamms größer als der von einfachem Wasser ist. Bei Schweinen, deren Flanken gründlich mit Schlamm beschmiert sind, hält die optimale Wärmeabfuhr durch Verdunstung doppelt so lange an wie bei Schweinen, deren Flanken nur mit Wasser naßgemacht werden. So also erklären sich einige der schmutzigen Lebensgewohnheiten der Tiere. Wenn die Temperatur dreißig Grad Celsius übersteigt, fangen die Tiere an, durchzudrehen und sich in ihrem eigenen Kot und Urin zu wälzen, um keinem Hitzschlag zu erliegen. Je massiger übrigens ein Schwein ist, um so weniger kann es hohe Außentemperaturen verkraften.

Schweine im Nahen und Mittleren Osten aufzuziehen, war deshalb, und ist auch heute noch, erheblich kostspieliger als die Aufzucht von Wiederkäuern, weil die Schweine mit künstlichem Schatten und mit Wasser zum Suhlen versorgt werden müssen und weil ihnen Getreide und andere für den menschlichen Verzehr geeignete pflanzliche Nahrung zugeführt werden muß.

Dabei haben die Schweine an Vorteilen, die für all diese Mühe entschädigen könnten, weniger zu bieten als die Wiederkäuer. Sie können keinen Pflug ziehen, ihre Borsten sind ungeeignet für die Filz- und Stoffherstellung, und sie lassen sich nicht melken (warum nicht, wird in einem späteren Kapitel erklärt). Fleisch ist ihr wichtigstes Erzeugnis, und damit stehen sie unter den größeren Haustieren einzigartig da. (Meerschweinchen und Kaninchen sind kleinere Entsprechungen; Geflügel hingegen liefert nicht nur Fleisch, sondern auch Eier).

Für ein hirtennomadisches Volk, wie die Israeliten es waren, während sie sich auf Wanderschaft befanden und nach Land suchten, das sich zum Ackerbau nutzen ließ, kam die Haltung von Schweineherden nicht in Frage. In der Trockenzone gibt es keine Hirtenvölker mit Schweineherden, aus dem einfachen Grund, weil es schwer ist, beim Wechsel von einem Lager zum anderen die Tiere vor den Einwirkungen der Hitze, der Sonne und des Wassermangels zu schützen. In der Zeit, in der sie sich zu einem Volk entwickelten, konnten deshalb die alten Israeliten in den Genuß nennenswerter Mengen Schweinefleisch nicht kommen, selbst wenn es sie danach verlangt hätte. Dieser historische Umstand leistete zweifellos der Entstehung einer traditionellen Abneigung gegen das unbekannte und fremdartige Nahrungsmittel Schweinefleisch Vorschub. Aber warum wurde auch lange Zeit, nachdem die Israeliten als Bauern seßhaft geworden waren, an dieser Tradition festgehalten und sie durch ihre Fixierung als göttliches Gesetz sogar noch verstärkt? Die Antwort ist meines Erachtens, daß die dem Hirtennomadismus entstammende Tradition nicht aus reiner Trägheit und Macht der Gewohnheit fortherrschte, sondern daß sie aufrechterhalten wurde, weil auch nach der Landnahme die Schweinehaltung zu kostspielig blieb.

Der Theorie, daß das Schweinefleischtabu der alten Israeliten im Kern das Ergebnis einer Kosten/Nutzen-Rechnung war, ist von Kritikern der Nachweis einer recht erfolgreichen Schweinezucht in vielen Teilen des Vorderen Orients, und zwar auch im gelobten Land der Israeliten selbst, entgegengehalten worden. An der Tatsache als solcher läßt sich nicht rütteln. Schon vor zehntausend Jahren fing man im Vorderen Orient mit der Schweinehaltung an. Das Schwein ist demnach als Haustier so alt wie Schaf und Ziege und älter als das Rind. In einigen der ältesten von Archäologen ausgegrabenen neolithischen Dörfer – in Jericho am Jordan, im irakischen Jarmo und im griechischen Argissa-Magulla – hat man Schweineknochen gefunden, deren Anatomie auf Übergangsformen zwischen wildlebenden und domestizierten Arten hindeutet. In mehreren ausgegrabenen Siedlungen im Vorderen Orient fand man in Schichten, die sich den Abschnitten vor der Bronzezeit (4000 v.Chr. bis 2000 v. Chr.) zuordnen lassen, große Ansammlungen von Überresten von Schweinen im Zusammenhang mit Örtlichkeiten, die von Archäologen als Altäre und Kultzentren verstanden werden, was an rituelles Schweineschlachten und Schweinefleischessen denken läßt. Wir wissen, daß es noch zu Beginn der christlichen Zeitrechnung in biblischen Gegenden einige Schweinezucht gab. Im Neuen Testament (Lukas 8,26-33) wird berichtet, daß Jesus im Land der Gerasener nahe dem See Galiläa aus einem Mann namens Legion Teufel austrieb und in eine Schweineherde fahren ließ, die in den Bergen Futter suchte. Die Schweine rasten in den See und ersäuften sich, und Legion war geheilt. Sogar im heutigen Israel werden in Teilen Nordgaliläas noch Tausende von Schweinen gehalten. Aber von Beginn der frühgeschichtlichen Landnahme an war die Zahl der Schweine, die man hielt, geringer als die der Rinder, Schafe oder Ziegen. Und wichtiger noch, in der ganzen Region ging die Schweinehaltung im Lauf der Zeit zurück.

Carlton Coon, ein Ethnologe mit vieljähriger Felderfahrung in Nordamerika und in den östlichen Mittelmeerländern, gab als erster Forscher eine überzeugende Erklärung für diesen Niedergang der Schweinezucht. Coon schrieb den Untergang des Schweins im Vorderen Orient der Abholzung und dem Anwachsen der menschlichen Bevölkerung zu. Zu Anfang des Neolithikums konnten die Schweine noch in Eichen- und Buchenwäldern nach Wurzeln graben, wo sie reichlich Schatten und Suhlen fanden, nebst Eicheln, Bucheckern, Trüffeln und anderen Erzeugnissen des Waldbodens. Mit wachsender menschlicher Bevölkerungsdichte dehnten sich die Ackerbauflächen aus, und die Eichen- und Buchenwälder wurden abgeholzt, um Kulturpflanzen, insbesondere Olivenbäumen, Platz zu machen, womit die ökologische Nische des Schweins zerstört wurde.

Zur Vervollständigung von Coons archäologischem Szenarium möchte ich hinzufügen, daß parallel zu der Vernichtung der Wälder auch an die Wüste grenzendes Ackerbau- und Weideland der Erosion anheimfiel, getreu dem allgemeinen Abfolgeschema, das vom Wald über die kultivierte Fläche zum Weideland und schließlich zur Wüste führt. Jeder Schritt auf diesem Weg erhöhte den Anreiz zur Wiederkäuerhaltung und vergrößerte die Nachteile der Schweinezucht. Robert Orr Whyte, der frühere Generaldirektor der Organisation für Ernährung und Landwirtschaft der Vereinten Nationen, hat geschätzt, daß zwischen 5000 v. Chr. und der jüngsten Vergangenheit der Anteil der Waldgebiete an der Gesamtfläche in Anatolien von 70 % auf 13 % zurückgegangen ist. Nur ein Viertel der Küstenbewaldung am Kaspischen Meer hat den Prozeß der Bevölkerungszunahme und der Intensivierung der Landwirtschaft überstanden, die Hälfte der feuchten Kaspischen Bergwälder, ein Fünftel bis ein Sechstel der Eichen- und Wacholderwälder des Zagrosgebirges und nur ein Zwanzigstel der Wacholderbewaldung an den Hängen von Elburs und Chorassan.

Wenn ich mit meiner These recht habe, daß die praktische Basis für die Schweineproduktion durch eine Veränderung der ökologischen Bedingungen untergraben wurde, braucht es nicht Mary Douglas' Berufung auf eine »taxonomische Anomalie«, um das eigenartig geringe Ansehen zu erklären, das das Schwein im Vorderen Orient genießt. Die Gefahr, die es für die Landwirtschaft darstellte, war sehr greifbar und reicht zur Erklärung seines geringen Ansehens voll und ganz aus. Das Schwein war nur für einen einzigen Zweck domestiziert worden, nämlich um Fleisch zu liefern. Als die ökologischen Bedingungen sich zuungunsten der Schweinezucht entwickelten, verfügte das Schwein über keinen anderen Nutzen, der seiner Art das Leben hätte retten können. Das arme Geschöpf wurde nicht nur unnütz, sondern schlimmer als unnütz, schädlich, ein Fluch für den, der es berührte oder auch nur ansah – ein ausgestoßenes Tier. Diese Verwandlung steht in einsehbarem Gegensatz zu der des Rinds in Indien. Unter dem Eindruck einer Folge von ähnlichen ökologischen Verfallserscheinungen – Abholzung, Erosion, Verwüstung – wurde auch das Rind zu etwas, das ungeeignet zum Verzehr ist. Aber in anderer Hinsicht, insbesondere als Zugtiere und Milchspender, waren die Rinder nützlicher denn je, ein Segen für den, der sie ansah oder berührte – Gottheiten in Tiergestalt.

Daß die Schweinezucht für die Israeliten in bestimmten entlegenen Bergwäldern oder Sumpfgebieten kostengünstig blieb bzw. dort, wo Schatten und Wasser rar waren, kostspielig, aber möglich war, stellt keinen Widerspruch gegen die behauptete ökologische Begründung des Eßverbots dar. Hätte nicht noch irgendeine minimale Möglichkeit zur Schweinehaltung bestanden, so hätte es gar keinen Grund mehr gegeben, die Praxis mit einem Tabu zu belegen. Wie die Geschichte des hinduistischen Rinderschutzgebots zeigt, gewinnen die Religionen an Stärke, wenn sie den Menschen Hilfestellung bei Entscheidungen leisten, die im Einklang mit existierenden nützlichen Verhaltensweisen stehen, aber nicht so völlig selbstverständlich sind, daß jeder Zweifel oder jede Versuchung von vornherein ausgeschlossen ist. Nach dem buddhistischen Achtfachen Weg oder den alttestamentarischen Zehn Geboten zu urteilen, verschwendet Gott seine Zeit normalerweise nicht mit dem Verbot von Unmöglichem bzw. der Verdammung von Unvorstellbarem.

Das 3. Buch Mose ist so konsequent, den Genuß aller auf dem Land lebenden, nicht-wiederkäuenden Wirbeltiere zu verbieten. Neben dem Schwein bezieht es zum Beispiel auch Pferde, Katzen, Hunde, Nager und Reptilien in das Verbot ein, die allesamt keine Wiederkäuer sind. Aber das 3. Buch Mose enthält eine Komplikation, die einen um den Verstand bringen kann. Es untersagt den Verzehr von drei auf dem Land lebenden Wirbeltieren, die es explizit als Wiederkäuer charakterisiert: Kamel, Hase und ein drittes Geschöpf, dessen hebräischer Name *safan* lautet. Die mangelnde Eignung dieser drei angeblichen Wiederkäuer für den Verzehr wird damit begründet, daß sie nicht »die Klauen spalten«:

> Was aber wiederkäut und hat Klauen und spaltet sie doch nicht, wie das Kamel, das ist euch unrein, und ihr sollt's nicht essen. Die Kaninchen wiederkäuen wohl, aber sie spalten die Klauen nicht; darum sind sie unrein. Der Hase wiederkäut auch, aber er spaltet die Klauen nicht; darum ist er euch unrein. [3. Mose 11,4-6]

Auch wenn, streng genommen, die Kamele keine Wiederkäuer sind, weil ihre zellstoffverdauenden Kammern sich anatomisch von denen der Wiederkäuer unterscheiden, ist die Art, wie sie die Kaumasse fermentieren, wieder hochwürgen und durchkauen, doch so ziemlich die gleiche wie bei Rindern, Schafen und Ziegen. Hingegen wirft die Klassifizierung des Hasen als Wiederkäuer eindeutig einen Schatten auf den zoologischen Sachverstand der levitischen Priester. Hasen können Gras verdauen, aber nur dadurch, daß sie ihren eigenen Kot wieder fressen – was eine sehr unwiederkäuerhafte Lösung des Problems ist, wie man unverdauten Zellstoff um seiner mehrfachen Verarbeitung willen erneut durch den Verdauungstrakt schickt (der Fachausdruck für das Verfahren der Hasen lautet »Koprophagie«). Nun zu der Frage der Identität des in der Luther-Bibel mit »Kaninchen« übersetzten *safan*. Wie eine Durchsicht verschiedener Bibelübersetzungen zeigt, wird *safan*, außer mit »Kaninchen«, auch mit »Klippdachs« oder mit »Klippschliefer« wiedergegeben.

Alle drei Bezeichnungen beziehen sich auf eine ähnliche Art von kleinen, scheuen, behuften Pflanzenfressern von der Größe ungefähr eines Eichhörnchens, die in Kolonien auf Steinfelsen oder felsigen Höhen leben. Man unterscheidet Waldschliefer und Wüstenschliefer. Bei *safan* kann es sich um jede der folgenden drei, eng miteinander verwandten Arten handeln: *Hyrax capensia*, *Hyrax syriacus* oder *Procavia capensis*. Um welche von den drei Arten es sich auch immer handelt, sie hat jedenfalls keinen Pansen und käut nicht wieder.

Bleibt das Kamel als einziger verbürgter Wiederkäuer, dessen Verzehr den Israeliten verboten war. Alle auf dem Land lebenden, nicht wiederkäuenden Wirbeltiere waren verbotenes Fleisch. Und nur ein einziges auf dem Land lebendes Wirbeltier, das wiederkäute, fiel ebenfalls unter das Verbot. Wollen wir doch einmal sehen, ob ich diese Ausnahme wie auch die merkwürdige Konfusion um Hasen und *safan* erklären kann.

Ich gehe davon aus, daß die Eßgebote im 3. Buch Mose zumeist Festschreibungen von bereits vorher bestehenden traditionellen Vorlieben bzw. Abneigungen waren. (Das 3. Buch Mose wurde erst um die Mitte des 5. Jahrhunderts v. Chr. niedergeschrieben – d.h. zu einem sehr späten Zeitpunkt in der jüdischen Geschichte). Ich stelle mir die levitischen Priester vor, wie sie sich bemühten, irgendein einfaches Kennzeichen herauszufinden, das den zum Verzehr geeigneten landlebenden Wirbeltieren gemeinsam war. Hätten die Leviten über bessere zoologische Kenntnisse verfügt, hätten sie sich auf das Wiederkäuen als einziges Kriterium beschränken und sich damit begnügen können, den Vorbehalt »mit Ausnahme des Kamels« anzufügen. Denn, wie gesagt, mit Ausnahme des Kamels sind alle landlebenden Tiere, deren Verzehr vom 3. Buch Mose implizit oder explizit verboten wird – all die Pferde-, Katzen-, Hunde-, Nager-, Kaninchen-, Reptilien- und sonstigen Arten – keine Wiederkäuer. Aber weil ihre zoologischen Kenntnisse auf wackligen Füßen standen, waren die levitischen Gesetzgeber sich nicht sicher, ob das Kamel die einzige unerwünschte Art unter den Wiederkäuern war. Sie fügten also das Kriterium der gespaltenen Hufe hinzu – ein Merkmal, das dem Kamel fehlte, die anderen bekannten Wiederkäuerarten aber aufwiesen (das Kamel hat statt der Hufe zwei große bewegliche Zehen an jedem Fuß).

Aber warum war das Kamel in der Küche unerwünscht? Warum sollte Kamelfleisch gemieden werden? Ich meine, daß die Abtrennung des Kamels von den übrigen Wiederkäuerarten eine Reaktion auf seine hochspezialisierte Anpassung an die Lebensbedingungen der Wüstengebiete war. Mit ihren bemerkenswerten Fähigkeiten, Wasser zu speichern, Hitze zu ertragen und schwere Lasten über große Entfernungen zu schleppen, wie auch mit ihren langen Augenwimpern und Nüstern, die sie zum Schutz gegen Sandstürme fest verschließen können, waren Kamele der wichtigste Besitz der Wüstennomaden des Vorderen Orients. (Der Kamelbuckel speichert Fett – kein Wasser. Er dient als Energiereserve. Dank der Konzentration des Fetts im Buckel braucht die übrige Haut nur ein dünnes Fettpolster, und das wiederum erleichtert die Abführung der Körperwärme.) Aber als in Dörfern siedelnde Bauern konnten die Israeliten wenig mit Kamelen anfangen. Außer unter Wüstenbedingungen wandeln Schafe, Ziegen und Rinder Zellulose effektiver in Fleisch und Milch um. Hinzu kommt, daß Kamele sich nur sehr langsam vermehren. Erst nach sechs Jahren sind sie geschlechtsreif. Um die Sache noch weiter zu verlangsamen, ist die Geschlechtstätigkeit der Männchen auf eine einmalige Brunftzeit pro Jahr beschränkt (während derer sie einen abstoßenden Geruch ausströmen); und die Weibchen benötigen eine zwölfmonatige Trachtzeit. Weder Kamelfleisch noch Kamelmilch können in der Lebensmittelversorgung der alten Israeliten jemals eine wesentliche Rolle gespielt haben. Die wenigen Patriarchen, die wie Abraham und Joseph Kamele besaßen, dürften sie ausschließlich als Transportmittel für Züge durch die Wüste benutzt haben.

Daß die Muslime Kamelfleisch essen, verleiht dieser Interpretation zusätzliches Gewicht. Im Koran wird Schweinefleisch ausdrücklich verboten, während Kamelfleisch ebenso ausdrücklich erlaubt wird. Die ganze Existenz der in der Wüste lebenden hirtennomadischen Beduinen, die Mohammeds Gefolgschaft bildeten, basierte auf dem Kamel. Das Kamel war ihr Haupttransportmittel und ihre Hauptquelle für tierische Nahrung, insbesondere in Form von Kamelmilch. Kamelfleisch war zwar keine Alltagskost, aber auf ihren Zügen durch die Wüste waren die Beduinen oft gezwungen, Packtiere zu schlachten und als Notration zu verzehren, wenn ihre gewöhnlichen Nahrungsvorräte erschöpft waren. Ein Islam, der den Verzehr von Kamelfleisch verboten hätte, hätte es nie und nimmer zu einer großen Weltreligion gebracht. Er wäre außerstande gewesen, die Kerngebiete der arabischen Halbinsel zu erobern, seinen Angriff gegen das byzantinische und das persische Reich zu führen und durch die Sahara zur Sahel und nach Westafrika vorzustoßen.

Wenn die levitischen Priester sich um die Rationalisierung und Kodifizierung von Eßgeboten bemühten, die zumeist in bereits bestehenden Volksüberlieferungen und Volksgebräuchen ihren Grund hatten, so benötigten sie ein Einteilungsprinzip, das die vorhandenen Vorlieben und Abneigungen in bezug auf Nahrungsmittel zu einem umfassenden begrifflichen und theologischen System zusammenzufassen erlaubte. Das bereits bestehende Kamelfleischverbot machte es unmöglich, sich auf das Wiederkäuen als einziges Merkmal zur Bestimmung der für den Verzehr geeigneten landlebenden Wirbeltiere zu beschränken. Es brauchte ein weiteres Kriterium, um die Kamele auszuschließen. Und so kamen die »gespaltenen Klauen« ins Spiel. Kamele haben auffallend andere Füße als Rinder, Schafe oder Ziegen. Sie haben gespaltene Zehen statt gespaltener Hufe. Und so fügten also die priesterlichen Verfasser des 3. Buch Mose zum Merkmal »käut wieder« das Merkmal »spaltet die Klauen« hinzu, um die Kamele vom Verzehr auszuschließen. Die falsche Klassifizierung des Hasen und des *safan* deutet darauf hin, daß den Abfassern des Ritualgesetzes diese Tiere nicht sehr vertraut waren. Bezüglich der Füße hatten sie recht – Hasen haben Pfoten und *Hyrax* (wie auch *Procavia*) haben kleine Klauen, am Vorderfuß drei und am Hinterfuß fünf. Aber was das Wiederkäuen angeht, erlagen sie einem Irrtum – vielleicht weil die Mäuler bei Hasen und *safan* in ständiger Bewegung sind.

War das Prinzip, mit Hilfe der Füße zwischen eßbarem und nicht eßbarem Fleisch zu unterscheiden, erst einmal aufgestellt, so konnte Schweinefleisch nicht mehr einfach durch den Hinweis darauf, daß das Schwein kein Wiederkäuer war, verboten werden. Sowohl die Frage der Zugehörigkeit zu den Wiederkäuern als auch die Anatomie der Füße mußten erörtert werden, auch wenn dann der Verzicht des Schweins aufs Wiederkäuen sich als der ausschlaggebende Mangel erwies.

So also erkläre ich, warum in die Formel für das Verbot des Verzehrs landlebender Wirbeltiere noch mehr aufgenommen wurde als bloß das Kriterium fehlenden Wiederkäuens. Meine Theorie ist schwer zu beweisen, weil niemand weiß, wer die Verfasser des 3. Buch Mose waren bzw. was wirklich in ihren Köpfen vorging. Aber unabhängig davon, ob die Eßverbotsformel auf die geschilderte Weise zustande kam oder nicht, bleibt es eine Tatsche, daß die Anwendung der erweiterten Formel auf Hase und *safan* (ebenso wie auf Schwein und Kamel) keine Einschränkungen des Speiseplans zur Folge hatten, die sich auf die bestehende ernährungspraktische oder ökologische Kosten/Nutzen-Balance nachteilig hätten auswirken können. Hase und *safan* sind wildlebende Arten; sie zu jagen, statt sich auf die Haltung der weit ertragreicheren Wiederkäuer zu konzentrieren, wäre Zeitverschwendung gewesen.

Um für einen Augenblick zum Fall der brahmanischen Kuh-Schützer zurückzukehren, so habe ich keinen Zweifel daran, daß eine gebildete Priesterschaft in der Lage ist, überkommene Eßgewohnheiten zu kodifizieren, auf ihnen aufzubauen und sie umzuformen. Hingegen glaube ich nicht, daß solche »von oben nach unten zielenden« Kodifizierungen normalerweise nachteilige ernährungspraktische oder ökologische Folgen haben bzw. ohne jede Rücksicht auf solche Folgen durchgesetzt werden. Wichtiger als all die zoologischen Irrtümer und Klassifizierungs-Phantastereien ist, daß das 3. Buch Mose in den klassischen wiederkäuenden Haustierarten die ergiebigste Milch- und Fleischquelle für die alten Israeliten erkennt. Mögen auch abstrakte theologische Prinzipien zu noch so extravaganten Listen verbotener Arten führen, unter ernährungspraktischen und ökologischen Gesichtspunkten sind die Folgen unerheblich, wo nicht gar vorteilhaft. Unter den Vögeln, zum Beispiel, verbietet das 3. Buch Mose das Fleisch von Adler, Seeadler, Fischadler, Strauß, Gabelweih, Falke, Rabe, Nachtfalke, Seemöwe, Habicht, Kormoran, Ibis, Tauchhuhn, Pelikan, Geier, Storch, Wiedehopf und Fledermaus (die natürlich kein Vogel ist). Ich vermute, muß aber den Beweis auch hier wieder schuldig bleiben, daß diese Liste in der Hauptsache das Ergebnis priesterlicher Bemühungen ist, eine kleinere Gruppe verbotener geflügelter Geschöpfe zu verallgemeinern. Viele dieser Vögel, zumal Seevögel wie Pelikan und Kormoran, dürfte man im Binnenland kaum zu Gesicht bekommen haben. Auch hier wieder scheint der Liste ein einigermaßen überstrapaziertes Merkmals-Prinzip zugrunde zu liegen: Die meisten der Geschöpfe auf der Liste sind Fleischfresser, Raubvögel. Vielleicht kam die Liste so zustande, daß dieses Prinzip zuerst auf bekannte heimische Arten angewandt und dann auf exotische Seevögel ausgedehnt wurde, zum Beweis für die von den Verfassern beanspruchte besondere Vertrautheit mit Dingen der natürlichen und übernatürlichen Regionen. Aber jedenfalls richtete die Liste keinen Schaden an. Solange sie nicht dem Hungertod nahe und bar jeder anderen Ressourcen waren, taten die Israeliten gut daran, ihre Zeit nicht mit der Jagd auf Adler, Fischadler, Seemöwen u.ä. zu vergeuden, wenn sie nicht scharf darauf waren, sich von Geschöpfen zu ernähren, die praktisch nur aus Haut, Federn und vor allem nahezu unzerstörbaren Muskelmägen bestanden. Ähnliches läßt sich auch angesichts des Verbots von Lebensmitteln geltend machen, die als Nahrungsquelle für die im Landesinnern wohnenden Israeliten so wenig in Betracht kamen wie Muscheln und Austern. Und wenn die Geschichte von Jona ein Beispiel dafür ist, was passierte, wenn sie sich aufs Meer hinauswagten, dann waren die Israeliten gut beraten, ihren Fleischhunger nicht mittels Walfang stillen zu wollen.

Aber zurück zum Schwein. Wenn die Israeliten mit ihrem Verbot des Schweinefleischgenusses allein stünden, hätte ich größere Schwierigkeiten, mich zwischen den alternativen Erklärungen für die Tabuisierung des Schweins zu entscheiden. Das wiederholte

Auftreten der Aversionen gegen das Schwein in mehreren verschiedenen Kulturen des Vorderen Orients stützt aber entschieden unsere Ansicht, daß das Schweinefleischverbot der alten Israeliten eine Reaktion auf weit verbreitete Lebensbedingungen und nicht die Folge eines Glaubenssystems war, das den Vorstellungen einer bestimmten Religion über reine und unreine Tiere entsprang. Mindestens drei andere wichtige Kulturen des Vorderen Orients – die phönizische, die ägyptische und die babylonische – nahmen ebensoviel Anstoß am Schwein wie die jüdische. Dies, nebenbei bemerkt, räumt mit der Vorstellung auf, die Israeliten hätten das Schweinefleisch verboten, um »sich von ihren Nachbarn abzusetzen«, besonders von denen, die ihnen feindlich gesinnt waren. (Nach ihrer Zerstreuung in den Ländern der Schweinefleisch essenden Christenheit wurde der Abscheu der Juden gegen das Schwein natürlich zum ethnischen »Erkennungszeichen«. Es gab für sie keinen zwingenden Grund, ihre uralte Geringschätzung des Schweins aufzugeben. Da sie vom Landbesitz ausgeschlossen waren, mußten ihnen als Lebensgrundlage in Europa Handwerk und Handel dienen und nicht die Landwirtschaft. Folglich brachte ihnen ihr Verzicht auf Schweinefleisch keine ökologischen oder ökonomischen Nachteile, und gleichzeitig standen ihnen reichlich andere tierische Nahrungsquellen offen.)

In jedem der anderen Fälle von Schweinefleischverbot hatte man in früheren Zeiten Schweinefleisch ungehindert gegessen. In Ägypten, zum Beispiel, deuten Zeichnungen und Inschriften in Gräbern darauf hin, daß während des Neuen Reiches (1567-1085 v. Chr.) Schweine in wachsendem Maß verpönt waren und zum Objekt religiöser Verbote wurden. Gegen Ende der späten Dynastien (1088–332 v. Chr.) besuchte Herodot Ägypten und berichtete, daß »das Schwein bei ihnen so sehr als unreines Tier gilt, daß jemand, der im Vorübergehen zufällig mit einem Schwein in Berührung kommt, augenblicklich zum Fluß eilt und sich mit allen Kleidern hineinstürzt«. Wie im römisch besetzten Palästina, wo Jesus die Schweineherde der Gerasener in den See Galiläa trieb, gab es auch in Ägypten Leute, die weiterhin Schweine hielten. Herodot schildert uns diese Schweinehirten als eine inzüchtige Kaste von Unberührbaren, die ihren Fuß in keinen der Tempel setzen durften.

Einer Interpretation zufolge spiegelt das ägyptische Schweinefleischtabu die Unterwerfung der Schweinefleisch essenden Anhänger des Gottes Seth im Norden durch die Schweinefleisch meidenden Anhänger des Gottes Osiris im Süden und also den Umstand wider, daß dem ägyptischen Norden Eßgewohnheiten des Südens aufgezwungen wurden. Das Problem bei dieser Erklärung ist, daß jene Unterwerfung, falls sie überhaupt stattfand, sich ganz zu Anfang der dynastischen Zeit ereignete und also keine Begründung für das offensichtliche Erstarken des Schweinefleischtabus in späten dynastischen Zeiten liefern kann.

Nach meiner eigenen Interpretation ist das ägyptische Schweinefleischtabu Ausdruck eines grundlegenden Konflikts zwischen den Bedürfnissen der im waldlosen Niltal zusammengedrängten dichten menschlichen Bevölkerung und den Ansprüchen der Schweine auf pflanzliche Nahrung, die auch für den menschlichen Verzehr geeignet ist. Ein Text aus dem Alten Reich macht deutlich, wie in Notzeiten Mensch und Schwein um die Nahrung konkurrierten: ». . . man schnappt dem Schwein das Futter vor der Schnauze weg, ohne daß wie früher gesagt wird ›dies ist geeigneter für dich als für mich‹, so sehr leiden die Menschen Hunger.« Welche Art von Futter wurde dem Schwein vor der Schnauze weggeschnappt? Ein anderer Text aus der Zweiten Zwischenzeit, in dem sich ein König der Herrschaft rühmt, die er über die Ländereien ausübt, legt die Vermutung nahe, daß es sich dabei um Getreide handelte, das für den menschlichen Verzehr geeignet war: »Die besten ihrer Felder werden für uns gepflügt, unsere Ochsen sind im Delta, Weizen wird für unsere Schweine geschickt.« Und der römische Historiker Plinius erwähnt, daß in Ägypten Datteln für die Schweinemast verwendet wurden. Die Art von Vorzugsbehandlung, die in Ägypten die Schweinezucht erforderte, dürfte zwischen den armen Bauern, die sich Schweinefleisch nicht leisten konnten, und den Schweinezüchtern, die die Gelüste des reichen und mächtigen Adels befriedigten, starke Ressentiments genährt haben.

Wie in Ägypten fiel auch in Mesopotamien das Schwein nach einer langen Periode der Beliebtheit in Ungnade. In den ältesten Siedlungen am Unterlauf von Euphrat und Tigris haben die Archäologen Tonfiguren von Hausschweinen gefunden. Ungefähr 30% der Tierknochen, die in Tell Asmar (2800-2700 v. Chr.) ausgegraben wurden, stammten von Schweinen. Im vordynastischen Ur wurde Schweinefleisch gegessen, und unter den ältesten sumerischen Dynastien gab es Schweinehirten und Metzger, die aufs Schweineschlachten spezialisiert waren. Das Schwein scheint in Ungnade gefallen zu sein, als es zu einer Versalzung der bewässerten Felder der Sumerer kam und der Weizen durch Gerste, ein salzverträgliches, aber relativ unergiebiges Getreide, ersetzt werden mußte. Der Zusammenbruch des sumerischen Reichs und die Verschiebung des Machtzentrums stromaufwärts nach Babylon nach der Wende vom 3. zum 2. Jahrtausend v.Chr. stehen mit diesen landwirtschaftlichen Problemen in Zusammenhang. Während es unter Hammurabis Regierung (etwa 1900 v.Chr.) noch Schweinezucht gab, sind danach die Schweine aus der Archäologie und Geschichte Mesopotamiens praktisch verschwunden.

Von größter Bedeutung ist das Wiederauftreten des Schweinefleischtabus im Islam. Um es noch einmal zu sagen, das Schweinefleisch ist das einzige von Allah explizit verbotene Fleisch. Die Beduinen unter den Anhängern Mohammeds hegten sämtlich jene Abneigung gegen das Schwein, die sich unter den Hirtennomaden der Trockenzonen allenthalben finden läßt. Als der Islam sich von der arabischen Halbinsel westwärts in Richtung Atlantik ausbreitete, fand er seine stärkste Anhängerschaft unter nordafrikanischen Völkern, in deren Landwirtschaft die Schweinezucht ebenfalls eine geringe Rolle spielte oder überhaupt fehlte und für die das vom Koran ausgesprochene Schweinefleischverbot keinen wesentlichen ernährungspraktischen bzw. ökonomischen Verlust bedeutete. Nach Osten hin fand wiederum der Islam seine stärkste Anhängerschaft in dem halbtrockenen Landgürtel,der sich vom Mittelmeer durch Persien, Afghanistan und Pakistan nach Indien erstreckt. Ich will nicht behaupten, daß keines der Völker, die den Islam annahmen, vorher Geschmack am Schweinefleisch gefunden hatte. Aber für die große Masse der frühen Konvertiten bedeutete der Übertritt zum Islam keine große Umwälzung ihrer Ernährungs- oder Lebensweisen, weil von Marokko bis Indien schon lange vor der Abfassung des Koran die Menschen in ihrer tierischen Nahrung hauptsächlich von Rindern, Schafen und Ziegen abhängig geworden waren. Wo innerhalb des islamischen Kerngebiets regionale ökologische Bedingungen die Schweinezucht hie und da stark begünstigten, wurde weiterhin Schweinefleisch erzeugt. Carlton Coon hat eine solche gegenüber dem Schweinefleisch duldsame Enklave beschrieben –

ein Berberdorf in den Eichenwäldern des Atlasgebirges in Marokko. Obwohl sie dem Namen nach Muslime waren, hielten die Dorfbewohner Schweine, die sie tagsüber in den Wald trieben und abends heimbrachten. Die Dorfbewohner stritten die Schweinehaltung ab, brachten die Tiere nie auf den Markt und hielten sie vor Besuchern verborgen. Diese und andere Fälle einer Duldung von Schweinefleisch unter Muslimen sprechen dafür, daß man die Fähigkeit des Islam nicht überschätzen sollte, unter Bedingungen, die der Schweinehaltung günstig sind, den Schweinefleischgenuß allein durch die religiöse Vorschrift auszumerzen.

Wann immer der Islam in Gegenden vorgedrungen ist, in denen die Schweinezucht eine Hauptstütze des traditionellen landwirtschaftlichen Systems bildete, hat er wesentliche Teile der Bevölkerung nicht für sich zu gewinnen vermocht. Regionen wie Malaysia, Indonesien, die Philippinen und das südlich der Sahara gelegene Afrika, die sich zum Teil für die Schweinehaltung ökologisch gut eignen, stellen die Grenzgebiete für die aktive Verbreitung des Islam dar. Entlang dieser ganzen Grenzlinie hat der Widerstand, den Schweinefleisch essende »Heiden«, muslimische Häretiker und Christen dem Islam entgegensetzten, diesen daran gehindert, zur herrschenden Religion zu werden. In China, einem der Weltzentren der Schweinefleischproduktion, hat der Islam nur kleine Einbrüche erzielt und bleibt weitgehend auf die Wüsten und Steppen der Westprovinzen beschränkt. Der Islam hat, mit anderen Worten, bis zum heutigen Tag eine geographische Schranke, die zusammenfällt mit den ökologischen Übergangszonen zwischen bewaldeten Regionen, die für die Schweinehaltung gut geeignet sind, und Gegenden, wo zuviel Sonne und trockene Hitze die Schweinehaltung zu einem riskanten und aufwendigen Unternehmen machen.

Wenn ich auch behaupte, daß den religiösen Entscheidungen darüber, welche Nahrungsmittel rein und welche unrein sind, ökologische Faktoren zugrundeliegen, so bin ich doch nicht der Meinung, daß die Kausalität nur in eine einzige Richtung verläuft. Religiös sanktionierte Eßgewohnheiten, die sich als Zeichen der Bekehrung und als Ausdruck der Frömmigkeit etabliert haben, können ihrerseits wieder einen eigenen Einfluß auf die ökologischen und ökonomischen Bedingungen ausüben, die zu ihnen geführt haben. Im Falle des islamischen Schweinefleischtabus hat die Rückwirkung der religiösen Überzeugung auf die praktischen Erfordernisse der Tierhaltung in mehreren Teilen der mittelmeerischen Küstenregionen Südeuropas zu einer Art von unerklärtem ökologischen Krieg zwischen Christen und Muslimen geführt. Durch ihre Ablehnung des Schweins gelangen muslimische Bauern automatisch dazu, der Erhaltung von Waldgebieten, die für die Schweinezucht geeignet sind, geringe Bedeutung beizumessen. Ihre Geheimwaffe ist die Ziege, eine große Waldfresserin, die bereitwillig Bäume erklettert, um an eine Mahlzeit aus Blättern und Zweigen zu kommen. Dadurch, daß er der Ziege freien Lauf ließ, trug der Islam selber in einem gewissen Maß zur Verbreitung der Bedingungen für seinen Erfolg bei. Er erweiterte die für die Schweinezucht ungeeigneten Gebiete und beseitigte eines der Haupthindernisse für die Annahme der Worte des Propheten. Die Abholzung ist in den islamischen Regionen des Mittelmeerraums besonders auffällig. Albanien, zum Beispiel, ist in deutlich unterschiedene Zonen aufgeteilt, die einerseits von Schweinefleisch essenden Christen und andererseits von Schweinefleisch verabscheuenden Muslimen bewohnt werden, und wenn man vom muslimischen ins christliche Gebiet überwechselt, stellt man eine sofortige Zunahme der Waldregionen fest.

Es wäre falsch, daraus den Schluß zu ziehen, das islamische Schweinefleischtabu sei schuld an der Zerstörung des Walds durch die Ziege. Schließlich hat man schon lange vor der Entstehung des Islam im Vorderen Orient Rinder, Schafe und Ziegen bevorzugt und das Schwein abgelehnt. Diese Vorliebe für die Wiederkäuer gründete in den Vorteilen, die diese im Rahmen einer Kosten/Nutzen-Rechnung als Lieferanten von Milch, Fleisch, Zugkraft und anderen Dienstleistungen bzw. Produkten in heißen, trockenen Klimaten gegenüber anderen Haustieren aufwiesen. Sie stellt eine unanfechtbar »richtige« ökologische und ökonomische Entscheidung dar, die Niederschlag einer Jahrtausende alten kollektiven Weisheit und praktischen Erfahrung ist. Aber wie schon im Zusammenhang mit der heiligen Kuh gesagt, ist kein System vollkommen. Geradeso, wie die Kombination von Bevölkerungswachstum und politischer Ausbeutung in Indien zu einem Verfall der Landwirtschaft führte, forderten auch in den islamischen Gebieten Bevölkerungswachstum und politische Ausbeutung ihren Tribut. Wenn als Antwort auf den demographischen und politischen Druck die Schweinehaltung statt der

Ziegenhaltung zugenommen hätte, dann wären die nachteiligen Auswirkungen auf den Lebensstandard sogar noch schlimmer ausgefallen und hätten sich schon bei einer viel niedrigeren Bevölkerungsdichte bemerkbar gemacht.

All dies bedeutet nicht, daß eine missionierende Religion wie der Islam nicht fähig ist, Menschen dazu zu bringen, aus reinem Gehorsam gegenüber göttlichen Geboten ihre Ernährunsgewohnheiten zu verändern. Priester, Mönche und Heilige weigern sich oft zum Zeichen ihrer Frömmigkeit, statt aus Gründen praktischer Notwendigkeit, köstliche und nahrhafte Speisen anzurühren. Aber die Religion, deren Eßtabus dem normalen Menschen eine gute Ernährung erschweren und die dennoch floriert, muß man mir erst noch zeigen. Im Gegenteil habe ich durch die Lösung der beiden Rätsel der heiligen Kuh und des abscheulichen Schweins ja bereits gezeigt, daß die wichtigsten ernährungspraktischen Abneigungen und Vorlieben in vier Weltreligionen – im Hinduismus, Buddhismus, Judentum und Islam – aufs Ganze gesehen dem leiblichen und ökologischen Wohl der Anhänger dieser Religionen förderlich sind.

Und was ist mit dem Christentum? Es gibt nur ein Tier, dessen Verzehr von Christen jemals explizit verboten worden ist. Und dieses Tier ist Gegenstand der nächsten Rätselfrage.

5. Das Pferdefleischrätsel

Warum essen Amerikaner kein Pferdefleisch? Pferdefleisch ist röter als Rindfleisch, und die Amerikaner mögen doch rotes Fleisch. Pferdefleisch ist süßer als Rindfleisch, aber warum sollte das Leute stören, die ihre T-bone-Steaks und Filets mit süßen Ketchup- und Steaksoßen übergießen? Die Beschaffenheit des Pferdefleisches ist sogar besonders vorteilhaft. Obwohl Pferde nie als Fleischvieh gezüchtet worden sind, haben bei ihnen nicht nur die Fohlen, sondern auch noch die alten Tiere zartes Fleisch. Nur Pferde, deren Muskulatur in der Zeit vor der Schlachtung starker Beanspruchung ausgesetzt war, neigen dazu, zäh zu sein. Pferdefleisch ist außerdem mager und nicht von Fett durchwachsen. Was könnte in unseren diätbewußten Zeiten ansprechender sein als zartes, rotes Fleisch mit wenig Kalorien und Cholesterin?

Das Pferdefleischrätsel wird noch größer, wenn wir um uns schauen und unseren Blick auf andere Kulturen richten. Fast überall in Kontinentaleuropa essen die Menschen Pferdefleisch. Franzosen, Belgier, Holländer, Deutsche, Italiener, Polen und Russen, sie alle finden Pferdefleisch zum Verzehr geeignet und konsumieren im Laufe eines Jahres beachtliche Mengen davon. In Frankreich, wo etwa jeder dritte Erwachsene Pferdefleisch ißt, beträgt der Verzehr pro Kopf der Bevölkerung 1,8 Kilo jährlich, mehr als die jährliche Durchschnittsmenge an Kalb-, Lamm- und Hammelfleisch, die pro Kopf in den Vereinigten Staaten verzehrt wird.

Obwohl der Verkauf seit dem Zweiten Weltkrieg zurückgeht, gibt es immer noch ungefähr dreitausend Pferdemetzger in Frankreich. Viele Europäer sind der Überzeugung, daß Pferd nicht nur wohlschmeckender, sondern auch gesünder ist als andere Fleischsorten. In Japan ist der Pferdefleischverzehr im Ansteigen begriffen. Als beliebter Bestandteil in Sukiyaki-Gerichten und in Hackfleischerzeugnissen sorgt Pferdefleisch in der Ernährung der Japaner für ca. 3 % der Fleischproteine. Beste Hinterviertelsteaks kosten in Supermärkten und Tokioter Nobelrestaurants soviel wie die teuersten Rindfleischstücke. Übrigens essen die Japaner ihr Pferdefleisch gern roh, eine Neigung, die offenkundig etwas über die Zartheit des Fleischs aussagt.

Der Pferdefleischgenuß hat eine eigenartige Wechselbewegung durchgemacht. In der vorgeschichtlichen Steinzeit schlugen sich die Jäger mit dem Fleisch von Wildpferden den Wanst voll. Die Hirtennomaden Asiens, die das Pferd als erste zähmten und als Haustier hielten, genossen ebenfalls Pferdefleisch, und das gleiche gilt für die vorchristlichen Völker Nordeuropas. Pferdefleischverbote kamen erstmals mit dem Entstehen der alten Reiche im Vorderen Orient auf. Auch die Römer lehnten den Verzehr von Pferden ab, und im frühen Mittelalter schien das Pferd kurz davor, zu einer Art heiliger Kuh Europas zu werden, als durch päpstliches Dekret allen Christen der Verzehr untersagt wurde. Etwa um die Zeit der französischen Revolution gewann dann Pferdefleisch in Europa neue Beliebtheit. Gegen Ende des neunzehnten Jahrhunderts wurde es von den Europäern – die Briten ausgenommen – wieder in Mengen verzehrt. Die Pariser aßen unmittelbar vor dem Ersten Weltkrieg dreizehntausend Tonnen pro Jahr. Aber seit dem Zweiten Weltkrieg hat sich, wie schon bemerkt, der Trend erneut umgekehrt. Heute verschwinden die vormals gängigen französischen und belgischen Pferdefleischrestaurants allmählich von der Bildfläche. Warum beschreibt die Entwicklung in Europa diese merkwürdige Auf- und Abbewegung? Und warum hat sich das Pferdefleisch nie in England und den Vereinigten Staaten durchgesetzt?

Kehren wir zurück ins Steinzeitalter. Am Fuße eines Felsens in der Nähe von Solutré-Pouilly im französischen Burgund liegt ein Haufen versteinerter Pferdeknochen, der eine Fläche von zweieinhalb Morgen einen Meter hoch bedeckt. Dieser berühmte Pferdefriedhof entstand, als paläolithische Jäger wiederholt in Panik versetzte Wildpferdherden über den Felsenrand trieben und dann hinunterstiegen, um sich aus den erlegten Tieren ihre Lieblingsstücke herauszuschneiden, wobei sie den restlichen Kadaver einfach liegen ließen (so, wie später die Bisonjäger in den amerikanischen Prärien). Die Höhlen, in denen diese Jäger lebten, sind ebenfalls voll mit aufgeknackten und zerbrochenen Pferdeknochen, die Zeugnis ablegen von so mancher Orgie des Markaussaugens und Fingerableckens. Die Steinzeitmenschen hatten nicht nur einen größeren Pro-Kopf-Verbrauch an Pferdefleisch als jemals Menschen zuvor oder später, sie malten auch mehr Bilder von Pferden an die Wände ihrer Höhlen als von irgendeinem anderen Tier. (Bisons folgen an zweiter Stelle, und der dritte Platz geht an Rotwild und Rentier.) Heißt das, daß sie mehr Fleisch von Pferden aßen als von irgendeinem anderen Tier? Oder bedeutet es einfach, daß sie vom Pferdefleisch nicht genug kriegen konnten? Ich habe darauf keine Antwort, aber eins scheint mir sicher: Nur glühende Verehrer des lebenden ebenso wie des toten Pferdes konnten die umwerfend schönen Geschöpfe schaffen, die über die Wände und Decken der europäischen Höhlenkunstgalerien galoppieren. Ich erwähne das, um moderne Pferdenarren von der Vorstellung zu befreien, es sei unmöglich, Pferde gleichzeitig gern zu sehen und gern zu essen.

Die große Zeit der Pferdejagd war bald vorbei – jedenfalls im Sinne geologischer Zeiträume. Das Klima erwärmte sich. Wälder traten an die Stelle der Prärien, und Westeuropa war keine Gegend mehr, wo Wildpferde in dichten Herden grasen konnten. In Asien hingegen blieben baumlose Steppen, die von der Ukraine bis zur Mongolei reichten, bedeckt mit spärlichem Gras, das zur Erhaltung von Wildpferdherden ausreichte. Und so geschah es in diesen riesigen Weiten eines halbtrockenen Steppenlands, daß menschliche Wesen das Pferd erstmals zähmten und der Schar domestizierter Tiere beigesellten. Ich kann dem Leser nicht genau sagen, wo oder wann das Pferd zuerst gezähmt wurde. Aber ein wesentliches Faktum ist bekannt: Im Vergleich mit der Domestikation anderer Tiere geschah es sehr spät. Irgendwann zwischen 4000 und 3000 v. Chr. züchteten ein oder mehrere Völker, die am Rande der asiatischen Steppen lebten und bereits mit Rind und Schaf vertraut waren, die ersten zahmen Rassen. Die Ethnologen haben versucht, die Rolle des Pferdes in diesen frühesten Pferdehalterkulturen zu rekonstruieren. Es gibt ethnologische Untersuchungen über zentralasiatische Hirtennomaden wie die Jakuten, Kirgisen und Kalmücken, die bis vor kurzem noch in vieler Hinsicht der Lebensweise ihrer Vorfahren folgten. Die ganze Existenz dieser Hirtennomaden beruhte auf dem Pferd, nicht nur, weil sie sein Fleisch aßen, sondern weil das Pferd es ihnen ermöglichte, auf dem kargen Weideland der Steppen Rinder und Schafe zu halten. In ihrer windzerzausten, baumlosen Welt konnten sie nur dadurch ihren Lebensunterhalt sichern, daß sie Rinder und Schafe über Hunderte von Quadratkilometern sich verstreuen und auf der ständigen Suche nach Gras und Wasser umherwandern ließen. Im Westen, näher zu Europa hin, wo es mehr regnet und das Gras ein bißchen üppiger wächst, weideten die berittenen Nomaden mehr Rinder als Schafe, im Osten hingegen, zur Mongolei hin, wo halbwüstenähnliche Bedingungen herrschen, mehr Schafe als Rinder. In beiden Fällen bot das Pferd jene Beweglichkeit, die es seinen Besitzern erlaubte, sich um weit verstreute Herden zu kümmern und rasch zur Stelle zu sein, um feindliche Nachbarn abzuwehren, die lieber anderer Leute Tiere stahlen, als ihre eigenen aufzuziehen.

Das Pferd war das wichtigste Produktionsmittel der asiatischen Hirtennomaden und ihr kostbarster Besitz. Zuerst gaben sie ihren Pferden Gras und Wasser, und dann erst kümmerten sie sich um ihre eigenen Bedürfnisse und die ihrer übrigen Tiere. In den Sommermonaten, wenn die Mutterschafe und Kühe aus Nahrungsmangel keine Milch mehr gaben, konzentrierten sich die Nomaden auf die Fütterung ihrer Pferde, vor allem der Stuten, deren Milch sie in Form eines gegorenen und leicht berauschenden Gebräus namens *kumiss* tranken. Sie standen in dem Ruf, gut zu ihren Reittieren zu sein; sie sangen von ihnen in ihren Liebesliedern und traktierten nie eines mutwillig mit Schlägen. Aber dies alles hinderte sie nicht daran, aus Anlaß der Feste ihrer Heroen und »großen Männer« fette Stuten zu schlachten bzw. Hochzeitsgästen gekochten Pferdekopf und Würste aus Pferdefleisch vorzusetzen. In dieser Hinsicht ähnelten die zentralasiatischen Hirtennomaden den im vorherigen Kapitel behandelten beduinischen Kamelhaltern der arabischen Kernlande. Wenn sie lange Reisen machten, war Pferdefleisch als Notration unentbehrlich. Dem Verhalten der späteren mongolischen Heere nach zu schließen, war die Erlaubnis, Pferdefleisch zu verzehren, eine militärische Notwendigkeit für sie. Wenn sie auf dem Marsch waren, tranken sie Pferdeblut, bis das Tier zusammenbrach, und dann verschlangen sie seinen Kadaver. Aber davon gleich mehr!

Pferdefleischverbote tauchten wahrscheinlich erst auf, nachdem in Asien und im Vorderen Orient ackerbautreibende Kulturen mit ihrer stark angestiegenen Bevölkerung angefangen hatten, von ihren nomadischen Nachbarn Pferde zu erwerben und diese den eigenen Bedürfnissen anzupassen. Den frühen Reichen des Vorderen Orients mit ihren Bevölkerungsmassen und Wiederkäuerherden fiel es sehr schwer, eine große Anzahl Pferde zu ernähren. Da Pferde sich hauptsächlich von Gras ernähren, sind sie weniger als die Schweine

Nahrungskonkurrenten des Menschen, aber sie brauchen weit mehr Gras als Rinder, Schafe oder Ziegen. Wie die alten Israeliten erkannten, ist das Pferd kein Wiederkäuer. Pferde verdauen Faserstoffe in jenem stark vergrößerten Teil ihres Verdauungstrakts, der Blinddarm genannt wird und zwischen Dünn und Dickdarm liegt. Ohne die Möglichkeit wiederzukäuen und mit einem »Gärbottich«, der sich am Ende des Dünndarms statt am Anfang befindet, ist das Pferd beim Verdauen von Gras um ein Drittel weniger effektiv als Rind und Schaf. Pferde auf der Weide brauchen, mit anderen Worten, 33% mehr Gras als Rinder oder Schafe, um einfach nur ihr Körpergewicht zu halten.

Aber tatsächlich ist das Verhältnis sogar noch unvorteilhafter. Pferde sind aktive Tiere mit einem schnelleren Stoffwechsel. Sie verbrauchen Kalorien viel rascher als Rinder und benötigen entsprechend mehr Nahrung pro Pfund Körpergewicht. In aller Deutlichkeit gesagt, setzt die Domestikation des Pferds voraus, daß bereits die in der Ausnutzung von Gras effektiveren Wiederkäuer als domestizierte Milch- und Fleischlieferanten zur Verfügung stehen. Das ist der Grund, warum die Zähmung des Pferds so spät erfolgte. Niemand hätte je das Pferd als Fleisch- oder Milchlieferanten gezähmt oder gezüchtet; es ist im Grasverbrauch zu verschwenderisch, um primär für solche Zwecke brauchbar zu sein. Das erklärt auch, warum nicht einmal die überlebenden zentralasiatischen Nomaden mit ihrer Schwäche für *kumiss* sich je um eine Züchtung ihrer Stuten im Blick auf höhere Milcherträge bemüht haben – ein Versäumnis, das, nebenbei bemerkt, bei den Kirgisen das Melken der Stuten eine hochgefährliche Angelegenheit sein läßt, mit der nur Männer mit einschlägiger Erfahrung und Praxis betraut werden.

Wozu brauchten die seßhaften Kulturen Pferde? Schon bald, nachdem man es domestiziert und die Kunst erlernt hatte, es anzuschirren und vor Karren zu spannen, fand sich für das Pferd ein Verwendungszweck, der bis ins Mittelalter hinein die Zielrichtung der Pferdezucht bestimmte. Alle alten ackerbautreibenden Zivilisationen, die auf asiatischem Boden groß wurden, brauchten das Pferd als Kriegsmaschine. Von China bis nach Ägypten rasten die Krieger der frühen Bronzezeit auf von Pferden gezogenen Kriegswagen in die Schlacht, wobei sie mit Pfeil und Bogen schossen und sich von den Wagen herab in den Nahkampf stürzten. Als Reittiere für die

Kavallerie wurden Pferde erst ab ca. 900 v.Chr. verwendet, etwa von der Zeit an, als die Reiche der Assyrer, Skythen und Meder entstanden. Von da an, nach Erfindung von Sätteln und Steigbügeln, mußten die Soldaten lernen, wie sich Schwerter, Lanzen und Pfeil und Bogen führen ließen, während man mit gespreizten Beinen auf seinem Roß saß. Dreitausend Jahre lang hingen Aufstieg und Niedergang von Weltreichen buchstäblich von Pferdestärken ab – von Pferden, bei deren Züchtung es um Schnelligkeit, Durchhaltekraft und Stehvermögen im Tumult der Schlacht ging und nicht um Fleisch oder Milch. Einfälle der hunnischen Reiterei nach China waren der Grund dafür, daß man 300 v.Chr. mit dem Bau der Großen Mauer begann. Und die römische Eroberung Britanniens fing 54 v. Chr. mit einem Vorstoß von Cäsars römischer Reiterei an.

Eine wunderbare Stelle im Buch Hiob macht deutlich, warum in großen Teilen der alten Welt Pferde soviel mehr Bedeutung für den Krieg als für die Ernährung hatten:

> Kannst du dem Roß Kräfte geben
> Oder seinen Hals zieren mit seiner Mähne?
> Läßt du es aufspringen wie die Heuschrecken?
> Schrecklich ist sein prächtiges Schnauben.
> Es stampft auf den Boden und ist freudig mit Kraft
> Und zieht aus, den Geharnischten entgegen.
> Es spottet der Furcht und erschrickt nicht
> Und flieht vor dem Schwert nicht,
> Wenngleich über ihm klingt der Köcher
> Und glänzen beide, Spieß und Lanze.
> Es zittert und tobt und scharrt in die Erde
> Und läßt sich nicht halten bei der Drommete Hall.
> Sooft die Drommete klingt, spricht es: Hui!
> Und wittert den Streit von ferne,
> Das Schreien der Fürsten und Jauchzen.

Diese Passage unterstreicht noch einmal den Unterschied zwischen einem Tier, dessen Haltung für Nahrungszwecke zu kostspielig ist, das aber andere nützliche Dienste leistet, und einem Tier, dessen Haltung für die Ernährung ebenfalls zu teuer ist und das keine anderen nützlichen Dienste leistet. Obwohl das Pferd kein Wiederkäuer (und auch kein Spalthufer) und deshalb für den Verzehr ungeeignet war, blieb es für die alten Israeliten wie für alle Völker des Altertums ein Tier, das man ohne Sorge anschauen und berühren durfte.

Die Römer verspürten genausowenig Neigung, Pferdefleisch zu essen wie die Israeliten. Die feine Küche der Römer, die ansonsten für ihre ausgefallenen Kreationen berühmt war, kannte keinerlei Pferdefleisch. Bezeichnenderweise waren Gerichte aus dem Fleisch des kleineren und für Kriegszwecke uninteressanten Verwandten des Pferds, nämlich des Esels, eine Lieblingsspeise bei Festgelagen, ungeachtet dessen, daß ein Esel teurer war als ein Sklave. Indem sie sich des Pferdefleisches enthielten, bekundeten die Römer, daß das Pferd für sie von unschätzbarem Wert war, und die Ereignisse haben ihnen am Ende nur allzusehr recht gegeben. Viele Theorien sind aufgestellt worden, um die eigentlichen Ursachen für den Zusammenbruch des Römischen Reiches zu benennen. Aber man kann, ohne Widerspruch befürchten zu müssen, sagen, daß unbeschadet der sonstigen Gründe für Roms soziale und politische Schwierigkeiten, es das Pferd war, das die römischen Legionen besiegte. Dem mit Menschen und Wiederkäuern vollgepackten Südeuropa fehlte es an natürlichen Weideflächen; für die Aufzucht großer Herden kriegstüchtiger Pferde war es schlecht geeignet. Hinzu kam, daß die gebürtigen Römer ausgezeichnete Fußsoldaten abgaben, aber als Reiter eine schlechte Figur machten. Um sich gegen die berittenen Barbaren zu verteidigen, die das Römische Reich von jenseits der Donau her bedrohten, nahmen die Römer andere barbarische Reiterscharen als Söldner in Dienst – Skythen, Sarmaten und Hunnen –, Leute, die schon zu Pferd saßen, noch ehe sie laufen lernten, die mit Pferden groß wurden, im vollen Galopp mit Pfeil und Bogen schossen, Pferdemilch tranken und sich in Notzeiten von dem Blut ernähren konnten, das sie aus einer Halsader ihres Reittiers zapften. Über die Hunnen schrieb der römische Historiker Marcellinus: »Die Hunnen stürzen bei jedem Schritt – sie haben keine Füße zum Gehen; sie leben, wachen, essen, trinken und ratschlagen zu Pferde.« Jenseits der Donau tauchten immer neue Stämme mit mehr Pferden als Menschen auf, die gegen die Grenze andrängten – die »Barbaren«, denen Rom schließlich erlag: Ost- und Westgoten, die 378 n. Chr. die römischen Legionen bei Adrianopel besiegten und 410 n. Chr.

Rom selbst eroberten und plünderten, und Vandalen, die 429 n. Chr. das römische Gallien und Spanien bis hinunter nach Nordafrika durchzogen. Die mongolischen Reiterscharen, die viel später Eurasien von China bis zur ungarischen Tiefebene eroberten, waren Leute vom selben Schlag. Dschingis Khans Krieger konnten glatt 150 Kilometer am Tag zurücklegen. Ich habe schon erwähnt, daß sie sich bei Gewaltmärschen vom Blut ihrer Pferde ernährten. Jeder Krieger war mit einer Kette von achtzehn Pferden unterwegs, bei denen er im Abstand von zehn Tagen der Reihe nach eine Ader öffnete und von denen er diejenigen, die nicht Schritt halten konnten, schlachtete und aß.

Europa, die Hochburg des Christentums, war von Süden, Norden und Westen her durch vorrückende Horden berittener Hirtennomaden bedroht. Nach dem Fall Roms im frühen Mittelalter ging die größte Gefahr von islamischen Kriegsscharen aus, die fest entschlossen waren, ihren Glauben mittels des Heiligen Kriegs auszubreiten. Knapp siebzig Jahre nach Mohammeds Tod im Jahr 632 n. Chr. hatten die Muslime unter ihrem Heerführer Al-Tarik jenen Felsen erreicht, der von da an Dschebel Tarik, d.h. »Tariks Berg«, kurz, »Gibraltar« heißen sollte, und standen auf dem Sprung, in Spanien einzufallen. In diesen siebzig Jahren hatten sie ihre Herrschaft von Mesopotamien bis zum Atlantik ausgebreitet. Auch wenn es das Kamel war, das ihre anfängliche Eroberung der arabischen Halbinsel ermöglichte, war danach ihre wichtigste militärische Waffe das Pferd. Die Streiter des Propheten verwendeten das Kamel für den Transport von Versorgungsgütern, nicht aber zum Kämpfen, es sei denn bei Auseinandersetzungen tief in der Wüste. Das außerordentliche Tempo ihrer Eroberungen verdankte sich fast ausschließlich der Tatsache, daß ihre Reittiere aus einer Rasse kleinwüchsiger, schneller und zäher Pferde bestand, bei denen »nicht nur die Stuten über jene unbestrittene Ausdauer und Unerschrockenheit verfügten, die das auszeichnende Charakteristikum der heutigen Araberpferde ist«. Einem arabischen Sprichwort zufolge wird jedes Haferkorn, das ein Mann einem Pferd gibt, im Himmel als gute Tat verzeichnet. Auch wenn der Koran Pferdefleisch nicht verbot, aßen sie es doch nur in der äußersten Not.

Die islamische Streitmacht überquerte 711 die Straße von Gibraltar, eroberte ganz Spanien und hatte 720 die Pyrenäen nach Frankreich überschritten, wo sie in Richtung Norden bis zum Loire-Tal vordrang. 732 n. Chr. stellte sich ihnen in der Nähe von Tours ein fränkisches Heer unter Karl Martell entgegen, und es kam zu einer der wichtigsten Schlachten der Geschichte. Darüber, wie die Christen die Muslime besiegten, gibt es zwei widerstreitende Versionen. Nach der einen hatte Karl Martell eine Truppe aus schwergerüsteten Reitern auf großen Pferden zusammengestellt, die von den leichtbewaffneten Arabern auf ihren kleinen Pferden nicht ins Wanken zu bringen war. Nach der anderen Lesart gelang es der arabischen Reiterei nicht, die dichte Phalanx aus kräftig gebauten fränkischen Fußsoldaten zu durchstoßen. Selbst wenn die Fußtruppen bei Tours den Sieg über die Reiterei davontrugen, geschah dies doch nur unter schweren Verlusten. Und Karl Martell selbst und seine Edlen überstanden die Schlacht im Schutz ihrer Rüstungen auf dem Rücken schwerer Rösser. Nach übereinstimmender Ansicht änderte sich von da an die militärische Strategie in Europa; man setzte nicht mehr auf große Truppen ausgehobener Fußsoldaten, sondern auf »ein zahlenmäßig kleines, aber sehr gut gerüstetes, berittenes Kontingent adliger Vasallen«. Und wenn Karl Martell die Schlacht nicht mit Hilfe seiner Reiterei gewonnen haben sollte, so einfach deshalb, weil es damals noch keine genügend große Zahl von gepanzerten Adligen und stark gebauten Pferden gab. Alle folgenden großen Schlachten in Europa wurden durch schwer gepanzerte Reiterei entschieden, auf Pferden, die eigens im Blick darauf gezüchtet waren, daß sie das zusätzliche Gewicht der Rüstungen tragen konnten.

Unterdes gab es weiter im Norden, von Island bis nach Polen, noch immer viele heidnische Völker, die in Sachen Tieropfer nach wie vor ihre alten Bräuche praktizierten, Pferde schlachteten und Pferdefleisch aßen. Angesichts der von der muslimischen Reiterei ausgehenden tödlichen Bedrohung konnten die Kirchenväter das Verlangen nach Pferdefleisch nur mit finsterer Mißbilligung betrachten, und 732 n. Chr. schrieb Papst Gregor III. einen Brief an seinen Missionar bei den Deutschen, Bonifatius, in dem er befahl, dem Genuß von Pferdefleisch ein Ende zu machen. Aus dem Ton des päpstlichen Briefes geht klar hervor, daß seinen Verfasser der Gedanke schockierte, jemand könne von einem Pferd essen:

> Unter anderem hast Du auch erwähnt, einige (bei den Deutschen) äßen wilde Pferde und sogar noch mehr äßen zahme Pferde. Unter keinen Umständen, heiliger Bruder, darfst du erlauben, daß dergleichen jemals geschieht. Erlege ihnen vielmehr um alles in der Welt eine angemessene Strafe auf, durch die Du mit Christi Hilfe imstande bist, es zu verhindern. Denn dieses Tun ist unrein und verabscheuungswürdig.

War es Zufall, daß 732 n.Chr. zugleich das Jahr der Schlacht bei Tours war? Ich bezweifle das. Das Pferd zu verteidigen, hieß, den Glauben zu verteidigen.

Dieses päpstliche Verbot des Pferdefleisches war eine ganz außerordentliche Abweichung von den geltenden Grundsätzen, denen die Kirche bei der Definition dessen, was zum Verzehr geeignet war, folgte. Bestimmte Nahrungsmittel unter Verbot zu stellen, stand im Widerspruch zum völkerübergreifend missionarischen Eifer des Christentums. Schon seit den Zeiten des Heiligen Paulus wandte sich die Kirche gegen alle Eßverbote, die einer möglichen Neubekehrung Hindernisse in den Weg legten. Wie in Kap.15, Vers 29, der Apostelgeschichte zu lesen, verlangte Gott von Christen nur, daß »ihr euch enthaltet vom Götzenopfer und vom Blut und vom Erstickten«. Die einzige Ausnahme bildet das Pferd (wenn man einmal von Fastenzeiten und dem ungeschriebenen Gesetz, kein Menschenfleisch zu essen, absieht).

Nach dem Edikt von Gregor III. wurden überall in Europa Pferde nur noch selten wegen ihres Fleischs geschlachtet, es sei denn, sie waren lahm, krank oder verkrüppelt oder dienten bei Hungersnöten und Belagerungen als Notration. Das Pferd blieb ein extrem teures Tier, und dies um so mehr, als die Bevölkerungsdichte Nordeuropas sich der südeuropäischen anzunähern anfing und die Wälder, Brachgebiete und verbleibenden natürlichen Weideflächen zu verschwinden begannen. Mehr und mehr mußten Pferde mit Getreide gefüttert werden – im Süden mit Gerste, im Norden mit Hafer –, womit sie zu direkten Nahrungskonkurrenten des Menschen wurden. Eine Steuerschätzung von Lehnsgütern, die 1086 n. Chr. in drei englischen Grafschaften durchgeführt wurde, zeigt, daß es nur 0,2 Pferde pro Bauernhof gab, gegenüber 0,8 Stück Rind, 0,9 Stück Ziege, 3,0 Schweinen und 11,0 Schafen.

Im Mittelalter stand und fiel das Sein eines Ritters oder Adligen mit dem Besitz eines Pferds. Der Name »Ritter«, der sich von reiten herleitet, sagt alles. Darin drückt sich die hohe Wertschätzung aus, die der schwer gerüstete Mann zu Pferd – der Ritter – genoß, der von seinem Lehnsherrn genug Land und Arbeitskräfte zugewiesen bekam, um sich in seinem wehrhaften Stand erhalten zu können, und der dafür seinerseits dem Lehnsherrn Kriegsdienste schuldete. So gesehen, war der Feudalismus im wesentlichen ein militärischer Vertrag zur Bereitstellung schwerer Kavallerie. Er schloß ein, »daß die Reiterei den Vorrang vor den Fußtruppen erhielt und daß die Burgfestung als Operationsbasis der Reiterei die Fußtruppen ersetzte«. Aber nicht jedes Pferd war für den Zweck geeignet – man erinnere sich an Don Quichottes Rosinante. Um einen Ritter nebst 120 Pfund Rüstung und einem Satz Kriegswerkzeuge zu tragen, brauchte es ein großes Pferd. Noch im 16. Jahrhundert kostete ein gutes Kriegsroß mehr als ein Leibeigener. Der Historiker Braudel berichtet, daß selbst ein so reicher Mann wie der Florentiner Cosimo de Medici sich mit dem Versuch, eine Garde von bloß 2000 Reitern zu unterhalten, finanziell zugrunde richten konnte. Es war ein Mangel an Pferden, der Spanien daran hinderte, seine Macht über Portugal zu festigen; unter der Regierung Ludwigs XIV. mußte Frankreich jährlich zwanzig- bis dreißigtausend Pferde einführen, um seine Streitkräfte kampffähig zu erhalten; und in Andalusien oder Neapel war es ohne persönliche Erlaubnis des Königs unmöglich, Vollblutpferde zu kaufen. In gewissem Sinn ging man mit Pferden wie mit einer seltenen und gefährdeten Art um.

Das alles bedeutet nicht, daß die ärmeren Schichten in Europa völlig auf den Verzehr von Pferdefleisch verzichtet hätten. Die Situation ähnelte wahrscheinlich derjenigen, die in Indien in bezug auf Rindfleisch herrscht. Während die oberen Kasten die Kuh für heilig halten und im Verzehr von Rindfleisch eine Art Kannibalismus sehen, werden Millionen alter Rinder, die niemand mehr braucht, von jenen Kasten gegessen, denen die schmutzige Arbeit überlassen bleibt und die sich von Aas ernähren. Die ärmeren bäuerlichen Schichten Europas müssen gleichfalls in einem gewissen Maß der Neigung gefrönt haben, unbrauchbare Pferde heimlich zu schlachten und zu verzehren. Vielleicht aßen auch sie manche der Pferde, die eines natürlichen Todes starben. Kenner der Geschichte des

Pferdefleischgenusses stimmen darin überein, daß der Verzehr von Pferdefleisch in Europa nie völlig aufgehört hat, trotz des Briefes von Gregor III. und zahlreicher königlicher und gemeindlicher Erlasse, deren Ziel seine Ausmerzung war. Schweizer Mönche des 11. Jahrhunderts aßen »wilde Pferde«, vermutlich Tiere, die ihren Besitzern entlaufen waren und in unzugänglichen Bergtälern lebten. 1520 gab es in Dänemark ein Pferdefleischfest, und bei der spanischen Marine wurde »rotes Wildfleisch« gegessen, eine beschönigende Bezeichnung für das Fleisch junger Fohlen, die vermutlich wegen irgendeines körperlichen Mangels oder Gebrechens geschlachtet worden waren. Die Armen aßen wahrscheinlich Pferdefleisch, wann immer sie es kriegen konnten, und dies um so mehr, als Pferdefleisch oft für Reh oder Wildschwein ausgegeben oder aber verwurstet wurde.

Unter Berücksichtigung der Fähigkeit bedürftiger bäuerlicher Schichten, sich gelegentlich kleinere Mengen Pferdefleisch heimlich zuzuführen, scheinen die mittelalterlichen Gesetze, die darauf abzielten, das Schlachten von Pferden zu Nahrungszwecken zu unterbinden, keine wesentlichen Härten zur Folge gehabt bzw. keine nennenswerte Mißwirtschaft mit dem vorhandenen Bestand an Pferden bedeutet zu haben. Während des Mittelalters, besonders nachdem die Bevölkerung durch die großen Seuchen im 14. Jahrhundert auf die Hälfte reduziert worden war, aßen auch die gewöhnlichen Menschen ziemlich viel Fleisch. In der Tat behauptet Braudel, das spätmittelalterliche Europa sei weltweit das Zentrum der Fleischfresserei gewesen. Wer brauchte Pferdefleisch, wenn es solch einen Überfluß an Schweine-, Hammel- und Ziegenfleisch, Geflügel und Rindfleisch gab, von Fisch ganz zu schweigen? Fast jede Familie hatte ihr Mastschwein, das sie halbwild hielt und mit Eicheln fütterte und das zum Winter gepökelt oder geräuchert in die Vorratskammer wanderte. Wenn Pferdefleisch billiger war als andere Sorten, so nur deshalb, weil die Leute es sich heimlich von gestohlenen, erkrankten oder verendeten Tieren besorgten. Es auf normalen Märkten zu kaufen, hätten sie sich niemals leisten können. Solange der Pferdebestand klein blieb, konnte Pferdefleisch mit anderen Fleischsorten einfach deshalb nicht konkurrieren, weil es nicht genug überflüssige Pferde gab, die sich für den menschlichen Verzehr aussortieren ließen (und Pferde des Fleisches wegen zu halten, kam nicht in Frage).

Indes sollte das Pferd den Status einer seltenen und bedrohten Art nicht mehr lange innehaben. Bereits im Mittelalter machte die Ära des Kriegsrosses der des Zugpferds Platz. Überall in Nordeuropa lernten reiche Bauern, sich die schwereren, leistungsstärkeren Rassen, die gezüchtet worden waren, um gepanzerte Ritter in die Schlacht zu tragen, für ihre Zwecke nutzbar zu machen. Spannte man sie mit Hilfe einer weiteren großartigen Erfindung, nämlich des Kummets, vor die neuerfundenen schweren, mit Eisenrädern versehenen Pflüge, so stachen Pferderassen wie die Drysdales, Belger oder Shires Ochsen mühelos aus, zumal auf den nassen Böden des Nordens.

Um die wachsende Zahl von Pferden zu ernähren, mußten die Bauern ihre Haferproduktion erhöhen. Das geschah dadurch, daß man die Felder dreiteilte: eine Fläche ließ man brach, die zweite verwendete man für Weizen, der im Herbst eingesät wurde, und die dritte war für Hafer bestimmt, der im Frühjahr in die Erde kam. Die Bauern stellten fest, daß sie durch Pflügen mit Pferden, Bodendüngung und jährlichen Fruchtwechsel imstande waren, die Nahrung für ihre Pferde zu beschaffen und trotzdem noch die Getreide- und Viehproduktion für den menschlichen Verzehr zu steigern. Das war eine mittelalterliche Grüne Revolution. Aber nicht alles stand zum Besten. Ganz genauso wie bei den Agrarrevolutionen unserer Tage wurden zwar viele Bauern reich, aber noch mehr arm. Der Wechsel zur Pferdekraft und zur Dreifelderwirtschaft ließ nicht nur die landwirtschaftliche Produktivität rasch anwachsen, sondern führte auch zu einem ebenso raschen Anstieg der Bevölkerung. Um durch Vergrößerung die Effektivtät zu steigern, schluckten die größeren Höfe die kleineren. Und zum großen Teil wegen der höheren Leistungskraft des Pferds wurden in der Landwirtschaft weniger Arbeitskräfte benötigt. Das wiederum ließ die Menschen massenhaft in die Städte abwandern und verschlechterte die Einkommensverteilung zwischen reicheren und ärmeren Klassen. Die noch vorhandenen Wälder wurden gerodet, um mehr Hafer anbauen zu können; dies verringerte die Möglichkeiten der Durchschnittsfamilie, Fleisch auf den Tisch zu bringen. Das Mastschwein der kleinen Leute verschwand, Hunger und Unterernährung nahmen zu, und viele Menschen stellten, nicht zum ersten und nicht zum letzten Mal, fest, daß der technische Fortschritt sie auf eine im wesentlichen vegetarische Diät gesetzt hatte, zumeist Roggen, Hafer und Gerste, die sie in der Form von Brot und Breien genossen.

Und doch wuchs inmitten dieses um sich greifenden Elends und Fleischhungers der Pferdebestand weiter. Braudel schätzt, daß es am Vorabend der Französischen Revolution nicht weniger als 14 Millionen Pferde in Europa gab, davon allein in Frankreich 1781000. Eine Flut königlicher Erlasse – 1735, 1739, 1762, 1780 – bestätigte das Verbot, Pferdefleisch zu essen, und warnte gleichzeitig vor den krankmachenden Folgen; ein Hinweis, wie ich meine, daß die Bevölkerung sich verstärkt um das verbotene Fleisch bemühte. Bald schon war die Beschränkung, die auf dem Verzehr von Pferdefleisch lag, Ausdruck eines der vielen Interessengegensätze zwischen den Klassen, die zu der revolutionären Erhebung in Frankreich führten. Der Adel, die Armeegeneräle und die reichen Bauern fürchteten wahrscheinlich, ein staatlich zugelassener Markt für Pferdefleisch werde dazu führen, daß Pferde als Fleischvieh gehalten würden, der Haferpreis ansteige, mehr Pferde gestohlen würden, um im Schlachthaus zu verschwinden, und ein großes Symbol der legitimen Vorrangstellung, die Männer und Frauen aus edlem Haus gegenüber dem Pöbel einnahmen, in den Schmutz gezogen würde. Während der Schrekkensherrschaft in Paris 1793 und 1794 wanderten die Köpfe der Volksfeinde in die Körbe zu Füßen der Guillotine, während ihre Pferde in die Kochtöpfe der Hausfrauen wanderten.

Französische Wissenschaftler und Intellektuelle nahmen sich jetzt der Sache an und drängten auf einen ungehinderten und freien Gebrauch des Pferdefleischs. Einer der prominentesten dieser Befürworter des Pferdefleischgenusses war der oberste Stabsarzt in Napoleons Heer, Baron Dominique Jean Larrey, der Erfinder der Ambulanz. Bei den gewöhnlichen Soldaten und Zivilisten mußte es sich mittlerweile herumgesprochen haben, daß man von Pferdefleisch ganz gesund leben konnte, vorausgesetzt, das Tier hatte keine Krankheit und das verzehrte Fleisch war frisch. Baron Larrey war in diese Tatsache offenbar noch nicht eingeweiht. Er war erstaunt zu sehen, daß Verwundete, die nach der Schlacht von Eylau 1807 reichliche Mengen Fleisch von den frisch gefallenen Pferden aßen, nicht nur genasen, sondern mehr noch bestens gediehen und gegen Skorbut immun wurden. Von da an zögerten die Offiziere der französischen Armee nicht mehr, ihren Männern den Verzehr des

Fleischs von Pferden zu erlauben, die in der Schlacht umgekommen waren, und bei Belagerungen und auf langen Rückzügen wie dem von Moskau 1812 wurde es zu einer regelrechten Versorgungsstrategie, Pferde zu schlachten, um mit dem Fleisch den Hunger zu stillen.

Nach Napoleons Niederlage versuchten konservative französische Politiker, das Pferdefleischverbot wieder einzuführen. Aber eine lange Reihe von Gelehrten und Naturwissenschaftlern des 19. Jahrhunderts nahm den Kampf gegen die immer noch vorhandenen Ressentiments und Vorurteile auf, die der französische Adel und viele Angehörige des Bürgertums hegten (zu denen wahrscheinlich auch jene Leute gehörten, die daran interessiert waren, Rind-, Lamm- und Schweinefleisch vor dem billigeren Konkurrenten zu schützen, wofür ich allerdings keine sicheren Belege habe). Männer wie der auch wegen seines Eintretens für die Kartoffel bekannte Antoine Parmentier, der oberste Veterinär der französischen Armee, Emile Decroix, und der Naturforscher Isidore Geoffroy Saint-Hilaire erklärten, die Verweigerung des Rechts auf den Verzehr von Pferdefleisch sei ein von Aberglauben geprägtes Überbleibsel des *ancien régime* und bedrohe das Wohlergehen der französischen Arbeiterklasse. Um die Sache voranzubringen, veranstalteten die Pariser Parteigänger des Pferdefleisches in den sechziger Jahren des letzten Jahrhunderts eine Reihe von erlesenen Pferdefleisch-Banketten, unter anderem eines im Grand Hotel und eines im Jockey Club. Das war eine gute Vorbereitung auf die Belagerung von Paris durch die Deutschen im Jahr 1871. Von der Not getrieben, aßen die Pariser jedes Pferd, das ihnen in die Hände fiel – sechzig- bis siebzigtausend Stück. (Außerdem verspeisten sie auch noch die Tiere aus dem Zoo.) Bis zum Ende des Jahrhunderts hatten diejenigen, die sich für das Pferdefleisch begeisterten, die staatliche Anerkennung der Pferdefleischindustrie und die Einrichtung einer behördlichen Fleischkontrolle erreicht, um den Verbrauchern die Sicherheit zu geben, daß das Fleisch in Ordnung war. Die Pariser Stadtverwaltung befreite sogar Pferdefleisch von der Warenumsatzsteuer, der andere Fleischsorten unterworfen waren, und um den Umschwung komplett zu machen, entdeckten plötzlich die französischen Ärzte, daß Pferdefleisch gesünder als Rindfleisch sei, und verordneten es zur Behandlung von Tuberkulose.

Obwohl viele Europäer nach wie vor Pferdefleisch als bekömmlich ansehen, ist der Pferdefleischkonsum gegenüber der ersten Hälfte des Jahrhunderts doch stark zurückgegangen. Der Grund dafür liegt auf der Hand. Die Legalisierung des Pferdefleischmarktes gründete sich auf eine große Zahl von Pferden, die nicht gebraucht wurden und deren Fleisch andernfalls heimlich und in schlechtem, wo nicht verdorbenem Zustand vertrieben worden wäre. Im späten 19. Jahrhundert gab es in Frankreich 3 Millionen Pferde. Ihre Zahl erreichte 1910 den höchsten Stand, ging nach dem Ersten Weltkrieg langsam zurück und fiel dann von etwa 2 Millionen im Jahr 1950 auf ungefähr 250000 Pferde im Jahr 1983, vermutlich nicht mehr, als vor der Erfindung des Kummets in Frankreich existiert hatten. Schuld an dem Rückgang war natürlich die Motorisierung des Transportwesens, die Verdrängung von Zugtieren durch Traktoren in der Landwirtschaft und die Ersetzung von Pferden durch Motorfahrzeuge bei den Streitkräften. Als die Zahl der für den Schlachthof verfügbaren Pferde in Frankreich sank, ließ sich die Nachfrage nach Pferdefleisch nur noch durch die Einfuhr gefrorenen Fleischs aus dem Ausland befriedigen. Die Preise stiegen, die Nachfrage ging zurück. Schon Ende der dreißiger Jahre waren Hinterviertelstücke teurer als vergleichbare Rindfleischstücke, und das Proletariat konnte sich weder das eine noch das andere leisten. Dennoch galt Pferdefleisch auch weiterhin als ein Essen für arme Leute. Frankreichs führende Gourmets nahmen in ihre Kochbücher niemals Pferdefleischrezepte auf. Dank wachsenden Wohlstands nach dem Zweiten Weltkrieg konnten die Franzosen sich mehr Rindfleisch, Geflügel und Schweinefleisch leisten als je zuvor. Berücksichtigt man dies alles: daß Pferdefleisch immer noch als Armeleute-Essen gilt, daß nach wie vor Zweifel an seiner Bekömmlichkeit existieren, daß es zwölf bis sechzehn Mark pro Kilo kostet und daß andere und angesehenere Fleischsorten preislich niedriger liegen, so scheint sicher, daß sein Popularitätsverlust sich noch fortsetzen wird.

Fassen wir die Gründe für die merkwürdige Auf- und Abbewegung zusammen, die der Geschmack am Pferdefleisch in Europa beschrieben hat. Als Pferde selten und eine bedrohte Art waren, die für den Krieg gebraucht wurde, während es gleichzeitig in Hülle und Fülle andere fleischliche Nahrungsquellen gab, verboten Kirche und Staat den Pferdefleischgenuß. Als es reichlich Pferde gab und sonstige Schlachttiere knapp wurden, lockerte man das Verbot, und der Verzehr von Pferdefleisch nahm zu. Heute aber, wo das Pferd wieder selten geworden ist und anderes Fleisch reichlich zur Verfügung steht, geht der Pferdefleischkonsum wieder zurück.

Wenn man diese Gleichung auf England anwendet, kommt man zu interessanten Ergebnissen. Als frühestes und am stärksten urbanisiertes Zentrum der industriellen Revolution büßte England schon im 18. Jahrhundert seine Autarkie im Nahrungsmittelbereich ein. Die Engländer lösten das Problem der Nahrungsversorgung dadurch, daß sie mit Hilfe von Marine und Heer das größte überseeische Imperium der Weltgeschichte schufen und Handelsbedingungen durchsetzten, die ihnen eine im Vergleich mit dem Wert ihrer Industriegüterexporte preiswerte Nahrungsmitteleinfuhr ermöglichten. Die mangelnde Selbstversorgung Englands führte deshalb zu dem paradoxen Ergebnis, daß dort die einfachen Leute nie solchen Mangel an Rind-, Schweine- und Hammelfleisch leiden mußten wie die entsprechende Bevölkerung auf dem europäischen Festland. Während sie ihr Weltreich im 18. und 19. Jahrhundert immer weiter ausdehnten, konnten die Engländer über immer entlegenere Gras- und Weideflächen verfügen, auf denen sich die Tiere für eine billige Fleischversorgung Englands halten ließen. Die erste Region, die diesem Zweck diente, war Schottland, wo große Flächen abgeholzt und in Weideland verwandelt wurden, um England mit Rind- und Hammelfleisch (und Wolle) zu versorgen. Auf dieser Basis wurde im frühen 18. Jahrhundert das schottische Hochland der britischen Einflußsphäre einverleibt, um fortan »auf die ökonomisch rückständige Rolle eines Viehzuchtgebiets eingeschränkt« zu bleiben.

Irland erlitt ein ähnliches Schicksal. In dem Maß, wie englische Grundbesitzer irisches Land unter ihre Kontrolle brachten, wurden die irischen Kleinbauern von den besten Ackerböden vertrieben, um Rindern und Schweinen Platz zu machen. Diese Tiere waren nicht für den Verzehr vor Ort bestimmt; sie wurden vielmehr gebraucht, um in aufstrebenden Industriezentren wie Manchester, Birmingham und Liverpool die Arbeiterklasse mit billigem Pökelfleisch zu versorgen. Selbst auf dem Höhepunkt der großen irischen Kartoffelhungersnot im Jahr 1846 lieferte Irland eine halbe Million Schweine nach England, und bis zum heutigen Tag ist Irland einer der wichtigsten Rindfleischexporteure der Welt. Gegen Ende des 19. Jahrhunderts brachten englische Banken die argentinische Rindfleischindustrie unter ihre Kontrolle, wodurch billiges Fleisch von argentinischen Weiderindern zu einem wichtigen Bestandteil des englischen Speiseplans wurde. Auch wenn im Laufe des 19. Jahrhunderts ein paar zaghafte Versuche unternommen wurden, Pferdefleisch auf den Markt zu bringen, war doch angesichts der vergleichsweisen Fülle von importiertem Wiederkäuerfleisch der Druck gering, neben den anderen Diensten, die Pferde leisteten, auch ihr Fleisch zu verwenden.

Wenden wir uns der anderen Seite der Gleichung zu, dem jeweiligen Bestand an Pferden, so verfüge ich über keine zuverlässigen Statistiken. Aber eins ist klar: Die Ausbreitung des britischen Weltreichs war in hohem Maß abhängig von der Überlegenheit der britischen Kavallerie mit ihren hervorragend gepflegten und trainierten Tieren und ihren Elitebrigaden. Sich des Pferdefleischs zu enthalten, hieß, den aristokratischen Ansprüchen dieser Streitkräfte stattzugeben und ihren Kampfgeist zu stärken. Das war für niemanden ein großer Verzicht, da ja die Kavallerie das Opfer dadurch vergalt, daß sie es den Briten ermöglichte, im Rind-, Hammel- und Schweinefleischverzehr alle, mit Ausnahme der Amerikaner, hinter sich zu lassen.

Nun zu Amerika und seinem Teil des Rätsels. Wie andernorts wurden auch in den Vereinigten Staaten Pferde wegen ihrer im Vergleich mit Rindern oder Schweinen geringen Ertragsleistung nie als Fleisch- oder Milchvieh gehalten. Angefangen mit den Kolonialzeiten, gab es immer reichlich Pferde, aber andere Fleischquellen flossen sogar noch reichlicher. So entstand in den Vereinigten Staaten im Gegensatz zu Europa nie ein großes Interesse, Pferde zu schlachten und ihr Fleisch auf den Markt zu bringen. Weil niemand starken, aufgestauten Hunger nach Fleisch verspürte, gelang es den amerikanischen Pferdefleischhändlern nie, die Hindernisse zu überwinden, die ihr die etablierten Interessenverbände der Rind- und Schweinefleischlieferanten und die Pferdeliebhaber sowie deren jeweilige Verbündete im Kongreß und in den gesetzgebenden Versammlungen der einzelnen Bundesstaaten in den Weg legten. Während in Europa gesetzliche Einschränkungen des Verkaufs von Pferdefleisch aufgehoben wurden, beschlossen die Amerikaner Gesetze, die den Verkauf untersagten. Und während die Europäer

Einrichtungen für die Pferdefleischbeschau entwickelten, schufen die Amerikaner zwar Kontrolleinrichtungen für Rind- und Schweinefleisch, nicht aber für Pferdefleisch. Im 19. Jahrhundert existierte für die gemeindlichen Fleischbeschauer Pferdefleisch einfach nicht. Erst 1920 ermächtigte der Kongreß das amerikanische Landwirtschaftsministerium, Pferdefleisch zu inspizieren und freizugeben. Aber der Widerstand dagegen hat nie aufgehört.

Wie in Europa konnte auch hier unmöglich verhindert werden, daß undeklariertes Pferdefleisch auf den Markt kam und an Ahnungslose bzw. ärmere Teile der Bevölkerung verkauft wurde. Ehe die Bundesgesetze zur Lebens- und Arzneimittelkontrolle beschlossen wurden, verzehrten die Amerikaner ohne ihr Wissen beträchtliche Mengen Pferdefleisch in der Form von Würsten, Hackfleisch und sogar Steaks. Ein Artikel in der *Breeder's Gazette*, der Zeitschrift der Viehzüchter, aus dem Jahr 1917, der sich dafür aussprach, Pferde zu schlachten, um den kriegsbedingt hohen Rindfleischpreisen entgegenzuwirken, formulierte die Sache folgendermaßen:

> Tatsächlich gibt es nur wenige Amerikaner, die nicht irgendwann einmal ein Lebensmittel gegessen haben, das in der Hauptsache aus Fleisch von einem Pferd oder Maultier bzw. einem Esel, Hausesel oder Zwergesel bestand.

Daß Herstellung und Vertrieb von Pferdefleischprodukten erst spät der staatlichen Fleischbeschau unterworfen wurden, verstärkte jedermanns Mißtrauen gegen das Pferdefleisch noch, und die Öffentlichkeit fand reichlich Anlaß, sich zu fürchten. In den ersten Jahrzehnten des Jahrhunderts rief die Sensationspresse mit Enthüllungsberichten über verdreckte Fleischkonservenfabriken starke Ekelreaktionen hervor. So wurde etwa den Herstellern vorgeworfen, sie machten Würste aus chemisch aufgemotztem, vergammeltem Fleisch, das von dreckigen, spuckenassen Fußböden aufgelesen worden sei, bzw. aus Ratten inklusive des vergifteten Brots, mit dem die Ratten umgebracht worden waren. »Gelegentlich fiel auch schon einmal ein Angestellter in einen der kochenden Bottiche und wurde erst vermißt, als schon alles, außer den Knochen, zu Schweineschmalz feinster Qualität verarbeitet war.« Die Tatsache, daß der Handel mit Pferdefleisch heimlich vor sich ging, sorgte dafür, daß es hier häufiger zu Mißbräuchen kam als in anderen Bereichen und daß solche Mißbräuche auch dann noch vorkamen, als die anderen fleischverarbeitenden Industrien bereits gezwungen worden waren, in ihren Betrieben für Ordnung zu sorgen. »Was ist das, Pferd?« pflegten die Amerikaner früher zu fragen, wenn sie ein besonders zähes, verdorbenes oder mißfarbenes Stück »Rindfleisch« vorgesetzt bekamen.

Heute gibt es immer noch etwa 8 Millionen Pferde in den Vereinigten Staaten – mehr als in jedem anderen Land. Die meisten davon werden für Freizeitzwecke gehalten, für Rennen, für Repräsentationsbedürfnisse und für die Zucht; viele davon sind Tiere, die von ihren Besitzern verhätschelt werden. Man kann verstehen, warum sich in den Vereinigten Staaten nie eine fleischverarbeitende Industrie entwickelte, die Pferde für die Schlachtung züchtete – bedenkt man die im Vergleich zu Rind oder Schwein ziemlich ineffektive Nahrungsverwertung beim Pferd. Aber warum fand das Pferdefleisch als Abfallprodukt einer Pferdehaltung, die sich an anderen Zwecken orientierte, so wenig Anklang?

Zuerst einmal ist zu sagen, daß es in den Vereinigten Staaten tatsächlich eine bedeutende Industrie zur Verarbeitung von Pferdefleisch gibt, deren Produkte indes im Ausland konsumiert werden. Die Vereinigten Staaten sind die weltweit führenden Pferdefleischexporteure, und bei günstigen Währungsverhältnissen ist es schon vorgekommen, daß sie über 100 Millionen Pfund an frischem, gefrorenem und gekühltem Pferdefleisch jährlich an ausländische Kunden verkauften. So läuft die Frage in Wirklichkeit darauf hinaus, warum dieses Fleisch nicht in den Vereinigten Staaten verzehrt wird. Die neuere Geschichte der Bemühungen, innerhalb der Vereinigten Staaten Pferdefleisch auf den Markt zu bringen, deutet darauf hin, daß Pferdefleisch von vielen Amerikanern akzeptiert wird, wenn sie Gelegenheit haben, es zu Preisen zu kaufen, die unter denen für die anderen Fleischsorten liegen. Aber diese Gelegenheit bekommen sie selten, und zwar wegen des organisierten Widerstands der Interessengruppen aus dem Rind- und Schweinefleischsektor und wegen des aggressiven Vorgehens der Pferdefreunde, die in ihrem Bemühen, dem Pferd das Image eines edlen Tieres zu erhalten, eine Rolle spielen, die der Funktion der aristokratischen Pferdebesitzer Europas vergleichbar ist. In dieser Hinsicht unterscheiden sich die

Empfindungen und Interessen derjenigen, die Pferde als »Schoßtiere« halten, ganz und gar von den Empfindungen und Interessen der normalen Verbraucher, und es ist wahrscheinlich ebensowenig richtig zu behaupten, alle Amerikaner hätten eine starke Abneigung gegen den Verzehr von Pferdefleisch, wie es falsch wäre, allen Franzosen vor der Französischen Revolution eine ablehnende Haltung gegenüber dem Pferdefleischgenuß nachzusagen.

Ironischerweise führte der Widerstand der Pferdefreunde gegen den menschlichen Verzehr von Pferdefleisch dazu, daß nach dem Zweiten Weltkrieg Pferdefleisch viele Jahre lang so billig war, daß es als einer der Hauptbestandteile für Hundefutter diente. Offenbar hatte niemand etwas dagegen einzuwenden, wenn ein »vierbeiniger Freund« den anderen fraß; den Pferdeschützern aber entging die Tatsache, daß eine beträchtliche Anzahl verarmter Amerikaner Hundefutter als preiswertes Essen für den eigenen Verzehr kauften. Heute ist Pferdefleisch zu teuer, um als Futter für Schoßtiere Verwendung zu finden, und die Hunde- und Katzenfutterindustrie ist gezwungen, die Reste und Innereien von Rindern, Schweinen, Geflügel und Fisch zu verarbeiten. Paradoxerweise hat die erhöhte Nachfrage menschlicher Konsumenten nach hochwertigem Pferdefleisch zu einer besseren Behandlung der für den Schlachthof bestimmten Pferde geführt, da die Pferdehändler geneigt sind, sich um ein Pferd, das als Schlachttier fünfhundert Dollar einbringt, besser zu kümmern als um eines, das nur fünfundzwanzig Dollar wert ist.

Untersuchungen des Verbraucherverhaltens zufolge, die im Nordosten der Vereinigten Staaten durchgeführt wurden, waren unter den Collegestudenten 80% bereit, Pferdefleischerzeugnisse zu kosten, und von diesen 80% fanden 50% an dem Gekosteten halbwegs oder auch entschiedener Geschmack. Tatsache ist, daß die Amerikaner in Scharen überlaufen, sobald Rindfleisch übertrieben teuer wird und unter Aufsicht der staatlichen Lebensmittelkontrolle preiswertes Pferdefleisch zum Verkauf angeboten wird. Das geschah zum Beispiel 1973, als die Ölkrise die Rindfleischpreise emporschnellen ließ und erboste Hausfrauen einen landesweiten Rindfleischboykott veranstalteten. Erstklassige Pferdefleischsteaks konnten zeitweilig etwa für die Hälfte des Preises vergleichbarer Rindfleischstücke angeboten werden. Die Kunden strömten scharenweise in die Pferdefleischgeschäfte, die in Connecticut, New Jersey und Hawaii aufmachten, und leerten die Regale schneller, als sie gefüllt werden konnten. Es dauerte nicht lange, bis Demonstranten zu Pferde erschienen und gegen das Schlachten von Tieren wetterten, die von ihren Besitzern »gehätschelt und gestriegelt« worden waren, und bis Senator Paul S. Schweiker von Pennsylvania ein Gesetz im Senat einzubringen versuchte, das den Verkauf von Pferdefleisch für den menschlichen Verzehr untersagte. Diese Protestaktionen erwiesen sich als überflüssig, weil der Preis für Pferdefleisch bald schon den Rindfleischpreis überstieg, womit der Hauptanreiz für den Kauf von Pferdefleisch entfiel. Auch da also, wo Pferde von ihren Besitzern nurmehr für Rennen und für die Freizeit gehalten werden, besteht keine Aussicht, daß ein großangelegter Handel mit Pferden, die für den Schlachthof bestimmt sind, erstklassige Pferdesteaks jemals billiger als erstklassige Rindersteaks werden lassen könnte.

Ähnlich verlief Anfang der achtziger Jahre ein Versuch, einen Markt für preiswerte Erzeugnisse aus zerkleinertem und gepreßtem Pferdefleisch zu schaffen. Da man erkannte, wie vergeblich es war, Amerikaner zum Kauf von Qualitätsstücken aus Pferdefleisch bewegen zu wollen, die teurer als vergleichbare Stücke Rindfleisch waren, versuchte die in Hartford, Connecticut, ansässige Fleischverarbeitungsgesellschaft *M and R*, Pferde-»Steaks« und »Horseburgers« auf den Markt zu bringen, die aus dem Fleisch von Vorderstücken hergestellt waren. Im internationalen Handel sind Vorderstücke vom Pferd für den Verzehr in Form von Wurst oder Hackfleisch bestimmt, und das zu viel niedrigeren Preisen als vergleichbare Erzeugnisse aus Vorderstücken vom Rind. Nach Probeläufen in verschiedenen Warenhäusern in den Staaten Neuenglands gelang es *M and R* 1982, ihre unter Aufsicht der staatlichen Lebensmittelkontrolle hergestellten »Steaks« und »Buletten« Marke Pferd in drei Vertragsläden der Marine – riesigen Supermärkten, die Marineangehörigen Preisnachlässe einräumen – in New Brunswick, Maine, in New London, Connecticut, und in Newport, Rhode Island, unterzubringen. Etwa um dieselbe Zeit starteten *M and R* eine Werbeaktion und stellten an belebten Straßenecken in Boston, Hartford, New Haven und New York fahrbare Verkaufsstände auf, die »Spezialpastetchen-Burger« aus Pferdefleisch und »Superpferdefleisch-Steaksandwiches« anboten. Das Geschäft in den Marinevertragsläden lief gut, da die billigen Pferdefleischerzeugnisse vergleichbare Produkte aus Rindfleisch preislich weit unterboten. In der Lexington Avenue und in der Dreiundfünfzigsten Straße in New York standen die Käufer in Zwölferreihen an, um das zu probieren, was zwangsläufig die New Yorker zu allerlei Spöttereien anregte. Aber das Experiment von *M and R* war nur von kurzer Dauer. Zornige Proteste selbsternannter Pferdefreunde sowie des Amerikanischen Pferderats, der Amerikanischen Gesellschaft zur Verhinderung von Grausamkeiten an Mensch und Tier und der Amerikanischen Vereinigung zum Schutz des Pferdes wurden von der Rindfleisch-Lobby aufgegriffen. Die Senatoren John Melcher aus Montana und Lloyd Bentsen aus Texas setzten hierauf den Marinesekretär John F. Lehman davon in Kenntnis, daß sie zutiefst enttäuscht von der Marine seien. Wie konnte man erwarten, Freiwillige für den Dienst in der Marine zu gewinnen, wenn diese den Eindruck erweckte, daß sie ihren Angehörigen Pferdefleisch zu essen gab? Und das, wo doch der Preis für Rindfleisch nicht einmal mehr die Produktionskosten decke und dank der Rezession und kritischer Veröffentlichungen über Cholesterin der Rindfleischkonsum rückläufig sei. Kurze Zeit später stellten alle drei Vertragsläden ihren Pferdefleischverkauf ein.

Ich habe zu Anfang gesagt, daß rätselhafte Vorlieben für bzw. Abneigungen gegen bestimmte Nahrungsmittel im Zusammenhang mit dem jeweils ganzen System der Nahrungsmittelerzeugung gesehen werden müssen – mit einem System, das lang- und kurzfristige Folgen hat, das nicht unbedingt seine Segnungen gleichmäßig an alle austeilt und bei dem unter Umständen die »Frage der Verkäuflichkeit« eine ebenso bedeutende Rolle spielt wie die der »Eßbarkeit«. Für die Erklärung der amerikanischen Abneigung gegen Pferdefleisch ist dieser Vorbehalt einschlägig. Bislang habe ich der Tatsache noch nicht angemessen Rechnung getragen, daß die Amerikaner in bezug auf zahlreiche andere Fleischsorten eine ganze Stufenleiter von Abneigungen und Vorlieben an den Tag legen und daß das Pferd durchaus nicht das einzige Haustier ist, dessen Fleisch geringe Wertschätzung genießt. Was mir deshalb zu tun bleibt, ist, eine Erklärung für die allgemein geltende Rangordnung zu liefern, in der die wichtigsten Fleischsorten zueinander stehen.

Vorwärts also zu der Rätselfrage, warum das Rindfleisch die Krone errang.

6. Heilige Kühe à la USA

Die Amerikaner verzehren pro Kopf etwa 150 Pfund »rotes Fleisch« jährlich. Diese setzen sich aus ungefähr 60% Rind- und Kalbfleisch, 39% Schweinefleisch und 1% Lamm- und Hammelfleisch zusammen. Im Verlauf von drei Tagen essen 39% der Amerikaner mindestens einmal Rindfleisch, 31% mindestens einmal Schweinefleisch, wohingegen Lamm- oder Ziegenfleisch wahrscheinlich überhaupt nicht gegessen wird. Im Verlauf einer Woche wird Rindfleisch von 91%, Schweinefleisch von 80%, Lammfleisch von 4% und Ziegenfleisch praktisch von 0% der amerikanischen Haushalte gekauft. Warum ist das Rindfleisch »König« in Amerika? Warum folgt Schweinefleisch an zweiter Stelle? Warum wird Lamm-und Hammelfleisch so wenig geschätzt? Und warum ist Ziegenfleisch fast genauso unbeliebt wie Pferdefleisch?

Die Vorliebe für Rindfleisch, sagen manche, wurde zusammen mit der englischen Sprache aus Großbritannien übernommen – eine hübsche Erklärung, solange man die Tatsache außer acht läßt, daß die Engländer traditionell fast soviel Hammelfleisch wie Rindfleisch konsumieren und daß die Mehrzahl der Amerikaner keine britischen Vorfahren haben. Eine andere These, mit der wir uns nicht lange aufhalten müssen, sieht in der Vorliebe für Rindfleisch ein allen Europäern gemeinsames uraltes Erbe, das auf die Zeiten zurückgehe, als Rinder ein Tauschmittel waren und deshalb Reichtum und Macht verkörperten. Oder aber das Rindfleisch ist, wie ein Gelehrter aus der Schule, die Nahrungsmittel nach ihrer »Bekömmlichkeit fürs Denken« beurteilt, uns glauben machen möchte, Teil eines »sexuellen Nahrungskodes, der seinen Ursprung in der indoeuropäischen Identifizierung des Rinds ... mit der männlichen Zeugungskraft haben muß«. Selbst wenn Rindfleisch ein sexuell aufgeladeneres Fleisch als seine Konkurrenten sein sollte, hat sich doch die Stellung, die es als ein Verbrauchsartikel in der Familie der indoeuropäischen Völker einnimmt, als höchst variabel erwiesen, da zu dieser Familie ja schließlich auch das hinduistische Indien gehört, wo, wie wir sahen, Rindfleisch kein bevorzugtes Nahrungsmittel, sondern verboten ist. Einen weiteren schweren Schlag versetzt dieser Erklärung die Tatsache, daß die Amerikaner von Haus aus keine Rindfleischesser waren, weder in Kolonialzeiten noch während des letzten Jahrhunderts. Tatsächlich hat, wie wir sehen werden, der Rindfleischkonsum den Schweinefleischverzehr erst in den fünfziger Jahren dieses Jahrhunderts um ein Wesentliches überholt. Die Frage, der wir uns stellen müssen, lautet nicht nur, warum die Amerikaner Rindfleisch für etwas zum Verzehr Geeignetes halten, sondern auch, warum es eine Rangordnung in der Vorliebe für Rind-, Schweine-, Lamm-, Hammel- und Ziegenfleisch gibt, die von der Kolonialzeit bis heute beträchtlichen Wandlungen unterworfen war.

1623 hatte die Kolonie Plymouth sechs Ziegen, fünfzig Schweine und viele Hühner. Die ersten Kühe, die als Milch- und nicht als Fleischvieh dienten, trafen erst im folgenden Jahr ein. Schweine, Ziegen und Schafe waren in den meisten der frühen Siedlungen eine wichtigere Fleischquelle als das Rindvieh. William Wood, der im Jahr 1633 über die Kolonie in der Massachusetts Bay berichtete, schreibt: »Kann da große Armut herrschen, wo für viertausend Seelen fünfzehnhundert Stück Rindvieh, viertausend Ziegen und unzählige Schweine vorhanden sind?« 1634 waren in Jamestown Schwein und Zicklein das einzige »rote Fleisch«, das in den »besseren Häusern« gegessen wurde.

Ziegenfleisch war das erste »rote Fleisch«, das vom kolonialen Speisezettel verschwand. Es verlor sich in der großen Leere gastronomischer Mißachtung, sobald es genug Milchkühe gab, um eine ausreichende Milchversorgung der Kolonien zu gewährleisten. Da die Kolonisten Ziegen hauptsächlich als Milchlieferanten brauchten, war Ziegenfleisch ein Nebenprodukt. In der Konkurrenz mit Rindern können Ziegen sich als Milch- und Fleischlieferanten nur auf Böden mit spärlichem Grasbewuchs und kleinen Höfen behaupten, mithin unter Bedingungen, zu denen die Verhältnisse im kolonialen Amerika das genaue Gegenteil bildeten. Da sie über reichlich Land und Weide verfügten, zogen es die amerikanischen Farmer vernünftigerweise vor, für die gleiche Menge Milch eine Kuh statt vier oder fünf Ziegen zu halten. Sobald die Milchkühe zunahmen, verschwanden die Ziegen praktisch von der Bildfläche. Bis zum heutigen Tag haben die Amerikaner in der Mehrzahl noch niemals Ziegenfleisch gekostet. Tatsächlich kann man sich durch einen Stapel amerikanischer Kochbücher durchwühlen, der von *Joy of Cooking* bis zu *James*

Beards Cookbook reicht, ohne ein einziges Rezept für Ziegenfleisch anzutreffen. Die paar Amerikaner, die Ziegenfleisch essen, sind normalerweise Südstaatler mit geringem Einkommen, vornehmlich Schwarze, die von Farmpächtern oder Sklaven abstammen und deren Vorfahren nie genug Land besaßen, um eine Kuh halten zu können. Ziegen sind auch bei der Generation ehemaliger Hippies beliebt, die aufs Land gezogen sind und deren kleinen Höfen mit ein oder zwei kleinen Tieren besser gedient ist als mit einer großen teuren Kuh. Und es kann nicht überraschen, daß auch Hispanoamerikaner, die in dem dürren Buschland im Südwesten der Vereinigten Staaten leben und deren Vorfahren kleine Farmer und Hirten waren, Ziegenfleisch mögen. Daß Ziegenfleisch mit verarmten und ausgebeuteten rassischen und kulturellen Minderheiten in Zusammmenhang gebracht wird, hat dem Image der Ziege als einer potentiellen Gaumenfreude nicht gutgetan und hilft, wie ich meine, auch zu erklären, warum Ziegenfleisch dem Durchschnittsamerikaner fast so heftig widersteht wie Pferde- oder Hundefleisch.

Wie ist es mit Schafen? Schaf – vor allem Lamm – steht in der geschmacklichen Wertschätzung beträchtlich höher als Ziege, aber erheblich tiefer als Rind und Schwein. Der Prokopf-Verzehr von Hammel- und Lammfleisch – wobei Lamm überwiegt – in den Vereinigten Staaten ist im Vergleich mit den Mengen von Hammel- und Lammfleisch, die in anderen Ländern gegessen werden, denkbar gering. Die Gründe, die den Amerikanern den Verzehr von Schafen und den Gedanken daran verleideten, sind ähnlich denen, die der Ziege zum Verderben wurden. Schafe können nur dann zu erfolgreichen Fleischlieferanten auf breiter Basis werden, wenn ihr Fleisch sich als Nebenprodukt ergibt. Das erklärt, warum Lamm- und Hammelfleisch eine so herausragende Rolle in der traditionellen britischen Küche spielte: Das Fleisch war ein Nebenprodukt der Haltung von Schafen zur Wollerzeugung. Die Briten aßen die aussortierten Tiere aus den Schafherden, die Englands Wollwarenindustrie mit Wolle versorgten. In ihrer Gier nach immer mehr Schafen für die Schur zerstörten die großen Landbesitzer die Wälder in Nordengland und Schottland und zwangen die Bauern, den Ackerbau aufzugeben und Hirten zu werden.Die intensive Weidewirtschaft verhinderte, daß wieder Bäume wachsen konnten, und die Bauern hungerten, weil es nichts zu ernten gab. Auf diese Weise eroberten sich die Schafe einen zentralen Platz in der britischen Küche und erlangten zugleich den Ruf eines Tieres, das, bildlich gesprochen, Bäume und Menschen auffrißt (anders als die Ziege, die Bäume im buchstäblichen Sinn auffrißt).

Ein eigentümlicher Nebeneffekt der Herrschaft des Schafs in Schottland war, daß der Verzehr von Schweinefleisch einem Tabu verfiel. Ihrer Wälder beraubt, hörten die einfachen Leute in Schottland und Irland auf, Schweine zu halten; sie lehnten Schweinefleisch ab, und es fehlte nicht viel, daß sie in alttestamentarischer Manier einen Abscheu gegen das Schwein selbst entwickelten. Zu Anfang des 18. Jahrhunderts war in Schottland und Irland das Schwein so verrufen, daß schon sein bloßer Anblick Unglück brachte. Die heutigen Schotten können das kaum glauben, weil Schweinefleisch inzwischen wieder unter den bevorzugten Nahrungsmitteln einen hochrangigen Platz einnimmt. Seine Beliebtheit konnte das Schwein wiedererlangen, weil inzwischen die Kartoffel eingeführt worden war. Als sie in den Kartoffelfeldern, die sie nach Resten durchwühlen konnten, eine neue ökologische Nische fanden, wurden die Schweine wieder zu Tieren, die der Vorstellung angenehm waren. Aber ein Überbleibsel des Schweinetabus findet man noch an der Küste von Maine, wo die Nachkommen der frühen schottischen und irischen Einwanderer bis heute behaupten, der Anblick eines Schweins bringe Seeleuten Unglück.

Die Abneigung der Amerikaner gegen Hammel- und Lammfleisch entstand gleichfalls im Zusammenhang mit der britischen Wollindustrie. Die britische Handelspolitik verfügte, die amerikanischen Kolonien sollten ebenso wie Schottland Wolle erzeugen, aber keine Wollwaren für den Export produzieren. Die Schafzucht konnte also nicht so gewinnbringend sein wie die Produktion von Schweine- und Rindfleisch, auf das, wie bereits im vorhergehenden Kapitel gesagt, die Engländer einen ungeheuren Importhunger hatten. Allmählich wurde der Geschmack des Lamm- und vor allem Hammelfleischs der Mehrzahl der Amerikaner fremd, außer in Neuengland, wo die Unabhängigkeit einen Aufschwung der Wollindustrie und eine Zunahme der aufs Schaf abgestellten Weidewirtschaft brachte, und zwar in der Gegend um Vermont. Bei den Südstaatlern, die keine Wolle erzeugten und sich in ihrer Baumwollkleidung wohlfühlten, verlor sich der Geschmack an Lamm- und

Hammelfleisch noch gründlicher als bei den Nordstaatlern. Tatsächlich machen viele Südstaatler bis zum heutigen Tag keinen Unterschied zwischen Schaf- und Ziegenfleisch und halten das eine für etwas ebenso Unerquickliches wie das andere.

Unmittelbar vor dem Bürgerkrieg machte Hammel- und Lammfleisch ungefähr 10% allen frisch geschlachteten Fleischs in New York aus. Aber in dem Maß, wie die Milchwirtschaft in ganz Neuengland die Weidewirtschaft mit Schafen ersetzte, verlagerte sich die Schafzucht weiter nach Westen, und die Transportkosten ließen das Lamm- und Hammelfleisch an Wettbewerbsfähigkeit verlieren. Mit der Entwicklung synthetischer Stoffe im 20. Jahrhundert verlor schließlich die Schafwolle einen Großteil ihres Markts. Die Schafherden fanden sich in die am weitesten westlich gelegenen Weidegebiete verbannt, und ungeachtet des Aufschwungs, den der Fleischkonsum im 20. Jahrhundert genommen hat, ist der Verzehr von Lamm- und Hammelfleisch nach wie vor rückläufig.

Diesem schwindenden Interesse der Amerikaner an der Haltung und dem Verzehr von Ziegen und Schafen (wie auch ihrer andauernden Ablehnung von Pferdefleisch) korrespondiert die Leichtigkeit, mit der Ziegen-, Hammel- und Lammfleisch durch reichlich vorhandenes Schweine-, Rind- und Kalbfleisch ersetzt werden konnte. Unter den ökologischen und demographischen Bedingungen, die zur Kolonialzeit herrschten, waren für die Kolonisten Schweine und Rinder effektivere Fleischlieferanten als Ziegen oder Schafe, und das ist der Grund, warum bis noch vor kurzem Schweine- und Rindfleisch sich um die Rolle des beliebtesten Fleischs in Amerika gestritten haben (zu den Hähnchen komme ich später).

Die dichten amerikanischen Wälder boten Schweinen einen besonders günstigen Lebensraum. Die Kolonisten mußten die Wälder nur von Indianern und Wölfen säubern, und den Rest besorgten anschließend Eicheln, Bucheckern, Haselnüsse und die widerstandsfähigen Zuchtrassen, die man unter dem Namen »Waldschweine« kennt, ganz allein. In den Kolonien im Norden suchten sich die Schweine den Frühling, Sommer und Herbst über ihre Nahrung im Wald, verbrachten aber den Winter im Koben. Von Virginia an weiter nach Süden überließen die Farmer die Tiere das ganze Jahr über sich selbst, bis auf einen kurzen Zusammentrieb zur Wurfzeit, wo die Säue mit Hilfe von Maisködern in Hürden gelockt wurden.

Es dauerte nicht lange, da fanden viele Farmer heraus, daß Schweine, wenn man sie vor dem Schlachten etwa einen Monat lang mit Mais fütterte, festeres Fleisch bekamen und rasch an Gewicht zulegten. Um 1700 war die Methode, Mastschweine mit Hilfe von Mais »herzurichten«, bereits gängige Praxis im Schweinefleischhandel.

Die Verbindung zwischen Schwein und Mais war ein Geschenk des Himmels. Schweine können Mais ungefähr fünfmal so effektiv in Fleisch verwandeln wie Rinder. Schweine konnten deshalb den Großteil ihres Lebens auf der »Weide« draußen verbringen – sich von den Früchten des Waldbodens nähren – und dann durch eine Fütterung mit überschüssigem Mais auf das für den Markt nötige Gewicht gebracht werden, und dies weit effektiver, als mit vergleichbaren Methoden bei Rindern möglich gewesen wäre. Manche Kolonisten ließen zwar auch ihr Rindvieh frei in den Wäldern herumstreifen, aber als Fleischlieferanten konnten die Rinder den Schweinen unter solchen Bedingungen nicht das Wasser reichen. Mangels natürlicher Weiden ließen Rinder sich besser als Lieferanten von Milch, Butter, Käse und Zugkraft verwenden, und ein Großteil des Rind- und Kalbfleischs, das an der Ostküste produziert wurde, war ein Nebenprodukt und stammmte von Tieren, die aus der Milchviehherde ausgelesen, oder von Ochsen, die aus Altersgründen geschlachtet wurden.

Als die Landwirtschaft sich in den Mittelwesten hinein ausdehnte, wanderte das Zentrum der Schweine- und Rindfleischproduktion und der Maiserzeugung mit dorthin. Die Böden und das Klima waren ideal für den Maisanbau. Die Farmer im Tal des Ohio konnten mit Leichtigkeit Überschüsse einfahren, die wegen des unausgebauten Straßennetzes und der hohen Kosten eines Fuhrwerktransports unverkäuflich waren. Die beste Methode,diese Überschüsse auf den Markt zu bringen, bestand darin, sie an Schweine und Rinder zu verfüttern und diese dann über die Berge in die Städte an der Ostküste wandern zu lassen. (Übrigens bestand die allerbeste Methode, den Mais auf den Markt zu bringen, darin, ihn in Bourbon zu verwandeln und in Krügen zu verfrachten; aber die Bundesregierung nahm durch Besteuerung den Brennereien ihre Gewinne ab und erklärte das private Brennen von Whiskey für ungesetzlich.) Unter dem lauten Peitschenknallen der Viehtreiber – jener »cracker« oder »Knaller«, die dann den Namen für alle armen, weißen Südstaatler abgaben – trug die Maisernte sich selber zu Markt, und exakt die Eigenschaft, die den alten Israeliten Schweine hatte verabscheuungswürdig werden lassen – ihr Appetit auf Getreide –, machte dem amerikanischen Farmer die Tiere lieb. Bald boten Kanäle und Eisenbahnlinien bessere Möglichkeiten, die Berge zu überqueren, und setzten der farbigen Zeit peitschenknallender Viehtreiber ein Ende, während sie die Marktchancen für maisgemästete Schweine und Rinder in großem Umfang erweiterten.

Angesichts der verbesserten Transportmöglichkeiten schafften die Farmer des Getreidegürtels ihre Waldschweine ab und wechselten zu neuen Zuchtrassen über, die schwerer und fetter waren. Diese »Schmalzschweine« ließen sich ohne zusätzliche Futtersuche gewinnbringend halten. Sie wurden fast ausschließlich mit Mais gefüttert und dann nach Cincinnati geschickt, wo sie in so großer Zahl geschlachtet und verarbeitet wurden, daß die Stadt den Spitznamen »Porkopolis« erhielt. Aus dem Mais auf Hufen wurde jetzt Schwein im Faß oder »Kondensmais«. Das Schweinefleisch herrschte unbeschränkt. Vor dem Bürgerkrieg verzehrten die Amerikaner mehr davon als von irgendeinem anderen Nahrungsmittel, Weizen ausgenommen. Nie zuvor in der Geschichte der Menschheit waren solche Mengen Getreide mit der ausschließlichen Absicht ihrer Verwandlung in Fleisch angebaut worden.

In dem sich ausbildenden Getreidegürtel des Mittelwestens züchteten die Farmer nicht nur Schweine, sondern auch Rinder als Fleischvieh. Die Rinder fraßen Präriegras und Heu, bis sie ausgewachsen waren, und dann wurden sie mit Mais gemästet, um anschließend über die Berge in die Städte des Ostens getrieben zu werden. Schweine und Rinder aus dem Tal des Ohio wurden oft zusammen auf den Viehtrieb geschickt. Die Rinder fraßen eingelagerten Mais, der entlang der Strecke verkauft wurde; und dahinter folgten die Schweine, die sich von dem Kuhmist ernährten, der viele unverdaute Maisreste enthielt.

Welches Fleisch war beliebter, Rind- oder Schweinefleisch? Bei gepökeltem oder in Fässer eingelegtem Fleisch zog man in der ausgehenden Kolonialzeit und zu Beginn des 19. Jahrhunderts in den meisten Landesteilen Schweinefleisch dem Rindfleisch vor. Mein Hauptbeleg dafür ist die Tatsache, daß, obwohl weit mehr Schweinefleisch als Rindfleisch produziert wurde, der Preis für gepökeltes

Schweinefleisch immer über dem für gepökeltes Rindfleisch lag. Das gilt sogar für die Gegend im Nordosten, die am meisten dem Rindfleisch zuneigte (aus Gründen, die ich in Kürze darlegen werde). Zum Beispiel kostete in Philadelphia im Jahr 1792 ein Faß Schweinefleisch $ 11,17, während ein Faß Rindfleisch nur $ 8,00 kostete. Diese Preisdisparität blieb bis zum Ausbruch des Bürgerkriegs bestehen. Da der Durchschnittsamerikaner mit Pökelfleisch großgezogen wurde und gepökeltes Schweinefleisch teurer war als gepökeltes Rindfleisch, dürfte es schwer fallen zu behaupten, Rindfleisch sei die bevorzugte Fleischsorte gewesen. Henry Adams macht die Bemerkung, man habe dreimal täglich Mais gegessen – in Form von gepökeltem Schweinefleisch. Ein Besucher aus dem Ausland bemerkt, in Europa denke man an Brot, wenn man um etwas zu essen bitte; wenn man hingegen in den Vereinigten Staaten um etwas zu essen bitte, so meine man gepökeltes Schweinefleisch. Und in dem Roman *The Chainbearer* (dt. *Tausendmorgen*) von James Fenimore Cooper sagt die ländliche Hausfrau: »Ich lobe mir die Kinder, die mit gutem gesundem Schweinefleisch großgezogen sind, dafür geb' ich alles Wild im ganzen Land her. Die Süßkartoffel ist als Appetitanreger gut, und das gilt auch fürs Brot; aber das wichtigste Nahrungsmittel ist das Schweinefleisch.«

Zugegeben, es gab bedeutende regionale Unterschiede. Im Süden und Mittelwesten war die Begeisterung für das Schweinefleisch so groß, daß Rindfleisch, egal ob frisch oder konserviert, erst an zweiter Stelle rangierte. Vom 18. Jahrhundert an »sonnten sich die Südstaatler im Ruhm ihres Schweinefleischs«. Die Bewohner von Virginia hielten das Aroma ihrer Schinken für weltweit unübertroffen, und kein kolonialer Grundbesitzer konnte ein Geschäft tätigen, ohne Schinken und andere Schweinefleischstücke auftragen zu lassen. Im vornehmen Williamsburg war es Sitte, »daß auf dem Tisch eine Platte mit kaltem Schinken steht; und es gibt kaum eine Dame in Virginia, die beim Frühstück darauf verzichtet«. In North Carolina lautete während der Kolonialzeit die Devise: »Schweinefleisch und wieder Schweinefleisch und noch einmal dasselbe.« In den Anfängen des 19. Jahrhunderts bedeutete in Gegenden wie Tennessee Fleisch (»meat«) Schweinefleisch (»pork«); die beiden Begriffe waren synonym. Kentucky war das »Land des Schweinefleischs und des Whiskeys«, und in Georgia sprach sich ein Arzt, dem es Sorgen bereitete, daß »fetter Schinken und Schweinefleisch, nichts als fetter Schinken und Schweinefleisch, und das unaufhörlich, morgens, mittags und abends, in allen Schichten, in jedem Alter und in allen Lebensumständen«, gegessen werde, dafür aus, die Vereinigten Staaten von Amerika »Die Große Schweinefresser-Konföderation« oder »Die Schweinefleisch-Republik« zu nennen. Ein Reisender, der 1819 Illinois besuchte, schreibt, daß im Sommer, wenn das Schweinefleisch knapp sei, »die Leute lieber einen Monat lang von Maisbrot leben, als auch nur ein Gramm Hammel-, Kalb-, Kaninchen-, Gänse- oder Entenfleisch zu essen«, während 1842 in Michigan Schweinefleisch »größere Wertschätzung genoß als Süßwaren oder Whiskey, und etwas war, wovon man nie genug bekommen konnte«, und Schweine dort etwas so Erhabenes darstellten, daß »nicht einmal die heilige Kuh der Isis Gegenstand größerer Verehrung war«.

Die Bewohner New Yorks und Neuenglands haben offenbar nie eine vergleichbare Leidenschaft fürs Schweinefleisch entwickelt. Die Nordstaatler zogen Rindfleisch, sofern es frisch zu haben war, frischem ebenso wie gepökeltem Schweinefleisch vor. In der Stadt New York wurden zwischen 1854 und 1860 im Jahr durchschnittlich 132 Millionen Pfund Rind auf dem Großhandelsmarkt verkauft, gegenüber nur 53 Millionen Pfund Schweinefleisch. Nichtsdestoweniger war es frisches Schweinefleisch, und nicht Rindfleisch, womit der 4. Juli, der wichtigste öffentliche Feiertag Amerikas, festlich begangen wurde. Ein Besucher New Yorks in den vierziger Jahren des letzten Jahrhunderts gibt folgende Schilderung davon, wie die Schweinefleisch-Republik ihren Unabhängigkeitstag feierte:

> Auf dem drei Meilen langen Broadway, der auf beiden Seiten von Buden gesäumt war, gab es in jeder Bude ein gebratenes Schwein . . ., das im Mittelpunkt des Interesses stand. Sechs Meilen Schweinebraten! Und das allein in New York City; und gebratenes Schwein in jeder anderen Stadt, Siedlung oder Ortschaft überall in der Union.

Ein leicht ersichtlicher Grund für die relative Gleichgültigkeit der Nordstaatler gegenüber dem Schweinefleisch liegt in der Tatsache, daß am Vorabend des Bürgerkriegs Schweine, die von Farmen im Norden kamen, seltener geworden waren als Schafe. Zum Beispiel hatten 1860 die Farmen in Vermont durchschnittlich 25 Schafe, aber nur 1,5 Stück Schweine. Auf die Bevölkerungszahl umgerechnet, wurden im Süden und Mittelwesten ungefähr 2 Schweine pro Person gehalten, im Norden hingegen weniger als ein Zehntel Schwein pro Person. Die Schweine waren selten geworden, weil man die Wälder abgeholzt hatte, um den Schiffsbau und die verarbeitende Industrie der Nordstaaten mit Holz zu versorgen, und weil man Ackerland in Weideland für Milchvieh umgewandelt hatte und deshalb nur noch wenig Mais anbaute. Wie auch immer die genaue Kombination von Faktoren aussah, die die Nordstaatler daran hinderte, eine Vorliebe für Schweinefleisch zu entwickeln, – bloß eine ererbte britische Liebe zum Rindfleisch bestimmte sie jedenfalls nicht. Schließlich besiedelten die Briten den Süden nicht weniger als den Norden, und das Schweinefleisch essende koloniale Virginia im Süden war durchaus nicht weniger britisch als das Rindfleisch essende koloniale New York.

Als ein nationales Phänomen entstand die amerikanische Vorliebe für Rindfleisch nicht jenseits des Atlantik in Großbritannien, sondern westlich des Mississippi in den großen amerikanischen Prärien. Hier endlich fand sich eine natürliche Umgebung, die ideal für die Rindviehhaltung, nicht hingegen für die Schweinezucht war. Hungrige Schweine fressen alles, und wenn man sie mit bestimmten Grünpflanzen wie etwa der Luzerne füttert, können sie sogar an Gewicht zunehmen. Aber niemand kam auf die Idee, Schweine auszusetzen, damit sie die Prärien von Texas und Kansas durchstreiften. Gras war für Rinder da, geradeso wie Eicheln im Wald für Schweine. Und um die Prärien für die Rinder sicher zu machen, mußte man etwas Ähnliches tun wie man es zwei Jahrhunderte zuvor hatte tun müssen, um die Wälder für die Schweine sicher zu machen: Man mußte mit Indianern und Wölfen fertig werden. Die Bisons stellten ein drittes Problem dar; weil sie keine domestizierten Tiere waren, konnte man sie nicht auf den Markt treiben, und auf längere Sicht gesehen war ihr Handelswert gering. Niemand außer den Indianern zog sie Rindern vor. Die Viehzüchter, Farmer und die Armee der Vereinigten Staaten begriffen bald, daß die einfachste Methode, die Indianer loszuwerden, darin bestand, die Bisons zu beseitigen. Entgegen dem, was in den Schulbüchern steht, war die Ausrottung des amerikanischen Bisons nicht das Ergebnis eines aus Bedenkenlosigkeit und Mutwillen begangenen Kahlschlags. Vielmehr war sie das Ergebnis einer bewußten Strategie, zu der sich die Eisenbahngesellschaften, die Armee und die Rancher mit dem Ziel verschworen hatten, die Indianer zu unterwerfen und auf ihre Reservate zu beschränken. General Sheridan äußerte sich vor der gesetzgebenden Versammlung in Texas klipp und klar: »Mögen sie [die Jäger] die Bisons schießen, häuten und verkaufen, bis alle ausgerottet sind, denn nur so läßt sich ein dauerhafter Frieden herstellen und der Vormarsch der Zivilisation gewährleisten.« Jäger wie Buffalo Bill schossen die Bisons, zogen ihnen die Haut ab und zerlegten sie auf der Stelle. Die besten Stücke luden sie auf Fuhrwerke und belieferten mit ihnen die Camps für den Eisenbahnbau und die Grenzsiedlungen, womit sie ihren Beitrag zu der Aufgabe leisteten, die Prärien für Rinder sicher zu machen.

Als der Bison verschwand, traten Rinderherden an seine Stelle, die sich an dem unendlichen Grasmeer mästeten und sich rascher vermehrten, als sie geschlachtet werden konnten.Das Fleisch dieser Tiere war so billig, daß die Armee Rancher für die Lieferung von Rindfleisch in die Indianerreservate bezahlte, damit die Indianer dort nicht verhungerten. Zivile Märkte ließen sich nur erreichen, wenn die Cowboys mit ihren Herden lange Wanderstrecken zurücklegten, unter denen einige von Texas bis zu so weit entfernten Städten wie Chicago oder New Orleans reichten. Aber die Eisenbahnen setzten den Marathon-Viehtrieben im Westen bald ebenso ein Ende, wie sie den Schweinewanderungen im Osten ein Ende gemacht hatten. Noch ehe die Eisenbahnschienen die Wanderstrecken der Rinderherden in Dodge City, Abilene und Kansas City kreuzten, hatten Rindfleisch-Unternehmer schon Viehhöfe gebaut und sie mit Rindern gefüllt, die auf den ersten Zug warteten. Ab ging die Post, und die Rinder wurden entweder zum Schlachten und Weiterverarbeiten nach Chicago verfrachtet, das nach dem Bürgerkrieg von Cincinnati die Rolle des Metzgers für die ganze Welt übernommen hatte, oder nach den Städten im Osten, wo sie am Ort geschlachtet und als Frischfleisch verkauft wurden. Nach zwei oder drei Tagen in den überfüllten, schwankenden Waggons taumelten die Rinder mit macherlei Verletzungen und krank aus den Zügen heraus, was die Öffentlichkeit veranlaßte, laut nach humaneren Transportmethoden zu rufen. Die Rindfleisch-Unternehmer betrachteten das Problem aus einer etwas anderen Perspektive. Derjenige, dem es gelang, eine Möglichkeit zu ersinnen, wie sich Jungstiere aus dem Westen in Fleischhälften zerlegen und frisch von Chicago nach Osten transportieren ließen, tat nicht nur den Forderungen der Tierschützer Genüge, sondern sparte auch die Kosten für den Transport von 35 bis 40% der Tierkörper, nämlich von Haut, Beinen und Abfällen, die sich für industrielle Zwecke genausogut in Chicago wie in New York oder Boston verarbeiten ließen. Legte man das Fleisch direkt auf Eis, so erlitt es vom Eis »Verbrennungen«. Echte Kühlwagen, die 1882 von Gustavus Swift auf der Strecke zwischen Chicago und New York erstmals eingesetzt wurden, führten das Eis in besonderen Abteilen mit und ließen es die Luft kühlen, die um die Rinderhälften zirkulierte, die an Laufkatzen von der Decke hingen. Die Rindfleischbarone und Eigentümer der fleischverarbeitenden Industrien – Armour, Swift, Cudahy, Morris – kauften die Eisenbahnen auf, monopolisierten die Getreidemärkte und wurden so reich wie heutzutage die Ölscheichs.

Aber das Grasmeer, das den Boom des 19. Jahrhunderts genährt hatte, erwies sich als ebenso verwundbar wie Indianer und Bisons. Überbeanspruchung der saftigen Prärien und siedelnde Farmer vertrieben die Rancher weiter nach Westen in trockenere Regionen, die weit ab von den Eisenbahnen und den Viehhöfen des Mittelwestens lagen. Es war mehr Maismast nötig, um das Weidevieh auf das für den Markt erforderliche Gewicht zu bringen; das Rindfleisch verlor seinen Preisvorteil gegenüber dem Schweinefleisch, und der Prokopf-Verbrauch ging von dem Spitzenwert, den er mit 67,1 Pfund um die Jahrhundertwende erreicht hatte, auf 54,9 Pfund im Jahr 1940 zurück. Durch den Boom, den das Fleisch von Weiderindern erlebt hatte, war die Differenz zwischen dem Schweinefleisch-und dem Rindfleischkonsum sehr verringert worden, aber der Aufschwung hatte nicht lange genug gedauert, um die Kluft völlig zu schließen. 1900 hatte das Schweinefleisch immer noch einen Vorsprung von 4,8 Pfund pro Kopf der Bevölkerung, und im Laufe des 20. Jahrhunderts vergrößerte sich der Abstand erneut, bis am Vorabend des Zweiten Weltkriegs die Amerikaner wieder 18,6 Pfund mehr Schweinefleisch pro Person aßen als Rindfleisch. Solange sowohl die Rind- als auch die Schweinefleischproduktion primär eine Sache der Umwandlung von Getreide in Fleisch war, schien der unvergleichliche Schweinemagen die besseren Karten zu haben.

Aber das Rennen war noch nicht entschieden; es brauchte nur wenige Jahre, da hatte das Rindfleisch über das Schweinefleisch triumphiert. Zu Beginn der fünfziger Jahre aßen die Amerikaner gleich viel Rind- und Schweinefleisch; Anfang der Sechziger aßen sie 10 Pfund mehr Rindfleisch pro Person; und Anfang der Siebziger hatte sich dieser Vorsprung auf 25 Pfund vergrößert. Schließlich verzehrten im Jahr 1977, als der Fleischkonsum die Höchstmarke aller Zeiten erreichte, die Amerikaner fast zweimal soviel Rind- wie Schweinefleisch: 97,7 Pfund Rindfleisch pro Person gegenüber 53,7 Pfund Schweinefleisch, eine Differenz von 44 Pfund jährlich pro Kopf der Bevölkerung.

Wie schaffte es das Rindfleisch schließlich, die Krone zu erringen? Mittels einer Kombination von Veränderungen in der Rindfleischproduktion und im Vermarktungssystem, die dem nach dem Zweiten Weltkrieg aufkommenden amerikanischen Lebensstil perfekt entsprachen. Mit dem fortschreitenden 20. Jahrhundert spielte Weideland in der Rindfleischproduktion der Vereinigten Staaten eine immer geringere Rolle. Die Zeit, die man für die Aufzucht von Masttieren (d.h. von Kälbern, die für die Mastanlagen bestimmt sind) braucht, hat sich ebenso wie der für die Mast selber erforderliche Zeitraum mehr und mehr verkürzt. Dank verbesserter Zuchtrassen, kultivierter Weiden und systematischer Bewirtschaftung läßt sich Mastvieh heute in vier Monaten auf ein Gewicht von vierhundert Pfund bringen. Die Farmer verkaufen die Tiere dann an die Mastanlagen, wo man sie dazu bringt, eine Mischung aus proteinreichen Sojabohnen, Fischmehl, kalorienreichem Mais und Sorghum nebst Vitaminen, Hormonen und Antibiotika zu fressen, all das durch Rösten auf die optimale Temperatur gebracht und Tag und Nacht durch zementmischerähnliche Lastwagen angeliefert. Die Rinder fressen den ganzen Tag über, und im grellen Schein von Lampen, die die Nacht zum Tag machen, fressen sie auch die ganze Nacht durch. Egal, wieviel sie fressen, ihr Trog quillt über, und binnen vier Monaten haben sie noch einmal vierhundert Pfund zugesetzt und sind schlachtreif.

Genauso wichtig wie die Veränderungen der Produktionsweise waren die Veränderungen des Rindfleischkonsums. Es begann damit, daß in den Vorstädten immer mehr Einfamilienhäuser gebaut wurden und das Kochen und gesellige Beisammensein im Freien in Mode kam. Für die aus den Stadtzentren in die Vorstädte Geflüchteten bedeutete der Holzkohlengrill die Erfüllung langgehegter Sehnsüchte in Sachen Freizeitgestaltung und Gaumenfreuden. Abgesehen vom Reiz des Neuen – es handelt sich ja um die einzige Zubereitungsart, auf die Bewohner von Mietblocks verzichten müssen – bot der Holzkohlengrill hinter dem Haus die Annehmlichkeit, daß sich mit ihm ohne ein Durcheinander von Töpfen und Pfannen rasch warme Mahlzeiten zubereiten ließen, wobei häufig die Männer den Platz am Grill einnahmen und sich wie Häuptlinge aus alter Zeit als große Festveranstalter und Fleischverteiler aufspielen konnten. Diese Hinterhof-Umverteiler von Nationaleinkommen füllten ihre Grills mit Rindfleisch. Wenn sie Schweinefleisch dem Rauch und den Flammen übergaben, so waren es Frankfurter Würstchen, die selber zu 40% oder mehr aus durchgedrehtem Rindfleisch bestanden. Gegrillte Rindersteaks waren am beliebtesten, deren Reiz ohne Frage dadurch erhöht wurde, daß sie einst im Preis unerschwinglich gewesen waren. Aber die Tatsache der ungeheuren Mengen von Hamburgern, die auf dem Holzkohlengrill landeten, beweist, daß bei der Manie des Rindfleisch-Grillens noch anderes eine Rolle spielt als bloße Großmannssucht. Zum Beispiel machten es technische Rücksichten bei der Hinterhof-Braterei schwierig, Schweinehack zu verwenden. Bällchen aus reinem Schweinefleisch lassen sich auf dem offenen Holzkohlenfeuer nur schwer zubereiten, ohne zu zerfallen und durch den Rost zu bröseln, und sie in Bratpfannen zu legen, hätte eine Vereitelung des Zwecks der ganzen Veranstaltung, eben der Flucht vor der Plackerei in der Küche, bedeutet.

Noch wichtiger vielleicht war, daß Schweinefleisch wegen der Trichinengefahr länger als Rindfleisch gegart werden mußte. So unglaublich es klingen mag, die Fleischbeschau in den Vereinigten Staaten untersucht Schweinefleisch nicht auf Trichinen. Die einzige Methode, Trichinen im Schweinefleisch zu entdecken, ist die Untersuchung unter dem Mikrosokop, ein zeitraubendes, kostspieliges und nicht absolut sicheres Verfahren. Infolge dieser Nachlässigkeit haben etwa 4% der Amerikaner Trichinen in den Muskeln und halten ihre Trichinose-Anfälle irrtümlich für leichte Grippeerkrankungen. Anstelle der Fleischbeschau riefen das Landwirtschaftsministerium, das Zentrale Gesundheitsamt und die Amerikanische Medizinische Vereinigung in den dreißiger Jahren ein intensives Schulungsprogramm ins Leben, das den Amerikanern beibringen sollte, Schweinefleisch solange zu garen, bis es durch und durch seine rosa Färbung verloren und eine graue angenommen hatte. Diese Vorkehrungen schlossen das Grillen von Schweinefleischstücken aus, die in dem Maß, wie sie eine durch und durch graue Farbe annehmen, auch durch und durch zäh und trocken werden. Grillwurst und Kassler stellen eine brauchbare Lösung dar, weil sie fettreich sind und beim gründlichen Braten zart und saftig bleiben, aber sie bieten, verglichen mit Hamburgern oder Rindersteaks, viel weniger Fleisch und lassen sich nicht auf einem Milchbrötchen unterbringen, was sie als praktisches Essen gegenüber dem Hamburger in Nachteil bringt.

Der Abwanderung in die Vorstädte folgten bald andere soziale Veränderungen, die zum Siegeszug des Rindfleischs in Amerika beitrugen: Ich meine den Eintritt von Frauen ins Heer der Arbeitskräfte, die Entstehung von Familien, in denen beide Elternteile berufstätig sind, die wachsende Feminismusbewegung und die zunehmende Abneigung von Frauen gegen Töpfe, Pfannen, Spülbecken und Herd. Diese Veränderungen bildeten das Szenarium für eine Orgie des Rindfleischverzehrs außer Haus und für den Aufstieg des unverwechselbar amerikanischsten Beitrags zur internationalen Küche: des als Schnellimbiß zu essenden Hamburgers. Den neuen Doppelverdiener-Familien der Nachkriegszeit boten die Schnellimbiß-Restaurants mit ihren Hamburgern die Möglichkeit, außerhalb zu essen und auch ohne Einfamilienhäuschen und Gartengrillparty die Schufterei in der Küche los zu sein, und zwar zu einem Preis, der den Kosten für ein häusliches Essen mittlerer Güteklasse vergleichbar war, zumal wenn man einen Lohn für die Arbeit der Hausfrau in Rechnung stellte, was mehr und mehr berufstätige Frauen zu tun geneigt sind.

Mit dem aushäusigen Verzehr von Rindfleischbuletten haben die Amerikaner schon vor langer Zeit angefangen. Manche Historiker führen den Ursprung der Hamburger auf irgendeinen obskuren Restaurantbesitzer zurück, dem bei einem ländlichen Jahrmarkt in Ohio 1892 die Schweinswürstchen ausgegangen waren und der stattdessen Rinderhack genommen habe. Andere behaupten, die ersten Hamburger seien auf dem Jahrmarkt von St. Louis im Jahr 1904 aufgetaucht. Weniger Unklarheit herrscht über den Ursprung des ironischerweise gar nicht an Rindfleisch erinnernden Namens. »Hamburger« stammt entweder von der Hamburg-Amerika-Schifffahrtslinie, auf der man deutschen Auswanderern während der Überfahrt mit Vorliebe Frikadellen vorsetzte, oder aber von einer beliebten Fleisch-Resteverwertung in Hamburg selbst, dem »Rundstück warm«. Wie immer sie genau entstanden sein mögen, die »Hamburger« waren eine Neuheit, die den Großteil der ersten Jahrhunderthälfte hindurch nur auf Jahrmärkten, in Vergnügungsparks und an Badeorten verkauft wurden. Erstmals deutete sich ihre Zukunftsträchtigkeit als massenhaft produzierte Restaurantkost an, als im Jahr 1921 die White Castle-Kette von Hamburger-Lokalen in Kansas City gegründet wurde. Die Kette breitete sich langsam aus und brauchte fast ein Jahrzehnt, bis sie New York erreicht hatte. Aber White Castle war kein Imbißrestaurant, und dafür war die Zeit auch noch gar nicht reif. Es war eine billige, zentral gelegene Eßgelegenheit für Passanten. Die Hamburger wurden zubereitet, während die Kunden an der Theke saßen, sich mit einem Kaffee die Zeit vertrieben und dadurch, daß sie die Plätze blockierten, neue Bestellungen verhinderten. Die ersten wirklichen Imbiß-Ketten waren Folgeprodukte des Zeitalters der Motorisierung. Sie versorgten motorisierte Familien, die ihre Mahlzeiten lieber inmitten von Chrom und Glas, in hochflossigen Wohnzimmern auf Rädern, als am Küchentisch einnehmen wollten. McDonald's, 1955 von Ray Kroc als bahnbrechende Einrichtung gegründet, führte erst 1966 Stühle und Tische für Kunden ein, die sitzen wollten. Von da an gehörten zum Erfolgsrezept Durchreichefenster für Autos, viel Parkplatz, getrennte Bereiche fürs Bestellen und fürs Essen, eine beschränkte Zahl von Gerichten, festgelegte Portionen und eine saubere »Familienatmosphäre«. Heute werden die meisten der Kettenrestaurants von Konzessionären betrieben. Dafür, daß sie vom Namen und von der landesweiten Werbung profitieren, müssen die Konzessionsinhaber Essen, Ausrüstung und Nachschub zum großen Teil bei der Muttergesellschaft einkaufen und sich an die einheitlichen Vorschriften für Zubereitung des Essens, Bedienung und Führung des Lokals halten. Bei McDonald's kommen die Hamburger selbst als tiefgefrorene

Plätzchen von zentralen Verteilerstellen. Die Angestellten braten sie, packen sie mit Würzsoße oder einem Stück Käse in ein Milchbrötchen und stecken das Ganze in einen Halter aus Plastikschaum, all das schnell genug, um immer einen Vorrat zur Hand zu haben, damit jede Bestellung unverzüglich erledigt werden kann. Theoretisch sollen bei Burger King die Hamburger binnen zehn Minuten nach Beendigung des Bratvorgangs serviert sein.

Anfang der achtziger Jahre aßen die Amerikaner achtzig Pfund Rinderhack pro Kopf, zum größten Teil in Form von Hamburgern. Jede Sekunde erledigten allein die Imbißrestaurants Bestellungen von zweihundert Kunden, die das obligate Milchbrötchen mit ein oder zwei Fleischplätzchen haben wollten, was sich auf 6,7 Milliarden Bestellungen jährlich im Gesamtwert von 10 Milliarden Dollar beläuft. Pro Tag essen allein in Lokalen der McDonald's-Kette vierzehn Millionen Amerikaner.

*

Meiner Meinung nach ist der Aufstieg der Schnellimbiß-Restaurants ein Ereignis, das mindestens genausoviel Bedeutung für die menschliche Gesellschaft hat wie die Landung eines Menschen auf dem Mond. Ich denke an die Vorhersage in Edward Bellamys bemerkenswertem utopischem Roman *Looking Backward*, daß es eine der großen Errungenschaften des Sozialismus sein werde, den kapitalistischen Eßgewohnheiten ein Ende zu machen. Der Held von Bellamys Roman fällt 1887 in Schlaf und träumt, er wache erst wieder im Jahr 2000 auf. Unter den wunderbaren Dingen, denen er begegnet, beeindruckt ihn nichts mehr als die Tatsache, daß die Amerikaner nicht mehr jeder für sich einkaufen und ihr Essen zubereiten bzw. auftragen. Stattdessen essen sie Mahlzeiten, die in Küchen in der Nachbarschaft gekocht, an Hand von Speisekarten, die in der Zeitung erscheinen, bestellt und in eleganten Klubs serviert werden. McDonald's, Wendy's und Burger King bieten schwerlich die Haute Cuisine und die luxuriösen Räumlichkeiten, die Bellamy im Auge hatte, aber in der Erfüllung des Traums von einem erschwinglichen Essen außer Haus bringen sie es weiter als alles, was die Welt bis dahin gesehen hat. Wenn McDonald's, Wendy's und Burger King, diese Ausgeburten des Kapitalismus, überhaupt etwas sind, so jedenfalls zentral gelegen, effektiv und allen zugänglich – das Essen ist billig, nahrhaft und in unbegrenzten Mengen unmittelbar zugänglich; es gibt keine Bedienung bei Tisch und kein Abwaschen von Geschirr, da die Utensilien nach Gebrauch einfach weggeschmissen werden; und die Kunden selbst tragen ihr Essen an den Tisch und räumen auf, wenn sie fertig sind. (Natürlich bleiben jede Menge Schufterei, Antreiberei und niedrige Löhne, aber wer glaubt schon an den Weihnachtsmann?)

Rindfleischverzehr und Schnellimbiß-Industrie hoben zusammen ab und ließen das Schweinefleisch auf der Startrampe zurück. Erst in den achtziger Jahren fing Schweinefleisch an, auf den Speisekarten der Schnellimbißketten zu erscheinen, und dann nur als Bestandteil von Frühstücks-Spezialangeboten. (McDonald's kreierte sein »McRib«, ein Schweinefleisch-Sandwich, das von Grillsauce nur so troff und mit dem ein 3500 Restaurants umfassender Feldversuch unternommen wurde; aber als die Kunden sich über die Schweinerei beim Essen und über mangelnden Wohlgeschmack beklagten, wurde das Experiment in den USA rasch wieder aufgegeben.)

Die Lösung für das Problem, das Schweinefleisch am Boom der Schnellimbiß-Restaurants teilhaben zu lassen, läge augenscheinlich im Verkauf von Hamburgern, die eine Mischung aus Schweine- und Rindfleisch wären. Schließlich sind auch die Frankfurter Würstchen ein Gemisch aus Schweine- und Rindfleisch* und bilden seit langem einen der Grundpfeiler der amerikanischen Schweinefleischindustrie. Aber kein US-Unternehmen hat je versucht, solch ein Produkt auf den Markt zu bringen. Alle Hamburger, die in den Vereinigten Staaten verkauften werden, enthalten im Unterschied zu den Frankfurtern nur Rindfleisch und nichts sonst. Dafür gibt es einen simplen Grund, auch wenn die meisten Amerikaner ihn nicht kennen. Das Gesetz ist es, das so etwas wie einen Hamburger, der nicht durch und durch aus Rindfleisch ist, ausschließt. Die Verordnungen des Landwirtschaftsministeriums der Vereinigten Staaten definieren den Hamburger als ein Plätzchen aus durchgedrehtem Fleisch, das nur Rindfleisch bzw. Rinderfett enthalten darf. Wenn ein solches Fleischplätzchen auch nur ein Tüpfelchen Schweinefleisch oder Schweineschmalz enthält, kann man es »Bulette« oder »Burger« oder »Würst-

* Deutsche »Original Frankfurter Würstchen« bestehen dagegen lt. Verordnung aus reinem Kalbfleisch. [Anm. d. Übers.]

chen« nennen, aber »Hamburger« darf es nicht mehr heißen. Mit anderen Worten, die Rindfleischindustrie hat in bezug auf das beliebteste Fertiggericht der Amerikaner kraft regierungsamtlicher Verfügung eine Art Patent oder eingetragenes Warenzeichen. Folgendes steht in der rechtskräftigen Sammlung von Verordnungen (Bundesverordnungssammlung 1946, 319.15, Unterabschnitt B) zu lesen:

> *Hamburger.* Ein »Hamburger« muß aus frischem und/oder tiefgefrorenem Hackfleisch vom Rind mit oder ohne Zusatz von schierem Rinderfett und/oder Würzmitteln bestehen, darf nicht mehr als 30% Fett und kein Wasser sowie keine Phosphate, Bindemittel oder Streckmittel enthalten. Fleisch vom Rindskopf (abgelöste Rinderbacken) dürfen bei der Zubereitung von Hamburgern nur in Übereinstimmung mit den Vorschriften in Absatz (a) dieses Abschnitts verwendet werden.

Man kann durch den Fleischwolf gedrehtes Schweinefleisch essen; man kann durch den Fleischwolf gedrehtes Rindfleisch essen; aber beides zu vermischen und als Hamburger zu bezeichnen, ist ein abscheulicher Frevel. Das alles klingt verdächtig nach einer Neuauflage des 3. Buch Mose. Und doch steckt, genauso wie beim alten Schweinefleischtabu, in dem, was auf der einen Seite wie reiner Mumpitz anmutet, auf der anderen Seite ein Kern praktischen Interesses. Eine Schlüsselbestimmung ist, daß der Hamburger zwar ganz aus Rindfleisch bestehen muß, aber im Unterschied zum Rinderhack, dessen Fettanteil ausschließlich vom Zustand des Fleisches vor der Zerkleinerung abhängt, 30% zugesetztes Rinderfett enthalten darf. Hamburger lassen sich, mit anderen Worten, in der Weise fertigen, daß Fleisch und Fett von verschiedenen Rindern gemischt wird. Ich habe den entscheidenden Satzteil in dem Verordnungstext, der die Zusammensetzung von Rinderhack regelt, kursiv gesetzt:

> *Hackfleisch vom Rind, durchgedrehtes Rindfleisch.* »Hackfleisch vom Rind« oder »durchgedrehtes Rindfleisch« muß aus gehacktem frischem und/oder tiefgefrorenem Rindfleisch einschließlich oder ausschließlich Würzmitteln und *ohne den Zusatz von schierem Rinderfett* bestehen, darf nicht mehr als 30% Fett und

keinen Zusatz von Wasser, Phosphaten, Bindemitteln oder Streckmitteln enthalten.

Das, worauf all diese obskuren Festlegungen und geheimnisvollen Verwerfungen hinauslaufen, ist eine staatliche Sanktionierung des Hamburgers als eines Gemischs aus zwei Bestandteilen – einer bestimmten Art Rindfleisch und einer bestimmten Art Rinderfett –, von denen keins ohne das andere als Nahrungsmittel auf den Markt zu bringen ist. Wie seit je stammt auch heute noch das billigste Rindfleisch, das man kriegen kann, von mageren, nicht für den Markt gemästeten Jungstieren von der Weide. Wenn man aber dieses Fleisch zerkleinert und versucht, Hamburger daraus zu machen, so stellt man fest, daß die Fleischplätzchen beim Braten auseinanderfallen. Mit anderen Worten, um einen Hamburger aus dem Fleisch von Weiderindern machen zu können, braucht man Fett, den unversialen Binder für Nahrungsmittel. Dafür wäre jedes Fett recht, egal, ob tierisches oder pflanzliches; aber da man einen Hamburger herstellen will und nicht einfach eine Bulette oder ein Würstchen, muß es Fett von einem Rind sein. Unser Blick richtet sich jetzt auf die Mastanlagen und das Rindvieh, das dort vier oder fünf Monate lang vierundzwanzig Stunden täglich damit zugebracht hat, Mais, Sojabohnen, Fischmehl, Vitamine, Hormone und Antibiotika zu fressen. Ihre Bäuche umgibt ein Fettpolster, das nach dem Schlachten abgelöst werden muß. Das ist das billigste Rinderfett, das man kriegen kann. Die Vereinigung des Fetts aus den Mastanlagen mit dem mageren Fleisch der Weiderinder findet in den Fleischwölfen der Verarbeitungsindustrie statt, aus denen in wundersamer Wandlung das Fleisch für den nationalen Bedarf an Hamburgern hervorgeht. Ließe man zu, daß Hamburger aus Schweinefleisch plus Rinderfett oder aus Rindfleisch plus Schweineschmalz gemacht würden, oder unterbände man die Praxis, die Hamburger aus Fett von dem einen Tier und Fleisch von einem anderen herzustellen, so bräche die gesamte Rindfleischindustrie über Nacht zusammen. Die Schnellimbiß-Unternehmen brauchen den Abfall von den Mastanlagen, um billige Hamburger produzieren zu können, und die Mastanlagen brauchen die Hamburger, um die Kosten des von ihnen produzierten Fleischs niedrig zu halten. Aus dem symbiotischen Charakter dieses Verhältnisses folgt also, daß man durch den Verzehr eines Steaks einem anderen ermöglicht, einen Hamburger zu essen bzw., wenn man es so herum lieber hat, daß man durch den Verzehr eines Hamburgers bei McDonald's das Steak subventioniert, das ein anderer im Ritz genießt.

Trotz meiner Nachforschungen beim Landwirtschaftsministerium ist es mir nicht gelungen, etwas über die Verhandlungen herauszufinden, auf Grund deren die Hamburger-Definition in der Sammlung von Bundesverordnungen zustandekam. Zusammen mit dem Versäumnis der Regierung, angemessene Vorkehrungen gegen Trichinose zu treffen, ist der Ausschluß des Schweinefleischs und des Schweineschmalzes vom Geschäft mit den Hamburgern ein Hinweis darauf, daß die Rindfleischproduzenten in Regierungskreisen über größeren Einfluß verfügten als die Schweinefleischerzeuger. Wenn das stimmt, so wäre es die natürliche Folge eines grundlegenden Unterschieds in der Organisationsweise der beiden Industrien, die seit dem späten 19. Jahrhundert existiert. Die Rindfleischproduktion wird seit langem von einer relativ kleinen Zahl riesiger Viehfarmen und Gesellschaften mit Mastanlagen beherrscht, während die Schweinefleischerzeugung von einer relativ großen Zahl kleiner bis mittlerer Farmen betrieben wird. Als diejenige mit dem höheren Konzentrationsgrad hat die Rindfleischindustrie wahrscheinlich die besseren Möglichkeiten, Einfluß auf die gesetzlichen Bestimmungen des Landwirtschaftsministeriums zu nehmen.

Bleibt noch ein heikler Punkt! Die billigste Quelle für mageres Hamburger-Fleisch findet sich in überseeischen Ländern wie Australien und Neuseeland, die eine geringe Bevölkerungsdichte haben und über reichlich Weideland verfügen. Wenn die Schnellimbiß-Ketten könnten, wie sie wollten, so würden sie ihr mageres Rindfleisch zum größten Teil im Ausland kaufen. Damit das nicht geschieht, hat die Regierung Quoten verfügt, die den Import von Rindfleisch beschränken. Selbst noch mit dieser Quotenregelung stammen fast 20% des gesamten Rinderhacks, das in Amerika verzehrt wird, von Rindfleisch aus dem Ausland. Niemand weiß genau, auf welchen Wegen das ausländische Rindfleisch in die Mägen der Verbraucher gelangt. Hat es erst einmal den Zoll passiert, kümmert sich niemand mehr darum, wohin es wandert bzw. was diejenigen, die es verarbeiten, mit ihm anfangen. Manche der Schnellimbiß-Restaurantketten legen Wert darauf zu betonen, daß ihre Hamburger nicht nur zu 100% aus Rindfleisch bestehen, sondern auch zu

100% amerikanisch sind. Andere bewahren Stillschweigen und fügen den Mysterien der fleischlichen Eßgewohnheiten Amerikas ein weiteres hinzu.

Zusammenfassend kann man sagen, daß sich die jüngste Vormachtstellung des Rindfleischs gegenüber dem Schweinefleisch dem direkten und indirekten Einfluß des ganz aus Rindfleisch bestehenden Schnellimbißartikels »Hamburger« verdankt. Durch die Mischung des Fleischs ungemästeter Weiderinder mit dem überschüssigen Fett aus den Rindermastanlagen schafften es die Schnellimbiß-Ketten, die natürliche Überlegenheit des Schweins bei der Umwandlung von Getreide in Fleisch wettzumachen. Die Tatsache, daß das Landwirtschaftsministerium der Vereinigten Staaten Hamburger aus Schweinefleisch als verabscheuungswürdige taxonomische Anomalie verwirft, erinnert deshalb nicht bloß im metaphorischen Sinn an die Tabus im 3. Buch Mose. Als Schiedsrichter in dem Jahrtausende alten Streit zwischen Schweinen – ausgemachten Getreidefressern – und Rindern – ausgemachten Grasfressern – ist das Landwirtschaftsministerium uralten Vorbildern gefolgt. Indem es die Hamburger mit einer schieren Rindfleischidentität ausstattete, belastete es die Wahl des Fleischs mit geistiger Bedeutung und erklärte Rindfleisch für heiliger als Schweinefleisch.

Die wechselhafte Geschichte der amerikanischen »Fleischeslust« hat mit dem Triumph des Rindfleischs über das Schweinefleisch keineswegs ihr Ende gefunden. Diese beiden roten Fleischsorten finden sich neuerdings bedroht durch den Aufstieg von Schnellimbiß-Gerichten aus Hähnchenfleisch in tiefgefrorener oder frischer Form. Die Amerikaner verzehren inzwischen 54 Pfund Hähnchenfleisch pro Jahr. Während geschäftsschädigende medizinische Befunde und steigende Ladenpreise dazu geführt haben, daß die amerikanischen Verbraucher seit 1976 ihren Prokopf-Rindfleischverzehr um 15 Pfund gesenkt haben, ist der Verzehr von Hähnchenfleisch um 11,2 Pfund emporgeschnellt. Wenn dieser Trend anhält, werden bis zum Ende des Jahrhunderts die Amerikaner mehr Hähnchenfleisch als Rindfleisch essen.

Die Hähnchenfleisch-Revolution war überfällig. Von Natur und durch Züchtung sind die Hähnchen bei der Umwandlung von Getreide in Fleisch etwa so leistungsfähig wie Schweine und fünfmal tüchtiger als Rinder. Manche der neuen Zuchtrassen machen Anstalten, die Effektivität der Schweine sogar noch zu übertreffen und eine Umwandlung von 1,92 Pfund proteinreichen Futters in ein Pfund Fleisch zu erreichen, wobei das Fleisch sich weitgehend auf den Brustbereich konzentriert. Verschiedene technische Probleme – die Anfälligkeit gegen ansteckende Krankheiten bei Massenhaltung, die Neigung der Hähnchen, sich in überfüllten Ställen beim Kampf um die »Hackordnung« zu Tode zu hacken, und die Schwierigkeit, zum Zweck der Bildung von Schwärmen das Geschlecht der Jungtiere zu bestimmen – verhinderten lange die Verwirklichung des in den Tieren steckenden Potentials zur Massenproduktion. Diese Hindernisse werden heute dadurch überwunden, daß man ihnen Antibiotika verabreicht, mit einem Ätzeisen ihren Schnabel entschärft und männliche Tiere züchtet, die längere Flügel als die weiblichen haben. Die Hähnchen werden jetzt in Haufen von 30000 pro Hühnerhaus »hergestellt«, wobei jeder Vogel weniger als 100 cm^2 Lebensraum hat. Temperaturregelung, Belüftung und Mistbeseitigung, alles wird automatisch erledigt. Das Licht brennt zweiundzwanzig Stunden täglich, damit die Tiere wach bleiben und ununterbrochen fressen können. Binnen siebenundvierzig Tagen nach dem Schlüpfen wiegen sie über vier Pfund und sind verkaufsfertig, die Hälfte der Zeit, die man 1950 dafür brauchte. In der Fabrik eines der großen Markenhersteller werden die Vögel automatisch durch Maschinen mit einer Geschwindigkeit von 1,5 Sekunden pro Tier getötet, ausgenommen, gekühlt und verpackt. Das Ergebnis dieser Neuerungen ist, daß die Hähnchenpreise im letzten Jahrzehnt kaum gestiegen sind und daß heute der Anteil von Erzeugnissen aus Hähnchenfleisch in der gesamten Schnellimbiß-Industrie am raschesten wächst. »Wo ist das Rindfleisch?« mag bald eine Frage sein, die man dem Urheber des Slogans selbst stellen kann. Wendy's ließ diesen Werbespruch, der während des Präsidentenwahlkampfs 1984 in aller Munde war, unvermittelt fallen, weil er die Pläne der Schnellimbißkette in bezug auf ein neueingeführtes Hähnchen-Sandwich störte.

Wenn die Ernährungsexperten uns erzählen wollen, daß Nahrungsgewohnheiten den Teil der Kultur bildeten, der sich am langsamsten verändere – und zwar so langsam, daß die amerikanische Vorliebe für Rindfleisch in vedische Zeiten zurückweise –, so haben sie offensichtlich der Geschichte des Fleischkonsums nicht viel Beachtung geschenkt. Nebenbei bemerkt, wurden Hühner in den Dschungeln Südostasiens domestiziert und waren nie Bestandteil des ursprünglichen indoeuropäischen nomadisch-ackerkulturellen Komplexes. Sie kamen wahrscheinlich erst zur Zeit der Griechen und Römer nach Europa.

Der eherne Griff der Tradition hat die umfassenden Veränderungen der Geschmacksrichtung, die von der Kolonialzeit bis heute über Amerika hinwegegangen sind, nicht erkennbar bremsen können. Wie nie zuvor in der Geschichte ist in Amerika Eßbarkeit gleichbedeutend gewesen mit Verkäuflichkeit. Aber ebenso entschieden wie in den anderen Fällen, die ich untersucht habe, ist im Falle Amerikas das Auf und Ab des Geschmacks an bestimmten Fleischsorten keine Folge willkürlicher Moden, die draufgängerische Unternehmertypen im landwirtschaftlichen Bereich nach Belieben ausbeuten konnten. Nicht weniger als im hinduistischen Indien erlegt auch hier das Zusammenspiel von Natur und Kultur, wie ingeniös die als Vermittlung fungierende Technologie auch immer sein mag, der Rentabilität definitive Schranken auf, gleichgültig, ob man Rentabilität in Energie, Proteinen, Futtermitteln oder in Mark und Pfennig mißt. Und wir dürfen nie vergessen, daß in dieser Hinsicht noch viele Rechnungen offen stehen. Wenn ich besonderes Gewicht auf die kurzfristigen Verbesserungen in der Effektivität der Umwandlung von pflanzlicher Nahrung in Fleisch gelegt habe, so darf uns das nicht über die Tatsache hinwegtäuschen, daß, energetisch gesehen, die auf den Schnellimbiß zugeschnittene Fleischproduktion eine sehr ineffektive Art ist, Menschen zu ernähren. Der neueste technologische Triumph, den die Entwicklung des Super-Hähnchens darstellt, steht und fällt mit der Existenz von Hühnerfutter, das nicht nur Mais, Sojabohnen, Sorghum und andere proteinreiche pflanzliche Nahrung enthält, sondern auch tierische Produkte – hautpsächlich Fischmehl. Dieses Gemisch straft seinen Namen Lügen. Vom ernährungspraktischen und energetischen Standpunkt aus ist es viel zu wertvoll, um den Namen »Hühnerfutter« zu verdienen. Ernährungspraktisch ausgedrückt, bedeutet diese ganze proteinreiche Pflanzen- und Fischkost, daß das gewöhnliche amerikanische Hähnchen besser ernährt wird als drei Fünftel der Weltbevölkerung. Und energetisch ausgedrückt, kostet jede Kalorie Hähnchenbrust mindestens sechs Kalorien fossile Brennstoffe. Das bedeutet, daß die luxuriöse Ernährung der amerikanischen Hähnchen (und Schweine und Rinder) vollständig davon abhängt, daß sich auch weiterhin vergleichsweise billige, nicht-erneuerbare fossile Energiequellen anzapfen lassen. Wie bereits zu Anfang gesagt, kann sich die amerikanische Fleischfresserorgie durchaus noch als ebenso vergänglich herausstellen wie die im vedischen Indien. Jedenfalls hoffe ich, gezeigt zu haben, daß die Rangordnung in der amerikanischen Vorliebe für bestimmte Fleischsorten – vom Pferdefleisch bis zum Rindfleisch und Hähnchen – sich im wesentlichen rasch an neue Konstellationen ernährungspraktischer, ökologischer, ökonomischer und politischer Bedingungen angepaßt hat, statt als ein aus grauer Vorzeit überkommenes willkürliches Erbe unverrückbar und gleichgültig gegen Einflüsse von außen zu verharren.

Ich bestreite nicht, daß manche Ernährungsweisen extrem langlebig sind. Neben Vorlieben und Abneigungen, die nur Jahrzehnte anhalten, gibt es andere, die Jahrtausende lang Bestand haben. Aber wie unser nächstes Rätsel zeigen wird, ist die Berufung auf den ehernen Griff der Tradition als Erklärung für Ernährungsweisen, die Jahrtausende lang bestehen bleiben, ebenso ungeeignet wie für jene, die nur ein paar Jahrzehnte im Schwange sind.

7. Milch: Lust und Ekel

Mit meiner Arglosigkeit gegenüber der Milch war es vorbei, als ich auf die Schriften von Robert Lowie stieß, einem bekannten Anthropologen, der mit Vorliebe Beispiele sammelte, die als Beweis für die »unberechenbare Irrationalität« menschlicher Eßgewohnheiten dienen konnten. Lowie fand es eine »erstaunliche Tatsache, daß ostasiatische Völker wie die Chinesen, Koreaner und Indochinesen eine althergebrachte Abneigung gegen die Verwendung von Milch haben«. Ich teilte Lowies Gefühl der Verwunderung. Mir als jemandem, der die chinesische Küche verehrt und häufig Chinesisch ißt, hätte eigentlich auffallen müssen, daß auf chinesischen Speisekarten nie Milchgerichte auftauchen – keine Sahnesoßen, keine Käsegratins oder Soufflés und keine Butter bei Gemüsen, Nudeln, Reis oder Klößen. Bei jedem chinesischen Menü indes, das ich jemals erlebt hatte, gab es Eiskrem zum Nachtisch. Mir war nie der Gedanke gekommen, daß dieses einsame Molkereiprodukt ein Zugeständnis an den westlichen Geschmack war und daß unter meinen Mitmenschen ganze Völkerschaften das »ideale Nahrungsmittel« meiner Kindheit und Jugend ablehnen könnten.

Lowie hatte sich noch milde ausgedrückt. Die Chinesen und andere Völker in Ost- und Südostasien haben nicht bloß eine Abneigung gegen Milch, sie verabscheuen sie zutiefst und reagieren auf die Aussicht, ein Glas schöner, kalter Milch schlucken zu müssen, etwa so, wie wir im Westen auf die Aussicht eines Glases schönen kalten Kuhspeichels reagieren würden. Wie die meisten meiner Generation bin ich in der Überzeugung aufgewachsen, daß Milch ein Zaubertrank ist, ein herrliches weißes, flüssiges Manna, das über die Fähigkeit verfügt, Männerbrüste mit Haar und Frauenwangen mit Pfirsichhaut zu überziehen. Was für ein Schock, feststellen zu müssen, daß andere darin ein häßlich aussehendes, eklig schmekkendes Drüsensekret sahen, das kein Erwachsener mit auch nur ein bißchen Selbstachtung zu schlucken bereit war.

In meiner Jugendzeit fand das beliebte Stereotyp von der Milch als »idealem Nahrungsmittel« eifrige Unterstützung durch die Molkereiwirtschaft, das Landwirtschaftsministerium der Vereinigten

Staaten und die Amerikanische Ärztliche Vereinigung. Täglich sollte man einen Liter davon trinken; zu jedem Schulfrühstück sollte sie gehören; vor dem Essen, während des Essens, zwischen den Mahlzeiten und zum mitternächtlichen Imbiß mußte man sie trinken. Am besten kaufte man sie gleich in fünf Liter fassenden Plastikbehältern mit Zapfhahn. Jedesmal, wenn man den Kühlschrank aufmachte, sollte man einen Schluck trinken. Den Magen beruhigte sie, Magengeschwüre konnte man mit ihr behandeln, Durchfall mit abgekochter Milch heilen, die Nerven mit ihrer Hilfe beruhigen und mit warmer Milch Schlaflosigkeit bekämpfen. Milch konnte nie schaden.

Als in der Zeit nach dem Zweiten Weltkrieg die Vereinigten Staaten aufgerufen waren, den unterentwickelten Ländern mit Nahrungsmitteln zu helfen, verfielen die Beamten der Regierungsagentur für Internationale Entwicklung natürlich auf die Milch als eine Waffe im Kampf gegen den Hunger. Zwischen 1955 und 1975 schickten verschiedene Regierungsstellen Millionen Tonnen Milch (zumeist in Form von Trockenmilchpulver) an bedürftige Länder in aller Welt. Ungeachtet der Tatsache, daß es sich um Überschüsse handelte und daß die Amerikaner selber Milch in pulverisierter Form nicht mochten, hielten es die Farmer, Politiker und Organisatoren internationaler Hilfsprogramme für verdienstvoll, daß sie ihr Manna unterernährten Kreaturen überall auf der Welt zukommen ließen. Aber bald schon, nachdem die ersten Lieferungen ihren Bestimmungsort in Afrika, Lateinamerika, Ozeanien und anderen bedürftigen Regionen erreicht hatten, hörte man Gerüchte, daß Leute nach dem Genuß von Milch – amerikanischer Milch! – krank geworden waren.

1962 war ich in Brasilien, als auf Grund des unter dem Motto »Nahrung für den Frieden« stehenden Programms der Regierung Kennedy 40 Millionen Tonnen Trockenmilch dort einzutreffen begannen. Es dauerte nicht lange, da klagten die Brasilianer, die Milch mache ihnen Blähungen und führe zu Darmkrämpfen und Durchfall. Die Angehörigen der amerikanischen Botschaft wollten es zuerst nicht glauben und waren dann verärgert über die Art, wie dieser Beweis amerikanischer Großzügigkeit verschmäht und schlechtgemacht wurde. »Ihr Fehler ist«, erklärte mir einer der Beamten, »daß sie Hände voll von dem Pulver essen, es sich in den Mund stopfen, ohne es vorher in Wasser aufzulösen. Davon kriegen sie natürlich ganz gewaltige Bauchschmerzen.« »Das Problem ist«, meinte ein anderer Beamter, »daß sie das Pulver in verseuchtem Wasser auflösen. Die Milch ist ganz in Ordnung. Sie haben einfach nicht genug Ahnung; sie wissen nicht, daß sie das Wasser abkochen müssen, ehe sie das Pulver einrühren.« »Nein«, antworteten darauf meine brasilianischen Freunde, »wir rühren das Pulver ein und wir benutzen abgekochtes Wasser, aber trotzdem macht es uns starke Bauchschmerzen.« Hier ist wohl der Hinweis fällig, daß diejenigen, die Beschwerden bekamen, gewöhnt waren, Milch nur selten, wenn überhaupt, zu verwenden, und dann auch nur in kleinen Mengen zur morgendlichen Tasse Kaffee. Sie hatten Milch nie zuvor gläserweise getrunken. Im Unterschied zu den Chinesen und anderen asiatischen Völkern hegten die Brasilianer vor ihren Erfahrungen mit den amerikanischen Zuwendungen keinerlei ausgeprägtes Vorurteil gegen Milch. Da ihre kulturellen Traditionen in der Hauptsache aus Europa kamen, stieß sie der Gedanke, Milch zu trinken, nicht ab. Aber die Brasilianer, und das gilt insbesondere für die ärmeren Schichten, die Empfänger der Zuwendungen waren, stammen genetisch ebensosehr von Afrikanern und einheimischen Indios ab wie von europäischen Einwanderern. Es ist wichtig, sich klarzumachen, daß vielen Afrikanern jegliche Tradition des Milchtrinkens abgeht und daß die indianische Bevölkerung Amerikas vor der Ankunft der Europäer und ihrer Haustiere mit dieser Praxis absolut unvertraut war.

Während die Vereinigten Staaten im Rahmen ihrer internationalen Hilfsprogramme große Mengen Milchpulver ins Ausland verschickten, verteilten sie auch gleichzeitig im Rahmen verschiedener Programme zur Bekämpfung der Armut im eigenen Land Vollmilch an bedürftige Amerikaner. Mitte der sechziger Jahre war Ärzten, die Kontakt zu den Ureinwohnern Amerikas und zu Ghettobewohnern hatten, bereits aufgefallen, daß bei Schwarzen und Indianern schon nach einem einzigen Glas Milch unangenehme Erscheinungen im Verdauungstrakt auftraten. 1965 entdeckte ein medizinisches Forscherteam an der John Hopkins Medical School den Grund dafür: Ein großer Prozentsatz der Leute, die von Unterleibsproblemen im Zusammenhang mit dem Milchtrinken berichteten, war außerstande, den in der Milch befindlichen Zucker zu verarbeiten. Dieser

Zucker heißt Laktose oder Milchzucker und ist chemisch als Polysaccharide oder als komplexer Zucker bekannt. Alle Milch enthält Laktose, mit Ausnahme der Milch von Flossenfüßlern – Seehunden, Seelöwen und Walrossen –, eine bezeichnende Ausnahme, wie später noch deutlich werden wird. Laktosemoleküle sind zu komplex, um die Wände des Dünndarms durchdringen zu können. Sie müssen zu Monosacchariden oder einfachen Zuckerformen abgebaut werden, vor allem zu Glukose und zu Galaktose, ehe sie vom Blut absorbiert und als Energiequelle verwendet werden können. Die Umwandlung von Laktose in einfachere Zuckerformen hängt von der chemischen Wirkung eines Enzyms ab, das unter dem Namen Laktase bekannt ist. Die Forscher der Medical School entdeckten nun, daß etwa 75% der Schwarzen im Erwachsenenalter einen Mangel an diesem Enzym aufwiesen, im Vergleich mit ungefähr 20% bei den weißen Amerikanern. Wenn Menschen, die zuwenig Laktase haben, ein Glas Milch trinken, so können sie den Laktoseanteil nicht aufnehmen. Wenn der Mangel an Laktase groß ist, sammelt sich die Laktose im Dickdarm, fängt an zu gären und setzt Gas frei. Das Gedärm füllt sich mit Wasser und schwillt an, und die Laktose wird mit Hilfe eines flüssigen Stuhls aus dem Körper geschwemmt. Bei manchen an Laktasemangel leidenden Menschen kann schon die Milch zu den morgendlichen Haferflocken schwere Symptome hervorrufen. Die klassische Beschreibung der Symptome bei Laktasemangel wurde von einem sudanesischen Arzt namens Ahmed geliefert. In der renommierten britischen medizinischen Zeitschrift *Lancet* gab er folgenden Bericht:

> Ich bin ein 31 Jahre alter Arzt aus dem Sudan, ... bin verheiratet, habe eine zweijährige Tochter und hatte das Glück, in meinem Heimatland und jetzt hier in Großbritannien eine gute Ausbildung zu erhalten. Indes war mein Leben zutiefst beeinträchtigt, weil mich ständig Störungen der Darmtätigkeit in Sorge versetzten und in Anspruch nahmen. Das erste deutliche Anzeichen dafür ist mir aus einem Alter von 9 oder 10 Jahren erinnerlich, als ich gelegentlich Kolikanfälle hatte, die mit wässrigem Durchfall einhergingen; ich wurde durch Darmgeräusche, häufige Flatulenzen und dadurch beunruhigt, daß ich Schwierigkeiten hatte, eine zufrie-

denstellende, geschweige denn umfangreiche Entleerung zustandezubringen. Ich erinnere mich, daß ich mehrmals täglich auf die Toilette mußte und mich stundenlang um einen Stuhlgang bemühte, nur um schließlich jedes Mal mit einem winzigen Strang belohnt zu werden, geformt wie Zahnpasta, die man aus einer fast leeren Tube herausquetscht.

Die psychologischen Auswirkungen gewannen großes Gewicht, zumal, als ich von zu Hause wegzog, um ein Internat zu besuchen und mit anderen Schülern in einem Gebäude der Schule zu wohnen. Ich war bald berühmt dafür, daß ich stundenlang den Zugang zur Toilette versperrte. Ich sah mich außerstande, das Gas lange im Darm zurückzuhalten, und so mußte ich meine Not hinter der scherzhaft herausgestrichenen Fähigkeit verbergen, gewaltig und nach Belieben furzen zu können. Obwohl ich vorgab, mich über meinen Spitznamen, Gurab El Ful, zu amüsieren, war mir innerlich absolut elend zumute ...

Als ich hierher [nach England] kam, beobachtete ich eine markante Verschlechterung meines Zustands, die ich den Anforderungen der Arbeit unter Bedingungen einer fremden Kultur und unter dem Druck der Vorbereitungen auf das [medizinische] Examen zuschrieb. Die tägliche Arbeit wurde zu einer Tortur. Obwohl ich morgens nur ein leichtes Frühstück aus Cornflakes und Milch einnahm, wurde die Runde durch die Krankenzimmer zu einer unerträglichen Prozedur. Ich mußte ganze Batterien von Flatulenzen und Darmgeräuschen unterdrücken, und nach der Visite raste ich nach Hause auf die Toilette , um mehrere explosive Entleerungen hinter mich zu bringen ... Ich beschloß, ... mich mit Kleie zu behandeln, die in der Abteilung den Ruf eines wichtigen Elements bei der Behandlung des Syndroms nervöser Darmtätigkeit genoß. Jeden Morgen nahm ich mit Milch eine Dosis Kleie zu mir, deren Menge ich allmählich steigerte. Zu meinem Erstaunen verschlechterte sich dadurch mein Zustand ... Ich fühlte mich nachgerade der Verzweiflung nahe, und es war reiner Zufall, daß ich bei einem kleinen Plausch mit der neuen fachärztlichen Beraterin der Abteilung meine Beschwerden erwähnte. Sie zog die Möglichkeit in Betracht, daß der Milchzucker schuld daran sei. Widerstrebend stimmte ich einer Untersuchung zu, hatte aber wenig Hoffnung, daß sich ein entsprechendes Krankheitsbild finden werde.

Mein Laktose-Verträglichkeitstest verlief höchst eindrucksvoll. Ich erlebte das gleiche wie einige Jahre zuvor bei einer durch Cholera verursachten Dünndarmentzündung mit stürmischem Verlauf. Binnen einer halben Stunde nach Einnahme der Laktose merkte ich, wie mein Unterleib anfing, Geräusche zu machen, die später bis ans andere Ende der Krankenstation zu hören waren. Zwei Stunden danach erlitt ich, während ich einen Studentenkreis unterrichtete, eine überaus schwere Nabelkolik und raste in höchster Not davon ...

Innerhalb weniger Tage, nachdem ich mit einer milchlosen Diät begonnen hatte, stellte ich fest, daß die ständigen Blähungen im Unterleib wie auch der Zwang zum häufigen Furzen weg waren. Die Darmgeräusche verschwanden, und fast zum ersten Mal in meinem Leben hatte ich einen regelmäßigen Stuhlgang. Obwohl ich nicht an Gewicht verlor, begann ich, in der Taillengegend schlanker zu werden, was bei den Krankenvisiten ein neues Problem heraufbeschwor, weil ich merkte, daß meine Hosen über die Hüften herunterrutschten. Abermals mußte ich mich fluchtartig zurückziehen, diesmal aber nicht auf die Toilette, sondern um ein Paar Hosenträger zu kaufen! Ich bin jetzt in bester seelischer Verfassung, habe das Fläschchen mit Beruhigungstabletten weggeworfen und sitze an meiner zweiten Veröffentlichung – über die Häufigkeit des Auftretens von Laktasemangel bei sudanesischen Ärzten in Großbritannien.

Darüber, mit welcher Häufigkeit bei Personen, die keine Laktose vertragen, die Einnahme von Milch die Beschwerden Dr. Ahmeds nach sich zieht, sind sich die Fachleute aus Medizin und Ernährungswissenschaft uneins. Manche Experten schätzen, daß der Genuß eines Viertelliters Milch bei nicht weniger als 50% der Personen mit Laktoseunverträglichkeit Unwohlsein hervorruft, während andere behaupten, ihre Untersuchungen zeigten, daß bei dieser

Menge selbst milde Symptome nur bei weniger als 10% aufträten.

Für den berühmten Versuch der Federal Trade Commission, den Beirat der kalifornischen Milchproduzenten dazu zu zwingen, in seinen auf eine Erhöhung des Milchkonsums in Kalifornien abgestellten Werbekampagnen auf den Spruch »Milch ist für jedermann gut« zu verzichten, erwies sich dieser Mangel an Übereinstimmung als fatal. Der Vorsitzende Richter wies die Forderung nach einer einschränkenden Anordnung mit der Begründung zurück, die besten verfügbaren Doppelblindversuche zeigten, daß »von den 20 bis 25% der Bewohner Kaliforniens, die an Laktasemangel leiden, wahrscheinlich nur höchstens 15% nach dem Genuß eines Viertelliters Milch Symptome irgendwelcher Art zeitigen würden. In der Gruppe derer, die irgendwelche Symptome aufwiesen, sind es den Untersuchungen zufolge wiederum nur 15%, bei denen Symptome in sozialer oder psychologischer Hinsicht hinlänglich gravierend wären bzw. hinlängliche physische Beschwerden verursachten, um als solche ins Gewicht zu fallen.« Der Richter kam zu dem Schluß, daß demnach nur bei 0,7% der kalifornischen Bevölkerung ernstzunehmende Symptome aufträten. Aber da fast alle Fachleute darin übereinstimmten, daß die Symptome im Verhältnis zur Milchmenge zunähmen, übte das Gericht Kritik an Anzeigen, die dazu ermuntern wollten, mehrere Glas Milch auf einmal zu trinken. (In einem Fernseh-Werbespot verkündete das Baseball-Idol Vida Blue, er trinke täglich fast zehn Liter Milch.)

> Die Beklagten machten sich der Unfairness und Irreführung schuldig, wenn sie an Laktasemangel leidenden Personen, die einen beträchtlichen Bevölkerungsanteil stellen, vorspiegelten, der zusammenhängende Genuß großer oder unbegrenzter Mengen Milch werde ihnen guttun. Die Einnahme großer oder unbegrenzter Mengen Milch kann bei solchen Personen zu Symptomen führen, die ärgerlich und beschwerlich, wenn auch nicht gesundheitsgefährdend sind.

Die Ernsthaftigkeit der Symptome bei Personen mit Laktoseunverträglichkeit unterliegt offenbar der Abschwächung durch eine Art Gewöhnungseffekt. Personen mit Laktoseunverträglichkeit, die noch keine Erfahrung mit dem Trinken von Milch gehabt haben, neigen eher dazu, schon auf die Einnahme kleiner Mengen mit deutlichen Symptomen zu reagieren. Die meisten der in den Vereinigten Staaten durchgeführten Versuche betrafen Personen mit Laktoseunverträglichkeit, die, den herrschenden Sitten ihrer von Milch triefenden kulturellen Umgebung entsprechend, ihr Leben lang Milch getrunken hatten. Wir wissen, daß gastrische Symptome vom Psychischen her beeinflußbar sind und daß man bis zu einem gewissen Grad Fürze, Blähungen und leichte Darmkrämpfe ganz ebenso übersehen bzw. hinnehmen kann wie leichte arthritische Beschwerden. Hinzu kommt, daß sich die Darmflora gewohnheitsmäßiger Milchtrinker unter Umständen von derjenigen bei nicht-gewohnheitsmäßigen Milchtrinkern unterscheidet, was dazu führt, daß bei Personen mit demselben Grad von Laktasemangel die Gärungsprozesse mitsamt den durch sie produzierten Symptomen verschieden stark ausfallen können.

Dergleichen Faktoren können erklären, warum der Genuß von einem einzigen Glas Milch bei Menschen mit Laktasemangel eine größere Zahl dramatischer Symptome zur Folge hat als bei laktoseverträglichen Bürgern der Vereinigten Staaten. In Mexiko City zum Beispiel traten nach dem Genuß eines einzigen Glases Milch bei 20% der Personen mit Laktasemangel leichte und bei 16% ernsthafte Symptome auf. Unter den indianischen Pima in Arizona leiden annähernd 100% der Erwachsenen an Laktasemangel. Nach dem Genuß von einem Glas Milch berichteten 68% von ihnen über Symptome.

Nachdem sie die biologische Basis für die Überempfindlichkeit gegen Milch entdeckt hatten, machten sich die Medizinforscher eilends daran, weitere Gruppen aufzuspüren, für die Laktose unverdaulich war. Anfangs klassifizierten sie diejenigen, die an Laktasemangel litten, als »abnorm«; aber es wurde bald klar, daß im Erwachsenenalter Laktasemangel der »normale« und ein hinlängliches Vorhandensein von Laktase der »abnorme« Zustand ist, wie bei praktisch allen Säugetieren der Fall. Weniger als 5% der erwachsenen Chinesen, Japaner, Koreaner und sonstigen Ostasiaten können Laktose aufnehmen; bei manchen Völkern Ostasiens und Ozeaniens wie bei den Thai, den Eingeborenen Neuguineas und den australischen Ureinwohnern beträgt der Prozentsatz der Erwachsenen, die Laktose aufnehmen könnnen, annähernd Null. In West-

und Zentralafrika – d.h. in den Heimatgebieten der Vorfahren der meisten Schwarzen in den Vereinigten Staaten und in Brasilien – lassen sich Erwachsene, die Laktose aufnehmen können, fast ebenso schwer finden. Und damit sind wir wieder bei den vielen brasilianischen Mägen. Brasilianer gemischtrassiger afrikanischer und indianischer Herkunft, die nach dem Genuß von Milch aus Trockenmilchpulver über Beschwerden klagten, waren ohne Frage Opfer ihrer Unfähigkeit, Laktose aufzunehmen, und nicht Opfer schmutzigen Wassers oder der Unart, Hände voll vom unaufgelösten Pulver zu essen.

Wir wissen heute, daß sich die größte Konzentration von Leuten, die »abnormerweise« Laktose absorbieren können, in Europa nördlich der Alpen findet. Über 95% der Holländer, Dänen, Schweden und anderer Skandinavier verfügen über genügend Laktase-Enzym, um ihr ganzes Leben lang sehr große Mengen Laktose verdauen zu können. Südlich der Alpen herrschen noch hohe bis mittlere Absorptionsniveaus vor, die nach Süden zu in Spanien, Italien und Griechenland sowie bei den Juden und städtischen Arabern auf mittlere bis niedrige Stufen absinken. Mittlere bis hohe Absorptionsniveaus findet man wieder in Nordindien, und hohe Absorptionsniveaus findet man außerdem in abgesonderten Enklaven wie etwa bei den beduinischen Nomaden der arabischen Halbinsel und bei bestimmten hirtennomadischen Gruppen in Nordnigeria und Ostafrika.

Es liegt auf der Hand, daß Säugetiere im Babyalter imstande sein müssen, Milch zu trinken, aber warum verlieren die Säugetiere einschließlich der meisten Menschen als Heranwachsende und Erwachsene die Fähigkeit, das Laktase-Enzym zu erzeugen? Eine mögliche Erklärung für den Laktasemangel nach dem frühkindlichen Alter bietet die Tatsache, daß die natürliche Auslese chemische und physische Eigenschaften, für die der Organismus keine Verwendung hat, gewöhnlich nicht begünstigt. Wenn die jungen Säugetiere wachsen und größer und schwerer werden, können die Muttertiere nicht mehr genug Milch produzieren, um die Nahrungsbedürfnisse ihrer Jungen zu befriedigen. Außerdem müssen die Säugetiermütter sich auf neue Schwangerschaften und die Aufzucht und Fütterung weiteren Nachwuchses vorbereiten, indem sie die Stillzeit beenden und ihre älteren Sprößlinge dazu zwingen, sich an der Nahrungssuche der Erwachsenen zu beteiligen. Die einzige Möglichkeit für die Menschen, nach der Entwöhnung von der Mutterbrust ihren Speiseplan noch durch Milch zu bereichern, besteht darin, sie von anderen milchgebenden Säugetieren zu »stehlen«, die zahm genug sind, um sich melken zu lassen. Vor der Zähmung solch melkbarer Arten gereichte ihre Fähigkeit, auch nach dem Kleinkindalter unverändert Laktase bilden zu können, den betreffenden Menschen noch zu keinerlei Vorteil. Folglich wurden in den Millionen Jahren vor der Zähmung der Wiederkäuer diejenigen Menschen, die über die Fähigkeit der Laktasesynthese nach dem Kleinkindalter verfügten, durch die natürliche Auslese noch nicht begünstigt. Indes waren die Gene für eine Ausdehnung der Laktasebildung bis ins Erwachsenenalter hinein dank wiederkehrender Mutationen – wenn auch in äußerst geringer Häufigkeit – vorhanden. (Wir können das daraus erschließen, daß auch bei bestimmten Affenarten Laktase bei erwachsenen Tieren vorkommt.) Erst nach Zähmung der Wiederkäuer vor ungefähr zehntausend Jahren fing die natürliche Auslese an, bei bestimmten Gruppen, die über melkbare Tiere verfügten, die Verbreitung des für die Laktasebildung im Erwachsenenalter verantwortlichen Gens zu begünstigen. Jede menschliche Population, die heute über einen hohen Anteil von Jugendlichen und Erwachsenen mit genug Laktase verfügt, hat eine lange Geschichte des Melkens einer oder mehrerer Wiederkäuerarten und des Verzehrs ihrer Milch hinter sich – je umfangreicher der Milchverzehr im Verhältnis zum Genuß anderer Nahrungsmittel ist, um so verbreiteter sind die Gene für die Laktasebildung bei Jugendlichen und Erwachsenen.

Das alles scheint auf eine täuschend einfache Erklärung dafür hinauszulaufen, warum bei den Nordeuropäern und ihren Nachkommen mehr als 90% der Erwachsenen über eine hinlängliche Laktasemenge verfügen. Wenn die Menschen zur Befriedigung ihrer Nahrungsbedürfnisse Milch in großen Mengen trinken mußten, dann mußte die natürliche Auslese die Fortpflanzung derjenigen begünstigen, die das abnorme Gen für die Bildung von genug Laktase aufwiesen, und der Vermehrung derjenigen entgegenstehen, die mit den »normalen« Genen für Laktasemangel versehen waren. Aber warum sollte es jemand überhaupt nötig haben, Milch in großen Mengen zu trinken? Die menschliche Spezies und ihre Vorgänger hatten schon Millionen Jahre lang gelebt, ehe das erste

Haustier zahm genug war, um gemolken zu werden. Wie die Existenz von gesunden, langlebigen Nicht-Milchtrinkern in allen Teilen der Welt beweist, ist die Mehrzahl der Menschen nach wie vor zur Befriedigigung ihrer Nahrungsbedürfnisse nicht auf Milch angewiesen. Daß andere Völker imstande sind, ohne Milch auszukommen, schließt indes die Möglichkeit nicht aus, daß es in der Lebenswelt und in der Vorgeschichte Europas besondere Umstände gab, auf Grund deren die Europäer gezwungen waren, Milchtrinker zu werden. Das Problem ist demnach, genauer zu bestimmen, unter welchen Bedingungen Milchtrinken für die Gesundheit, das Wohlbefinden und die erfolgreiche Fortpflanzung von Menschen entscheidende Bedeutung gewinnen kann.

Milch enthält keine Nährstoffe, die man sich nicht auch durch andere pflanzliche und tierische Nahrung beschaffen kann. Milch enthält indes in besonders großer Dosis einen bestimmten Bestandteil, den Europäer, vor allem Nordeuropäer, möglicherweise in außergewöhnlich großer Menge brauchten. Dieser Bestandteil ist das Kalzium, ein Mineral, das der Körper für den Aufbau, die Erhaltung und die Regeneration der Knochen braucht. In den Feststoffen der Milch ist mehr Kalzium konzentriert als in allen anderen Nahrungsmitteln. Eine ausreichende Versorgung mit Kalzium kann man auch durch den Verzehr von dunkelgrünen, blattreichen Gemüsen wie etwa Mangold, Rübenkraut und Spinat erreichen. Aber diese Kalziumquellen müssen in riesigen Mengen gegessen werden und stellen viel weniger nahrhafte »Eßpakete« dar (jedenfalls für laktoseverträgliche Menschen) als Milch, deren Fette und Zucker ebenso wichtig als Energiequelle wie als Spender von Proteinen, Vitaminen und Mineralien sind. Dadurch, daß man auf Fischgräten herumkaut und an den Sehnen nagt, die unmittelbar an die Tierknochen anschließen, kann man seinen Kalziumbedarf auch einigermaßen befriedigen. Auf diese Weise beschaffen sich die Eskimos ihr Kalzium. Aber nicht jedermann hat Zugang zu Fisch, und das Herumkauen auf großen Knochen ist gefährlich für die Zähne, abgesehen davon, daß es für die Energieversorgung nicht das geringste bringt.

Die bloße Tatsache, daß ein Nahrungsmittel Kalzium enthält, ist noch keine Garantie dafür, daß das Mineral auch vom Körper absorbiert werden kann. Wie viele andere pflanzliche Nahrungsmittel enthalten die dunkelgrünen, blattreichen Gemüse Säuren, die das

Kalzium und andere Mineralien binden, womit sie deren Aufnahme durch den Körper verhindern und den biologischen Wert der Pflanzen mindern. Milch zeichnet sich als Kalziumquelle nicht nur dadurch aus, daß sie mehr Kalzium enthält als die meisten Nahrungsmittel, sondern auch dadurch, daß sie eine Substanz enthält, die die Absorption des Minerals durch den Darm befördert. Diese Substanz ist keine andere als die Laktose; aber darüber gleich mehr.

Erst einmal möchte ich noch festhalten, daß die Verwendung der Milch als einer unübertroffenen Quelle für absorbierbares Kalzium eines der hervorstechendsten Entwicklungsmerkmale der zu den Wirbeltieren gehörigen Klasse der Säugetiere ist. Neugeborene Säugetiere haben häufig unausgereifte Skelette, die fest werden und rasch wachsen müssen, ungeachtet dessen, daß die Tiere noch nicht imstande sind, sich selber kräftige Nahrung zu beschaffen. Die Absonderungen der Milchdrüsen stellen insofern ein großartiges natürliches Rezept dar, um den Säuglingen die Aufnahme von Kalzium zu ermöglichen und ein schnellstmögliches Knochenwachstum bei ihnen sicherzustellen. Jugendliche und Erwachsene, denen Kalzium fehlt, können von diesem Rezept ebenfalls profitieren, vorausgesetzt, sie verfügen über melkbare Tiere und über genug Laktase.

Bei der Frage, was passiert, wenn Kinder und Erwachsene nicht genug Kalzium kriegen, möchte ich auf einen Punkt etwas genauer eingehen. Kinder mit Kalziummangel erkranken an sogenannter Rachitis, bei älteren Leuten heißt die Krankheit Osteomalazie. Bei Kindern kommt es zu einer grotesken Verkrümmung und Verkümmerung der Beine, der Brustkasten sinkt ein und das weibliche Becken verzieht sich, so daß der Geburtskanal für ein zukünftiges Kind unpassierbar wird. In späteren Jahren können die Bein-, Hüft- und Armknochen mürbe werden, so daß sie beim kleinsten Sturz oder beim geringsten Stoß brechen. Unbehandelt gebliebene rachitische Kinder und Jugendliche dürften weniger Aussicht haben, sich zu verheiraten und fortzupflanzen, als ihre gesunden Altersgenossen. Und rachitische Mütter laufen große Gefahr, bei der Niederkunft mit einem im Geburtskanal steckenbleibenden Kind zu Tode zu kommen. Gibt es irgendwelche Belege für einen Zusammenhang zwischen Laktasemangel und Knochenerkrankungen? Allerdings: Untersuchungen zeigen, daß bei Weißen nicht weniger als 47% der

Personen mit Osteomalazie einen Mangel an Laktase aufweisen. In einer Population, die über melkbare Tiere und über wenig andere Kalziumquellen verfügt, kann deshalb eine Unverträglichkeit für Laktose Erfolg oder Mißerfolg in der Fortpflanzung entscheidend beeinflussen.

Wie eben erwähnt, verdankt sich die Brauchbarkeit der Milch als Quelle für verwertbares Kalzium dem hohen Kalziumanteil selbst sowie der Tatsache, daß sie eine spezielle Substanz – nämlich Laktose – enthält, die die Absorption von Kalzium durch den Darm begünstigt. Für denjenigen, der Laktose nicht verdauen kann, ist Milchtrinken nicht nur eine beschwerliche Art der Kalziumaufnahme, sondern außerdem auch eine ineffektive. Dieser Umstand hat erst kürzlich eine Klärung erfahren. Während die Forscher generell darin übereinstimmten, daß schwere Laktoseunverträglichkeit unter Umständen zur Folge hat, daß der kalorienreiche Zuckeranteil der Milch nicht aufgenommen und ungenutzt abgeführt wird, gab es widersprüchliche Befunde in bezug auf die Frage, ob Laktoseunverträglichkeit auch bedeutete, daß das in der Milch enthaltene Kalzium unverdaut ausgeschieden wird. Zur Untersuchung der Auswirkungen des Laktasemangels auf die Fähigkeit, Kalzium aufzunehmen, gaben Wissenschaftler am Zentrum für Knochenerkrankungen an der Universität Genf Gruppen von Versuchspersonen mit mangelnder und mit ausreichender Laktase einheitlich große Dosen von in Wasser aufgelöstem Kalzium. Im einen Experiment nahmen die Versuchspersonen das Kalzium mit einer Dosis Laktose und im anderen ohne Zusatz ein. Bei allen Versuchspersonen mit Laktasemangel trat, wenn sie das Kalzium zusammen mit Laktose einnahmen, ein beträchtlicher Rückgang der Gesamtmenge des absorbierten Kalziums auf, der durchschnittlich 18% betrug. Was dieser Rückgang bedeutet, läßt sich nur würdigen, wenn man zum Vergleich heranzieht, was bei Versuchspersonen mit genug Laktase passierte, die das Kalzium zusammen mit Laktose einnahmen: Bei allen Zwölf von ihnen war ein markanter Sprung in der Menge des absorbierbaren Kalziums festzustellen – eine Erhöhung um 61% gegenüber der absorbierten Gesamtmenge bei Einnahme des Kalziums ohne Laktose. Diese Befunde (die sich in früheren Experimenten mit Tieren und kleineren menschlichen Versuchsgruppen schon angekündigt hatten) deuten darauf hin, daß laktoseverträgliche Personen bei der Nutzung des in der Milch enthaltenen Kalziums gegenüber laktoseunverträglichen Personen möglicherweise um bis zu 79% im Vorteil sind.

Nebenbei widersprechen diese neuen Befunde direkt einem der Hauptargumente bei der Gerichtsverhandlung gegen den Beirat der kalifornischen Milchproduzenten. Der Richter hatte sich durch die überwiegende Zahl der Expertenaussagen davon überzeugen lassen, daß »Milch für die Bevölkerung Kaiforniens, ... den Großteil derer mit symptomatischer Laktoseunverträglichkeit eingeschlossen, ... wichtig, unentbehrlich und ein Bedürfnis ist«, weil die Betreffenden »dadurch alle in der Milch vorhandenen Nährstoffe erhalten, mit Ausnahme vielleicht der in der Laktose enthaltenen Kalorien«, und weil sie demnach die Milch tatsächlich brauchten, um das für ihren Körper nötige Kalzium zu erhalten. Die neuen Daten deuten nun darauf hin, daß Personen mit zu wenig Laktase der Milch nicht genug Kalzium entnehmen können, wenn sie nicht mehr Milch trinken als Personen mit ausreichend Laktase. Und je mehr sie trinken, um so heftiger werden natürlich ihre Symptome (siehe Dr. Ahmed!). Die vernünftige Reaktion auf diese Tatsache besteht nicht darin, daß man Leuten mit Laktasemangel empfiehlt, Milch zu trinken, sondern daß man ihnen rät, mehr grünes Blattgemüse zu essen oder zerkaubare Fischknochen.

Um zusammenzufassen: Wenn die Vorfahren der heutigen Europäer, die über genug Laktase verfügen, zur Befriedigung ihres Kalziumbedarfs auf Milch angewiesen und wenn sie durch Rachitis und Osteomalazie bedroht waren, dann war die Gefahr für diejenigen am größten, die keine großen Mengen Milch zu trinken bzw. dem getrunkenen Milchquantum nur kleine Mengen Kalzium zu entziehen vermochten.

Wer waren die Vorfahren der heutigen laktoseverträglichen Europäer, und warum waren sie für die Befriedigung ihres Kalziumbedarfs auf Milch angewiesen? Nach den archäologischen und sprachwissenschaftlichen Befunden zu urteilen, war Mittel- und Nordeuropa vor etwa zehntausend Jahren dicht bewaldet und von Jäger- und Sammlervölkern dünn besiedelt. Das geographische Zentrum für die Zähmung von melkbarem Vieh befand sich im Vorderen Orient und in den östlichen Mittelmeerregionen. Etwa vom 9. oder 8. Jahrtausend v. Chr. an begannen die neolithischen Bauern und Viehzüchter, sich nach Norden auszubreiten, wobei sie die Wälder mit Hilfe von Feuer rodeten, Getreide in kleinen Gärten anbauten und ihre Tiere auf den Grasflächen weiden ließen, die anstelle der verbrannten Wälder wuchsen. Bei dieser Lebensweise war für die Anpflanzung von kalziumreichem, aber kalorienarmem dunkelgrünem Blattgemüse wenig Platz. Tatsächlich gehörten damals die meisten der heute bekannten dunkelgrünen Blattgemüsearten noch gar nicht zum Bestand der Kulturpflanzen, eben weil sie im Vergleich mit Getreidekörnern und tierischer Nahrung eine so unergiebige Energie- und Proteinquelle darstellten. Wenn für die frühen neolithischen Siedler in Europa Rachitis und Osteomalazie eine besondere Bedrohung darstellten, so sprach unter Gesichtspunkten sowohl der kulturellen als auch der natürlichen Auslese erheblich mehr für eine Erhöhung des Milchverbrauchs als für eine Kultivierung und einen vermehrten Gebrauch von dunkelgrünen Blattgemüsen.

Die Frage lautet nun also: Gibt es Hinweise darauf, daß die neolithischen Siedler durch Rachitis und Osteomalazie besonders bedroht waren? Jawohl, die gibt es, auch wenn sie aus einer ganz unerwarteten Ecke kommen und mit der Ernährung scheinbar gar nichts zu tun haben. Gemeint ist die außerordentliche Hellhäutigkeit der Nordeuropäer und die Art und Weise, wie die Hautfarbe allmählich dunkler wird, wenn man von Skandinavien und den Britischen Inseln nach Süden in die Gebiete um das Mittelmeer vordringt. Quantitativ gesehen, ist eine extrem helle Haut, die bis zu rosa Schattierungen reicht, ebenso abnorm wie das Vorhandensein von ausreichend Laktase im Erwachsenenalter. Die Mehrzahl der Menschen haben braune oder dunkle Haut; und es ist möglicherweise noch nicht länger als zehntausend Jahre her, da hatte noch kein Mensch eine Haut wie die heutigen Nordeuropäer. Die Kombination aus heller Haut und ausreichend Laktase, die in beiderlei Hinsicht eine Ausnahmeerscheinung darstellt, ist kein Zufall. Wie ein ausreichendes Vorhandensein von Laktase erhöht auch Hellhäutigkeit die Aufnahmefähigkeit für Kalzium. Sie tut das dadurch, daß sie bestimmten Lichtstrahlen erlaubt, die äußere Haut zu durchdringen und ein Cholesterin, das sich in der Epidermis findet, in das Vitamin D_3 umzuwandeln. Das Blut transportiert das Vitamin D_3 von der Haut zu den Eingeweiden (womit, genaugenommmen, aus dem Vitamin ein Hormon wird), und dort spielt es bei der Kalziumaufnahme eine wesentliche Rolle. Vitamin D läßt sich auch direkt aus der Nahrung beziehen, aber es gibt nur bemerkenwert wenige Lebensmittel, die es enthalten, in der Hauptsache Seefischtran und vor allem Lebertran von Seefischen und Seesäugetieren (Süßwasserfisch nützt nichts). Ein wichtiger Umstand, den man im Kopf behalten muß, ist, daß die Milch selbst (sofern sie nicht angereichert ist), keine ins Gewicht fallenden Mengen Vitamin D enthält. Warum sollte sie auch? Sie enthält ja Laktose, die an die Stelle des Vitamin D treten kann, wenn es darum geht, die Aufnahme des Kalziums zu befördern, das die Milch im Überfluß enthält. Daraus läßt sich auch die merkwürdige Anomalie erklären, daß in der Milch der Flossenfüßler die Laktose fehlt. Im Unterschied zur Milch anderer Säugetiere ist die Milch von Seelöwe, Seehund und Walroß reich an Vitamin D, und deshalb braucht sie keine Laktose zu enthalten, um die Kalziumaufnahme zu verbessern. Was sich in dieser Ersetzung der Laktose durch Vitamin D ausdrückt, ist der Umstand, daß die Nahrung der Seesäugetiere fast ausschließlich aus Fisch besteht, der reich an Vitamin D ist. Da ihnen ihre Ernährungsweise eine reichliche Versorgung mit Vitamin D garantierte, konnten die Flossenfüßler im Unterschied zu anderen Säugetieren darauf verzichten, Müttern die schwierige Aufgabe der Laktoseproduktion in den Milchdrüsen und Säuglingen die nicht minder schwierige Aufgabe der Laktasebildung im Darm zuzumuten.

Angesichts der Nützlichkeit heller Haut für die Kalziumaufnahme mag es seltsam scheinen, daß ich oben Braun zur »normalen« Hautfarbe unserer Spezies erklärt habe. Wenn Kalzium so ein wichtiger Nährstoff ist und wenn helle Haut die Bildung von Vitamin D und demnach die Kalziumaufnahme befördert, warum ist dann Hellhäutigkeit so »abnorm«? Die Antwort ist Krebs – Hautkrebs.

Die menschliche Haut verdankt ihre Farbe dem Vorhandensein von Partikeln, die als Melanine bekannt sind, demselben Stoff, der Eidechsen erlaubt, die Farbe zu wechseln und der die Tinte des Tintenfischs schwarz färbt. Bei den Menschen besteht die Hauptaufgabe der Melanine darin, die oberen Schichten der Haut vor der Schädigung durch das Spektrum ultravioletter Sonnenstrahlen zu schützen, die durch die Atmosphäre dringen. Diese Strahlung bedeutet für unsere Spezies ein gravierendes Problem, weil uns die dichte Behaarung fehlt, die den meisten Säugetieren als Sonnenschutz dient. Haarlosigkeit hat ihre Vorteile, indem sie die Entstehung jeder Menge von Schweißdrüsen zur Abkühlung unseres Körpers durch Verdunstung ermöglicht und unserer Spezies dadurch die einzigartige Fähigkeit verleiht, schnelle Beutetiere in der Mittagshitze über weite Entfernungen zu jagen und zur Strecke zu bringen. Aber Haarlosigkeit hat ihren Preis. Sie setzt uns der Gefahr zweier Arten von Strahlungen aus: derjenigen, die den gewöhnlichen Sonnenbrand mit seinen Bläschen, Ausschlägen und Infektionsrisiken hervorruft, und derjenigen, die zu Formen von Hautkrebs führt, darunter die malignen Melanome, eine der tödlichsten Krankheiten, die wir kennen. Die Melanine stellen den ersten Schutzwall des Körpers gegen diese Bedrohungen dar. Je mehr Melaninpartikel vorhanden sind, umso dunkler ist die Haut und um so geringer die Gefahr von Sonnenbrand und allen möglichen Hautkrebsformen.

Das maligne Melanom ist primär eine Erkrankung hellhäutiger Personen nordeuropäischer Abstammung, die im Laufe ihres Lebens intensiver Sonnenstrahlung ausgesetzt waren. Eine der höchsten Quoten von Hautkrebs jeder Art findet man in Australien, wo die weiße Bevölkerung in der Hauptsache nordeuropäische Vorfahren hat. Die Sonnenstrahlung bietet sich aus zwei Gründen als Ursache an: Die Quote hat sich in den letzten dreißig Jahren, die durch eine Zunahme der sportlichen Betätigung im Freien und durch das Tragen spärlicher Bekleidung gekennzeichnet sind, vervierfacht; und die Quote verändert sich von Norden nach Süden entsprechend der Menge und Intensität der Sonneneinstrahlung.

In den Vereinigten Staaten, wo ein Drittel aller neuen Krebsfälle Hautkrebse sind, hat sich von 1935 bis 1975 die Quote der malignen Melanome versechsfacht, auch hier wieder Hand in Hand mit dem Populärwerden von Freiluftsport und der Lockerung der Kleidermoden. Wie sich vorhersehen läßt, treten maligne Melanome am häufigsten bei der weißen Bevölkerung in Städten wie Dallas und Fort Worth im Süden auf und am seltensten bei den Bewohnern von Detroit oder Minneapolis im Norden. Bei Männern, die eher ohne Hemd gehen als Frauen, finden sie sich am Oberkörper; bei Frauen an den Beinen, weniger häufig auf dem Rücken und praktisch nie auf der nur selten ungeschützten Brust. Im Gegensatz dazu kommt das maligne Melanom bei den Schwarzafrikanern und ihren Nachkommen in der Neuen Welt kaum vor. Eine zusätzliche Pointe ist, daß bei sehr dunkelhäutigen Personen das maligne Melanom, wenn sie es kriegen, an den pigmentärmsten Körperstellen auftritt – an den Fußsohlen, Handflächen und Lippen.

Die Befunde in Europa könnten dazu im Widerspruch zu stehen scheinen: Bei den Norwegern tritt das maligne Melanom zwanzigmal häufiger auf als bei den sonnengedörrten Spaniern. Die Erklärung dafür liegt indes auf der Hand. Nicht nur sind die Norweger und Schweden durchweg hellhäutiger als die Spanier, sie haben sich auch mit fanatischem Eifer dem Sonnenbaden in nacktem und halbnacktem Zustand verschrieben, während ihrer kurzen Sommer zu Hause und der Ferien im südlichen Ausland. Die besondere Hautfarbe einer bestimmten menschlichen Population stellt demnach in hohem Maß eine Kompromißbildung zwischen der Scylla von zuviel und der Charibdis von zuwenig Sonneneinstrahlung dar: auf der einen Seite Sonnenbrand und Hautkrebs und auf der anderen Rachitis und Osteomalazie. Es ist diese Kompromißbildung, die im großen und ganzen dafür verantwortlich ist, daß braunhäutige Menschen in der Welt am häufigsten sind und daß der Tendenz nach die Hautfarbe bei den Völkerschaften am Äquator am dunkelsten und bei den Völkern, die höhere Breiten bewohnen, am hellsten ist.

In den mittleren Breiten verfolgt die Haut eine bemerkenswerte Strategie des Farbwechsels. Zum Beispiel sind um das Mittelmeerbecken herum die den Strahlen der Sommersonne ausgesetzten Menschen stark durch Krebs, aber kaum durch Rachitis bedroht; also werden mehr Melanine produziert, und die Haut wird dunkler (erhält eine Sonnenbräune). Im Winter verringert sich die Gefahr von Sonnenbrand und Krebs; es werden weniger Melanine produziert und die Bräune verschwindet, damit ausreichende Mengen Vitamin D_3 gebildet werden können.

Fangen wir nun an zusammenzutragen, was wir haben: Im Zuge der Ausbreitung nach Norden überstieg für die neolithischen Siedler die von Rachitis und Osteomalazie ausgehende Gefahr die Bedrohung durch Hautkrebs. Die Winter wurden länger und kälter, und die Sonne verschwand häufiger hinter Nebel und Wolken. Gleichzeitig nahmen die Hautflächen ab, die die Siedler der vitaminbildenden Strahlung aussetzen konnten, weil sie sich einmummeln mußten, um sich gegen die Kälte zu schützen. Schließlich konnten sie, da sie Bauern und Viehzüchter im Binnenland waren, es nicht den Eskimos nachtun und als Quelle für das Vitamin D_3 Fischtran statt Sonnenschein nehmen (es mußten noch Tausende von Jahren vergehen, ehe die Menschen über die technischen Mittel verfügten, um die Fischgründe der Nord- und Ostsee ausbeuten zu können). Unter diesen Umständen mußten hellhäutige, nicht zur Sonnenbräune neigende Menschen, denen für die Bildung von Vitamin D_3 die schwächsten und kürzesten Dosen Sonnenlicht genügten, von der natürlichen Auslese stark begünstigt werden. Ein Großteil der Bevölkerung büßte überhaupt seine Fähigkeit ein, unter Sonneneinfluß braun zu werden. Und da nur ein kleiner Teil des Gesichts freibleiben konnte, um durch die dicke Vermummung nach der Wintersonne zu spähen, bekamen die Bewohner des Nordens auf ihren Backen eigentümliche, durchscheinend rosige Flecken, – regelrechte Fenster in der Haut, um die Bildung von Vitamin D_3 zu erleichtern.

Da Vitamin D_3 Rachitis oder Osteomalazie nur bei entsprechender Kalziumaufnahme verhindert, mögen sich Hellhäutigkeit und Laktoseverträglichkeit Hand in Hand entwickelt haben, als Anpassungsleistungen an ein und dieselben Selektionskräfte. Schätzungen des Bevölkerungsgenetikers Cavalli-Sforza zeigen, daß der Wechsel vom unter der Sonne bräunenden, dunkelhäutigen, durch Laktasemangel gekennzeichneten mediterranen Typ zum hellhäutigen, über genug Laktase verfügenden skandinavischen Typ sich in weniger als fünftausend Jahren vollziehen konnte, wenn man einmal annimmt, daß in jeder Generation diejenigen mit den Genen für hellfarbige Haut und genug Laktase durchschnittlich 2% mehr Nachkommen hatten als diejenigen mit den Genen für dunklere Haut und Laktasemangel.

Man kann eine alternative Version von diesen Vorgängen entwerfen, die ich ebenfalls erwähnen sollte. Manche Archäologen bezweifeln, daß tatsächlich eine von Süden nach Norden verlaufende Wanderungsbewegung von braunhäutigen Völkerschaften, die den im Vorderen Orient entstandenen Komplex aus Milch- und Getreidewirtschaft verbreiteten, stattgefunden hat. Stattdessen könnten Jäger- und Sammlervölker, die bereits in Europa siedelten, die Milch- und Getreidekombination einander einfach weitergereicht haben. Und Teile der Kombination – etwa die Zähmung melkbaren Viehs –

könnten sogar die Europäer selbst von sich aus erfunden haben. In bezug auf die Ausleseprozesse zugunsten hellerer Haut und genügend Laktase hätte die Sache, wenn sie sich so abgespielt hätte, genau dieselben Folgen gehabt wie im vorher geschilderten Fall. Wir wissen, daß die Vorfahren der Völker auf Milch- und Getreidewirtschaftsbasis hauptsächlich entlang der Küsten lebten und mittels Fisch und des Fleischs von Meeressäugetieren reichlich mit Vitamin D versorgt waren. Die nördlicheren dieser Gruppen lebten wahrscheinlich unter arktischen Bedingungen ganz ähnlich wie die heutigen Eskimos (wenn auch viel weiter südlich). Und wie die heutigen Eskimos, die ebenfalls keinen sonderlichen Mangel an Vitamin D leiden, konnten diese Völker sich eine beträchtlich braunere Haut leisten als ihre Nachfahren, die das Jagen und Fischen aufgaben, in das weniger attraktive Innere Europas zogen und ein aufs Milchtrinken und auf den Getreideverzehr angewiesenes Leben aufnahmen.

Die Hauptelemente, um zu erklären, wie es kommt, daß Milch teils geschätzt, teil gescheut wird, sind nun versammelt und bereit für die abschließende Montage. Aber zuerst muß ich mich noch um gewisse Einwände kümmern, die von Gelehrten vorgebracht werden, die zusammen mit meinem übermächtigen Gegner Robert Lowie lieber glauben möchten, daß Ernährungsgewohnheiten im großen und ganzen eine Sache der kulturellen Lust und Laune sind. Leicht abfertigen kann ich jenen schon häufig vorgebrachten Einwand, der sich auf die ersichtliche Fähigkeit von Personen mit Laktasemangel beruft, keine Symptome zu produzieren, solange sie die Milch in kleinen Mengen trinken. Das Problem, mit dem sich unsere neolithischen Siedler konfrontiert sahen, bestand nicht einfach darin, umfängliche Milchmengen zu vertragen, ohne daß »Dr. Ahmeds Beschwerden« auftraten, sondern möglichst viel von dem Kalzium aufzunehmen, das die getrunkene Milch enthielt. Der Befund, daß Personen mit genügend Laktase gegenüber Personen mit Laktasemangel bei der laktosevermittelten Kalziumaufnahme bis zu 78% im Vorteil sind, reicht gewiß aus, um in einer ernstlich durch Rachitis und Osteomalazie gefährdeten Population der betreffenden Gruppe eine zweiprozentige Überlegenheit in der Fortpflanzung zu verschaffen.

Eine andere schon häufig vorgebrachte Kritik macht geltend, die ausreichende Laktasebildung bei den Europäern könne für die Gewinnung von Kalzium aus der Milch deshalb nicht von ausschlaggebender Bedeutung gewesen sein, weil es ja ein Leichtes sei, die Milch in Produkte umzuwandeln, bei denen die Laktose in einfachere Zuckerformen aufgespalten werde. Käse, Joghurt und Dickmilch zum Beispiel seien kalziumreiche Molkereiprodukte, die bei laktoseunverträglichen Personen keine unangenehmen Erscheinungen hervorriefen. Aber die Umwandlung von Milch in Käse, Joghurt oder Dickmilch bedeutet, daß die Laktose nicht mehr für die Beförderung der Kalziumaufnahme zur Verfügung steht. (Der Umfang, in dem bei Sauermilchprodukten die Laktose in den einfacheren Zucker Galaktose umgewandelt wird, hängt von der Länge des Reifungsprozesses und von der Temperatur ab, unter der er sich vollzieht. Bei hohen Raumtemperaturen verfällt der Großteil der in Joghurt enthaltenen Laktose binnen weniger Stunden dem »Selbstverzehr«.) Falls sie nicht das Sonnenlicht oder irgendwelche Nahrungsmittel als Quelle für Vitamin D nutzen konnten, wären also diejenigen, die ihr Kalzium aus diesen Milchprodukten gewannen, in bezug auf die Befriedigung ihres Kalziumbedarfs immer noch im Nachteil gegenüber jenen laktoseverträglichen Personen gewesen, die imstande waren, in ihrer Milch die unaufgespaltene Laktose zu sich zu nehmen. Die natürliche Auslese funktioniert auf der Basis geringfügig größerer Erfolge bei der Fortpflanzung, die sich durch die Generationen hindurch akkumulieren. Da Laktose ja die Kalziumaufnahme begünstigt, wären die laktoseverträglichen Frischmilchtrinker den laktoseunverträglichen Essern von Dickmilch, Käse und Joghurt im Blick auf die Fortpflanzung nach wie vor überlegen gewesen, und die Häufigkeit jener Gene, die für die Laktasebildung bis nach der Kindheit verantwortlich sind, hätte unverändert zugenommen und um sich gegriffen, unter der Voraussetzung natürlich, daß Rachitis und Osteomalazie nach wie vor eine entscheidende Bedrohung bildeten.

Die Logik dieser Erklärung erlaubt auch zu verstehen, warum viele Völker mit einer langen Geschichte der Milchverarbeitung und des Milchgenusses wie die Juden, die Italiener, die Araber und die Bewohner Südindiens eine mittlere Häufigkeit der Laktoseverträglichkeit aufweisen. In allen diesen Fällen darf man erwarten, daß der Selektionsdruck in Richtung auf Laktoseverträglichkeit im Verhältnis zu der Zahl von Kalziumquellen variiert, die als Alternative zur

Frischmilch durch die Umgebung, die Technik und die ökonomischen Gepflogenheiten zur Verfügung gestellt werden. In Indien zum Beispiel weist, außer in den traditionellen Weidelandregionen im Nordwesten, die Häufigkeit der Laktoseverträglichkeit ein mittleres oder niedriges Niveau auf, obwohl die Bevölkerung wahrscheinlich seit mindestens viertausend Jahren Milchprodukte konsumiert. Die Erklärung liegt darin, daß die Bewohner Südindiens im Punkt der Kalziumgewinnung aus der Milch nur einem schwachen Selektionsdruck ausgesetzt waren. Die südindische Landwirtschaft liefert dunkelgrüne Blattgemüse und Hülsenfrüchte – gute Kalziumquellen –, die zerkleinert und zusammen mit den Samen der Strauchbohne pikant zubereitet serviert werden. Sonnenschein ist auch im Überfluß vorhanden, so daß der Schutz gegen Hautkrebs ein wichtigeres Erfordernis ist als die Gewinnung von Vitamin D, weshalb die Südinder ziemlich dunkelhäutig sind. Da die Stärke des Selektionsdrucks eine mittlere Ebene hält, wird Milch hauptsächlich in Form von Joghurt genossen. Joghurt kann aber eine beträchtliche Menge Laktose behalten, wenn es nicht allzu gründlich gesäuert ist – und eben das ist die typische Form, in der es in Südindien genossen wird. Diejenigen, die über genug Laktase verfügen, ziehen also weiterhin mehr Kalzium aus der Milch als jene, denen die Laktase fehlt, und sind gegenüber denen mit Laktasemangel leicht im Vorteil, was im Endergebnis zu einem mittleren bis niedrigen Häufigkeitsgrad der für das Vorhandensein von genügend Laktase verantwortlichen Gene führt.

Und das bringt uns zu guter Letzt zu Lowies »erstaunlicher Tatsache« zurück. Angesichts dessen, was wir über die geographische Verteilung der Laktoseunverträglichkeit erfahren haben, liegt die Antwort auf die Frage, warum die Chinesen und anderen Völker in Ost- und Südostasien Milchverächter sind, scheinbar auf der Hand. Die Ostasiaten verschmähen die Milch, weil sie mangels Laktase die Milch nicht verdauen können. Aber so einfach läßt sich der Widerwille, den die Menschen im Fernen Osten gegen Milch empfinden, nicht erklären. Die Chinesen sind nicht Milchverächter wegen permanenter Laktoseunverträglichkeit, sondern sie sind laktoseunverträglich wegen permanenter Verachtung der Milch. Oder genauer gesagt, behielten sie den für unsere Spezies beim Übergang von der Kindheit ins Erwachsenenalter typischen Abfall in der Laktoseverträglichkeit bei, weil sich für sie aus dem Milchtrinken kein wesentlicher Vorteil ziehen ließ. Das bedeutet, daß im Fernen Osten die Menschen nie durch ihre Umwelt bzw. ihre Lebensweise gezwungen wurden, sich ihr Kalzium oder irgendeinen anderen Nährstoff aus der Milch zu besorgen.

Warum ging China in dieser Hinsicht einen anderen Weg als Indien? In denjenigen Regionen Asiens, in denen man von Milchverarbeitung nichts wissen will, wird ein intensiver Landbau auf Bewässerungsbasis praktiziert, der weniger abhängig von Zugtieren ist als die Landwirtschaft Indiens. Wie im Kapitel über die heilige Kuh erörtert, zeichnet sich das indische Monsunklima durch einen schroffen Wechsel zwischen Regen- und Trockenzeiten aus und zwingt die Bauern zum Einsatz von Abertausenden ochsengezogener Pflüge zur Bestellung der Felder vor Beginn der Regenzeit. In China, wo weniger extreme Boden- und Klimabedingungen herrschen und wo die Landwirtschaft auf Bewässerungsbasis viel weiter entwickelt ist als in Indien, lassen sich die Felder allein mit menschlichen Arbeitskräften bzw. mit einer kleineren Zahl von Zugtieren und Pflügen bestellen. Hinzu kommt, daß es China im Unterschied zu Indien nicht nötig hatte, in den von Menschen dicht besiedelten Regionen Zugtiere zu züchten, da das Land immer Zugang zu den Tierbeständen der Hirtennomaden hatte, von denen die weiten Steppengebiete an der innerasiatischen Grenze bewohnt waren. Indien, das vom innerasiatischen Raum durch den Hindukusch und den Himalaya, die höchste Bergkette der Welt, abgetrennt war, blieb diese Möglichkeit verschlossen. Weil sie nicht wie Indien vor der Notwendigkeit standen, in ihren Dörfern bzw. in deren unmittelbarer Umgebung eine große Zahl von Arbeitstieren aufzuziehen, hatten die Chinesen auch keinen Grund, große Mengen von Kühen für die Aufzucht zu halten, weshalb ihnen jeder Anreiz fehlte, Milch als Abfallprodukt des Gebrauchs von Zugtieren zu verwenden. Ebensowenig sahen sich die Chinesen genötigt, Schafe oder Ziegen zum Melken zu halten. Im Gegenteil, die Bevölkerungsdichte sprach dagegen, um der Gewinnung tierischer Produkte willen einen erheblichen Teil der verfügbaren Nahrungsmenge für diese kleineren Wiederkäuer abzuzweigen. Die Chinesen und andere Ostasiaten beweisen schon seit langem eine außerordentliche Fähigkeit, durch die Anlage von Terrassen Berghänge zu bewässern und zu bepflanzen, die bei weniger intensiv betriebener Landwirtschaft am besten durch Gras und Blätter fressende Wiederkäuer genutzt würden. In all diesen Punkten unterscheidet sich China nicht nur von Indien, sondern mehr sogar noch von Europa, dessen Landwirtschaft mit regelmäßigen Regenfällen rechnen kann und das bis vor kurzem eine Region mit geringer Bevölkerungsdichte war.

Statt sich auf die Wiederkäuer als wichtigste tierische Nahrungsquelle zu verlegen, hielten sich die Chinesen ans Schwein. Jahrtausende lang haben die Chinesen im Unterschied zu den Bewohnern Indiens und des Vorderen Orients das Schwein als wesentlichen Bestandteil ihrer Landwirtschaft kultiviert, indem sie die Schweine in Koben neben ihren Bauernhäusern hielten und mit den Abfällen aus dem Haushalt fütterten. Dies hat sich als eine außerordentlich erfolgreiche Einrichtung erwiesen, wie die führende Position bezeugt, die Schweinefleisch in der chinesischen Küche einnimmt.

Hätten die Chinesen jemals die Kunst erlernen müssen, wie man Haustieren ihre Milchdrüsensekrete entwendet, sie hätten sich höchstwahrscheinlich die stets gegenwärtige und leicht verfügbare Sau im Haus vorgenommen und nicht nach fernen und wenig zahlreichen Wiederkäuern Ausschau gehalten. Warum also haben die Chinesen (oder irgend jemand sonst) niemals Schweine gemolken? Die Antwort lautet, daß die Milchdrüsen beim Schwein sich fürs Melken nicht eignen. Die ganze Physiologie des Schweins funktioniert beim Säugen in einer Weise, die sich von derjenigen bei den Wiederkäuern unterscheidet. Kühe, Schafe und Ziegen haben umfangreiche Speicher – Euter –, worin die von den Milchdrüsen abgesonderte Milch gesammelt wird. Diese Einrichtung erlaubt bei den Wiederkäuern dem Muttertier, sich grasend weiterzubewegen, während die Jungtiere saugen. Schweine bringen große Würfe hilfloser Frischlinge zur Welt. Die Sau baut ein Versteck, in dem sie die Frischlinge zurückläßt, während sie sich auf die Futtersuche macht. Die Sau verfügt über keinen Speicher, in dem sie die Milch vor dem Säugen sammeln kann. Die Frischlinge regen durch ihr Saugen die Milchproduktion an, wobei die Milch in relativ kleinen Mengen stoßweise ausgeschüttet wird. Nach etwa fünfzehn Minuten braucht die Sau selber wieder zu fressen. Nicht einmal die Chinesen mit all ihrem Einfallsreichtum hinsichtlich haushälterischer Ernährungsweisen waren imstande, den Zitzen einer Sau Milch zu entlocken (jedenfalls nicht genug, um Sauenmilch zu einem nützlichen Nebenprodukt der Aufzucht von Schweinen als Schlachtvieh werden zu lassen).

Aber egal, ob es möglich gewesen wäre, milchgebende Schweine zu züchten, oder nicht, – Tatsache ist, daß für die Chinesen, anders als für die Europäer, keine ernährungspraktische Notwendigkeit bestand, Milch nutzbar zu machen. Ein beträchtlicher Teil des chinesischen Speisezettels besteht seit alters aus verschiedenen Kohlsorten, Salaten, Spinat und sonstigen dunkelgrünen Blattgemüsen, die in Stücke geschnitten, mit kleinen Fleischbrocken vermischt und unter ständigem Umrühren in der Pfanne gegart werden. Der Verbrauch großer Mengen dunkelgrüner Blattgemüse für den menschlichen Verzehr wirft zwangsläufig Massen von stellenweise vergammelten Blättern und Stielen ab, die sich hervorragend als Schweinefutter eignen. Hinzu kamen noch verschiedene Abfallprodukte der Sojabohne, die in der chinesischen Küche ebenfalls eine herausragende Rolle spielt. Daß dunkelgrünes Blattgemüse eine ergiebige Kalziumquelle ist, habe ich bereits erwähnt; wenn ich jetzt noch anfüge, daß auch Sojabohnen reich an Kalzium sind und daß das chinesische Klima mit Sonnentagen gesegnet ist, dürfte klar sein, warum die Chinesen durch keinen Selektionsdruck gehalten waren, ihre Schweine oder andere Haustiere zu melken. Da sich aus der Milchverarbeitung weder im Blick auf die Fortpflanzung noch unter ökonomischen Gesichtspunkten ein Vorteil ziehen ließ, blieb die Häufigkeit der Gene für genügend Laktase auf eben dem niedrigen Niveau, das für den größten Teil der menschlichen Spezies typisch ist. Jene gelegentlich vorkommenden Chinesen, die über genug Laktase verfügten und es mit dem Milchgenuß versuchten, konnten in der Fortpflanzung gegenüber ihren an Laktasemangel leidenden Nachbarn keinen Vorteil erringen. Wenn unter den letzteren einige Vorwitzige sich entschlossen, es mit dem Milchtrinken zu probieren, wurden sie für ihre Kühnheit mit Dr. Ahmeds Beschwerden belohnt, was den Grund für die allgemeine und, soweit es sie betraf, nur zu berechtigte Überzeugung legte, daß es sich bei dem Milchdrüsensekret der Tiere um eine ekelhafte Scheußlichkeit handele.

Wenn auch von der Gefahr der Knochenerkrankung der Hauptselektionsdruck ausging, der in Europa das Vorhandensein von Laktase beim Erwachsenen zum Normalfall werden ließ, sollte man doch nicht aus dem Auge verlieren, daß Milch nicht nur Kalzium und Laktose, sondern auch Kalorien und hochwertiges Protein liefert. Von jeder Population, die darauf angewiesen ist, Milch als eine Hauptquelle nicht nur für die Aufnahme von Kalzium, sondern auch für die Versorgung mit Kalorien und Proteinen zu nutzen, läßt sich erwarten, daß letzteres genügt, bei ihr einen genetisch wirksamen Selektionsdruck gegen Laktasemangel zu erzeugen. So erklärt sich denn, warum bestimmte dunkelhäutige Hirtennomaden in Afrika, die dank der Sonneneinstrahlung über reichlich Vitamin D verfügen, Laktaseniveaus aufweisen, die denen in Skandinavien das Wasser reichen können. Anders als bei den Chinesen waren bei diesen Gruppen Personen, die über genug Laktase verfügten und umfangreiche Mengen Frischmilch trinken konnten, ohne Dr. Ahmeds Symptome zu produzieren, in der Fortpflanzung erfolgreicher als Personen mit Laktasemangel. Diese Überlegenheit blieb auch dann erhalten, wenn die Milch üblicherweise in Form von Dickmilch, Käse oder Joghurt verzehrt wurde. Untersuchungen hirtennomadischer Gruppen in Ostafrika, die fast völlig auf der Basis von Milch zuzüglich kleiner Mengen von Blut und Fleisch leben, zeigen, daß während der trockensten Zeit des Jahres wie auch in Dürrezeiten die Bestände an Käse und getrockneten Milcherzeugnissen schwinden und die Menschen gezwungen sind, frische oder nur teilgesäuerte Milch zu trinken. Dr. Ahmeds Beschwerden würden sich sogar noch verheerender auf Kamelnomaden wie die Beduinen auswirken, die beim Zug durchs Wüsteninnere auf frische Kamelmilch angewiesen sind.

Zum Schluß noch zwei Punkte: Erstens, Populationen mit Laktasemangel im Innern Afrikas, in der gesamten Neuen Welt und in ganz Ozeanien hatten nie die Gelegenheit, eine Milchtoleranz zu entwickeln, einfach deshalb, weil sie und ihre Vorfahren nie ein melkbares Haustier hielten oder auch nur zu Gesicht bekamen. Im Unterschied zu den Chinesen und anderen Ostasiaten bildeten deshalb diese Menschen nie einen dezidierten Widerwillen gegen Milch aus. Da sie durch keine Erfahrung aus ihrer eigenen Kultur darüber informiert sind, daß Milch etwas zum Verzehr Ungeeignetes ist und daß sie besser daran tun, sich ihr Kalzium aus Knochen oder aus pflanzlicher Nahrung zu beschaffen, sind sie bevorzugte

Opfer der ethnozentrischen westlichen Einbildung, daß »Milch für jedermann gut« sei.

Zweitens muß ich vor dem irrigen Glauben warnen, genetische Variationen wie diese, die erklärt, warum manche Populationen Milchverächter und andere Milchliebhaber sind, bildeten auch die Lösung der anderen Rätselfragen in diesem Buch. Die gleichzeitige Ausbildung der Neigung zur Milch und der genetischen Grundlage für das Vorhandensein von genug Laktase ist in dieser Hinsicht gerade deshalb höchst lehrreich, weil sie so verschieden von der Entwicklung der meisten anderen Ernährungsgewohnheiten ist. Es gibt keinen Hinweis darauf, daß ähnliche genetische Veränderungen die Entwicklung des Vegetarismus, der Schweine- und Rindfleischtabus, der Vorliebe für Hamburger aus schierem Rindfleisch oder den Aufstieg und Niedergang des Pferdefleischverzehrs begleitete bzw. beförderte. Und was die übrigen Rätselfragen wie auch die überwältigende Mehrzahl der Verschiedenheiten in den Küchen von Kulturkreisen und Naturvölkern angeht, so sind gerade die wichtigsten, hervorstechendsten, schockierendsten Differenzen keineswegs in *genetischen Variationen* begründet (was selbstverständlich nicht heißt, daß ihnen die biologische Basis fehlt). Es gibt zum Beispiel keine Variation im Genmaterial, mit deren Hilfe sich der Abscheu erklären läßt, der die meisten von uns beim Gedanken an den Verzehr gewisser kleiner Lebewesen befällt, die anderswo als Quelle kulinarischen Genusses gelten. Dem Rätsel dieser Kleinigkeiten wenden wir uns jetzt zu.

8. Kleinigkeiten

Man frage Europäer oder Amerikaner, warum sie keine Insekten essen, und man bekommt garantiert die Antwort: »Insekten sind eklig und voll Bazillen. Igitt!« Mit diesem Kapitel verfolge ich nicht die Absicht, irgend jemandem seine Einstellung gegenüber Insekten auszureden. Ich will einfach nur eine bessere Erklärung für sie liefern. Ich meine, wir sehen die Sache verkehrt herum. Daß die Europäer und Amerikaner Insekten als Nahrung ablehnen, hat wenig damit zu tun, daß Insekten Krankheiten übertragen können oder mit Dreck und Schmutz in Verbindung gebracht werden. Nicht, weil sie schmutzig und ekelerregend sind, essen wir keine Insekten; vielmehr sind sie schmutzig und ekelerregend, weil wir sie nicht essen.

Vor vielen Jahren, als ich am Columbia College Einführungskurse in Ethnologie hielt, pflegte ich eine geöffnete Dose mit gerösteten Heuschrecken aus Japan herumgehen zu lassen, um die Studenten zum Nachdenken über die Verschiedenheit von Kulturen anzuregen: »Bitte, hübsch bescheiden! Nehmen Sie sich ein paar, aber lassen Sie auch dem Nachbarn noch welche übrig.« Ich hielt das für eine großartige Methode, um die künftigen Feldforscher herauszufinden, bis mein Chef mich darauf aufmerksam machte, daß, wenn jemandem schlecht davon würde, man mich und die ganze Universität deshalb vor Gericht bringen konnte. Angesichts der großen Zahl von Studenten, die tatsächlich mit Übelkeit zu kämpfen hatte, mußte ich der Warnung nachgeben. Angeekeltes Stöhnen wurde von trotzigen Blicken gefolgt und von augenscheinlicher Gleichgültigkeit gegenüber dem, was ich deutlich zu machen suchte. Wenn ich in sie drang, machten sie aus ihrem Herzen keine Mördergrube: »Sagen Sie, was Sie wollen. Wer solche Sachen ißt, kann nicht normal sein. Insekten essen zu wollen, ist wider die Natur.«

Aber wenn ich etwas sicher weiß, dann dies: daß keiner von uns eine naturgegebene Abneigung gegen das Essen kleiner wirbelloser Tiere hat, seien das nun Insekten, Spinnen oder Regenwürmer. Für den Fall, daß unsere Abstammung irgendeinen Rückschluß auf unsere Natur zuläßt, müssen wir uns vor allem gesagt sein lassen, daß wir auf eine lange Ahnenreihe von Insektenfressern zurückblikken. Ich habe im Kapitel über den Hunger nach Fleisch dafür einige Belege geliefert. Die meisten heute lebenden Affen- und Menschenaffenarten verzehren beträchtliche Mengen von Insekten. Selbst diejenigen Affen, die nicht gezielt auf Insektenjagd gehen, essen große Mengen davon in der Form von willkommenen bzw. begehrten Zugaben, die sich im Innern von Blättern und Früchten finden. Die Affen verbringen außerdem einen nicht geringen Teil ihrer Zeit damit, sich gegenseitig das Fell nach Läusen abzusuchen, was keineswegs als ein Ausdruck reiner Selbstlosigkeit zu nehmen ist: Die Sucher erhalten auf diese Weise die Gelegenheit, so viele Läuse zu essen, wie sie wollen, und verschaffen sich gleichzeitig die Gewißheit, die kleinen Nichtsnutze an einen Ort expediert zu haben, wo sie kein Unheil mehr anrichten können.

Die Schimpansen – unsere nächsten Verwandten unter den Menschenaffen – betreiben die Insektenjagd ebenso eifrig wie sie auf die Jagd nach jungen Buschschweinen und Pavianen gehen. In ihrer Gier nach Termiten und Ameisen verwenden sie sogar ein besonderes Werkzeug – einen starken, biegsamen Zweig, von dem sie die Blätter abgestreift haben. Um Termiten zu fangen, stecken sie den Zweig in die Luftschächte der Termitenhügel. Sie warten ein paar Sekunden, bis der Zweig von Insekten wimmelt, dann ziehen sie ihn heraus und lecken ihre Beute mit der Zunge ab. »Angeln« sie nach einer bestimmten Sorte von angriffslustigen Wanderameisen, die schmerzhafte Bisse austeilen können, so ist der Vorgang ähnlich, erfordert aber größere Geschicklichkeit und Entschlossenheit. Wenn sie ein unterirdisches Nest der Ameisen gefunden haben, stecken die Schimpansen ihr Spezialgerät in die Öffnung. Hunderte von wütenden Ameisen rasen den Zweig hinauf. William McGrew erzählt, was dann passiert: »Der Schimpanse beobachtet, wie sie vorrücken, und wenn die Ameisen fast seine Hand erreicht haben, zieht er das Werkzeug rasch zurück. Im Bruchteil einer Sekunde fährt er mit der anderen Hand den ganzen Stock entlang und versammelt die Ameisen in einem zappelnden Klumpen zwischen Daumen und Zeigefinger. Den stopft er dann mit einem Happ in den aufgesperrten, wartenden Mund und kaut wie wild auf ihm herum.«

Dieser Insektenverzehr bei Affen und Menschenaffen läßt sich eigentlich erwarten, wenn man berücksichtigt, daß sich aller Wahrscheinlichkeit nach die ganze Klasse der Primaten aus einer Spitzmaus entwickelt hat, die der als Insektenfresser bekannten Säugetiergruppe angehörte. Bei der Formung der Primaten, von denen die menschliche Spezies abstammt, förderte die natürliche Auslese gerade die Züge, die jene für die Jagd und den Fang von Insekten und anderen kleinen wirbellosen Tieren in tropischen, waldreichen Lebensräumen tauglich machten. Ein Tier, das sich durch die Jagd nach Insekten erhält, die es auf den Stämmen, Ästen und Blättern von Bäumen findet, muß mit einer bestimmten Reihe von Charakteristiken ausgestattet sein: Es braucht eher einen scharfen räumlichen Gesichtssinn als einen scharfen Geruchssinn; einen beweglichen Körper; Finger, mit denen die Leckerbissen ergriffen, aufgenommen und zwecks Untersuchung nahe an die Augen herangeführt werden könnnen, ehe sie in den Mund wandern; und vor allem einen entwickelten, wachen Geist, der imstande ist, die Bewegungen von Beutetieren unter dem lichtgesprenkelten, windgezausten, regengepeitschten Blätterdach der Baumkronen zu verfolgen. So gesehen, legte die Insektenfresserei die Grundlage für die Weiterentwicklung der manuellen Geschicklichkeit, des Unterschieds der Hände von den Füßen und der Extraportion Grips beim Menschen, jener Eigenschaften also, die dem *homo sapiens* in der langen Reihe von Lebewesen seinen herausragenden Platz sichern.

Angesichts so zahlreicher insektenfressender Vorfahren in unserem Stammbaum darf es uns nicht wundern, daß der Abscheu, den Europäer und Amerikaner gegenüber Insekten und anderen wirbellosen Kleintieren an den Tag legen, in der menschlichen Spezies eher die Ausnahme als die Regel darstellt. Franz Bodenheimer, der Begründer der Entomologie [Insektenkunde] im heutigen Israel, hat als erster Wissenschaftler dokumentiert, in welchem Umfang die Menschheit sich an Insekten delektiert. (Bekannt hat ihn auch sein Nachweis gemacht, daß das Manna, das im Alten Testament vom Himmel fällt, überschüssiger Zucker in kristalliner Form ist, den eine bestimmte Art von Schildlaus ausscheidet, die auf der Sinai-Halbinsel lebt.) Bodenheimer liefert Beweise für das Essen von Insekten auf allen bewohnten Kontinenten. Rund um den Erdball scheinen die Menschen besonders scharf auf Heuschrecken, Heupferde, Grillen, Ameisen, Termiten sowie die Larven und Puppen von großen Nachtfaltern, Schmetterlingen und Käfern zu sein. In manchen Gesellschaften machen die Insekten den Wirbeltieren als Quelle für tierisches Protein und Fett Konkurrenz.

Vor der Besiedlung des Landes durch die Europäer kannten zum Beispiel die Eingeborenen Kaliforniens weder Landwirtschaft noch Haustiere, abgesehen vom Hund, und waren stark von Insekten als Grundnahrungsmittel abhängig. Besonders bemühten sie sich um die jungen, fetten Larven von Bienen, Wespen, Ameisen, Schnaken und Nachtfaltern. Im Spätsommer trieben die Puppen einer kleinen Fliege *(Ephydra hians)* in großen Scharen an die Strände der Brackwasserseen in Kalifornien und Nevada, was es den Indianern leicht machte, große Mengen auf einmal zu ernten. Sie fingen auch in erheblichem Umfang Heuschrecken, indem sie auf den Boden schlugen und Schwärme dieser Insekten in einem sich verengenden Kreis auf Flächen trieben, die mit heißer Kohle ausgelegt waren. Um die Raupen der *Coloradia pandora*, eines Nachtfalters, zu fangen, zündeten die Indianer unter Kiefern qualmende Feuer an und warteten, bis die 6 cm langen Tiere vom Rauch betäubt auf den Boden plumpsten. Die Frauen, Kinder und alten Männer töteten und trockneten diese Raupen in heißer Asche. Sie horteten auch getrocknete Heuschrekken und Nachtfalterlarven zentnerweise als Vorrat für die Wintermonate, in denen es noch nicht einmal genug Insekten gab.

Viele Eingeborenenvölker im Amazonasbecken scheinen besonders scharf auf Insektenkost. Nach einer Untersuchung bei den Tatuya, einem Indianervolk nahe der Grenze zwischen Kolumbien und Brasilien, werden etwa zwanzig verschiedene Insektenarten gegessen. Diese Untersuchung ist ungemein umfassend, aber da sie noch nicht erschienen ist, darf ich im Vorgriff nur die quantitativen Ergebnisse zitieren. Fast 75 % der Insekten werden verzehrt, wenn sie im Stadium fetter Larven sind; der Rest teilt sich auf in geflügelte geschlechtsreife Insekten – die für das Schwärmen und die Begattung ebenfalls Fett angesammelt haben – und die Kriegerkasten von Termiten und Ameisen, deren große Köpfe verlockende Leckerbissen darstellen, vorausgesetzt, man beißt schneller zu, als sie zurückbeißen können (siehe der wild draufloskauende Schimpanse). Eine wichtige Entdeckung ist, daß der Insektenverzehr für Frauen charakteristischer ist als für Männer. Das paßt gut zu der allgemeinen Beobachtung, auf die ich bereits hingewiesen habe, daß die Frauen im Amazonasgebiet weniger Zugang zu tierischer Nahrung haben als die Männer. Im Fall der Tatuya scheinen die Frauen diese Ungleichheit dadurch teilweise wettzumachen, daß ihr Insektenverzehr im Verhältnis zum Fleisch- und Fischkonsum größer ist. In bestimmten Jahreszeiten steuerten die Insekten etwa 14% des Prokopf-Gesamtverzehrs der Frauen an Proteinen bei.

Aber ich möchte nicht den Eindruck erwecken, als seien es nur unbedeutende, in Horden und Dorfgemeinschaften lebende Völker, die sich Kleinigkeiten dieser Art schmecken lassen. In vielen der höchstentwickelten Zivilisationen dieser Welt gehören Insekten zur alltäglichen Kost. Die Chinesen zum Beispiel aßen, jedenfalls bis vor kurzem noch, Seidenraupenlarven, Zikaden, Grillen, Gelbrandkäfer *(Lethocerus indicus)*, Baumwanzen, Schaben (*Periplaneta americana* und *P. australasie*) und Fliegenmaden. Solche Insekteneßgewohnheiten mögen teilweise dem Interesse chinesischer Feinschmecker an exotischen Gerichten entsprungen sein, aber die größten Insektenesser waren die Armen und Besitzlosen, die über keine anderen Quellen für tierisches Protein und Fett verfügten. Im traditionellen China hatten die Bauern an der großartigen feinen Küche des Landadels und des kaiserlichen Hofs keinen Anteil. Stattdessen standen sie im Ruf, »klugen Gebrauch von jeder Art eßbaren Gemüsen, Insekten und auch Abfall zu machen«. Ihrem frugalen Speiseplan gemäß aßen die Bauern massenhaft Seidenraupen, besonders in den Provinzen, in denen die Seide produziert wurde. Die jungen Frauen, die die Kokons abhaspelten, warfen jede Seidenraupe in einen Topf mit heißem Wasser, der für die Abhaspelarbeit bereitgestellt wurde, und versorgten sich so für den ganzen Tag mit frischgekochtem Essen. »Sie scheinen den ganzen Tag über zwischendurch immer wieder etwas zu essen, da sie ja stundenlang hintereinander rasant arbeiten und die gekochten Happen ständig vor sich haben. Wenn man durch eine Fabrik geht, in der Kokons abgehaspelt werden, steigt einem ein angenehmer Duft von gekochtem Essen in die Nase.« In manchen Distrikten mit Seidenraupenproduktion ernteten die Bauern die Kokons in der arbeitsreichen Pflanzzeit im Frühling, mußten aber bis zum Sommer warten, ehe sie genug Zeit hatten, die Kokons abzuhaspeln. Um die Larven abzutöten und die Seide zu erhalten, dörrten sie die Kokons entweder oder legten sie in Salzwasser ein. Nach dem Abhaspeln der Kokons trockneten die Bauern die gepökelten

Raupen in der Sonne, um sie für die kargeren Monate zu konservieren. Wenn sie dann gegessen werden sollten, wurden sie in Wasser eingeweicht und anschließend mit Zwiebeln gebraten oder mit Ei vermischt, falls es auf dem Bauernhof Legehennen gab.

Wenn man sich ansieht, wie in anderen Teilen der Welt Insekten als Nahrungmittel genossen werden, muß man den für vorindustrielle bäuerliche Gesellschaften typischen außerordentlichen Mangel an tierischen Proteinen und Fetten in Rechnung stellen. Zum Beispiel aßen im 19. Jahrhundert Kulis in Nordchina »Süßkartoffeln dreimal täglich, Tag für Tag, das ganze Jahr hindurch, zusammen mit kleinen Mengen gesalzener Steckrüben, Sojaquark und eingelegter Bohnen«. Für diese unglücklichen Geschöpfe waren Schaben und Wasserwanzen etwas Luxuriöses.

Die Völker Südostasiens pflegten in ihren Eßsitten den Insektenverzehr nicht weniger intensiv als die Chinesen. In Laos, Vietnam und Thailand, überall scheint man sich für Riesenwasserwanzen begeistert zu haben. Außerdem aß die Bevölkerung von Laos gebratene Schabeneier und verschiedene Arten von großen Spinnen (die natürlich keine Insekten sind, aber ebenso klein und bei uns im Westen als Nahrung verrufen). Anfang der dreißiger Jahre lieferte W. S. Bristowe einen ausführlichen Bericht über die Eßsitten in Laos und versicherte, die Menschen dort äßen Insekten und Spinnentiere und auch andere Gliederfüßler wie etwa Skorpione nicht bloß, um dem Hungertod zu entrinnen, sondern weil ihnen der Geschmack zusage. Ich sehe darin keinen Widerspruch: Warum sollten wohl die Menschen nicht Geschmack an etwas finden, was sie vor dem Hungertod bewahrt? Bristowe selbst aß versuchsweise Spinnen, Mistkäfer, Wasserwanzen, Grillen, Heupferde, Termiten und Zikaden und fand

> nichts davon unangenehm, manches ganz schmackhaft, vor allem die Riesenwasserwanze. Zum größten Teil schmeckten sie fad, mit einem leichten Anklang an Gemüse; aber würde nicht jeder, der zum Beispiel zum ersten Mal Brot probiert, sich darüber wundern, warum wir eine so geschmacklose Nahrung essen? Ein Mistkäfer oder der weiche Körper einer Spinne haben, wenn geröstet, ein knuspriges Äußeres und ein weiches Inneres von der Konsistenz eines Soufflé, das keineswegs unangenehm ist. Gewöhnlich kommt Salz daran,

> manchmal werden Chili oder die Blätter von wohlriechenden Kräutern zugefügt, und verschiedentlich werden sie mit Reis gegessen oder mit Soßen oder Curry gereicht. Geschmacksrichtungen zu bestimmen, ist außerordentlich schwierig, aber mit Kopfsalat ist, meine ich, der Geschmack von Termiten, Zikaden und Grillen am ehesten beschrieben; mit Kopfsalat und roher Kartoffel der der Riesenspinne *Nephila*; und mit konzentriertem Gorgonzola der der Riesenwasserwanze *(Lethocerus indicus)*. Das Essen dieser Insekten verursachte mir keine Beschwerden.

Noch etwas zu den Spinnen. Bristowe beschreibt, wie er mit einem laotischen Begleiter auf Spinnenjagd ging und in einer Stunde sechs *Melpoeus albostriatus* mit einem halben Pfund Gesamtgewicht fing. Andere bekannte Spinnenesser sind die Neukaledonier, die Kamtschadalen, die San in der Kalahari, die westindischen Kariben und die Bewohner Madagaskars. Die Guaharibo und die Piaroa, zwei südamerikanische Indianerstämme, haben eine besondere Schwäche für Taranteln.

Vor der Erfindung von Seife und Insektenschutzmitteln litten die Menschen ganz ebenso wie die anderen Primaten unter Läusen; die Familienangehörigen lasen sie sich gegenseitig aus dem Haar und zerknackten die Tiere zwischen den Zähnen. Viele Läusesucher unter den Menschen lösen das Problem einer möglichen Wiederkehr der schwer zu fassenden Geschöpfe dadurch, daß sie nach Art der Affen die Läuse nach dem Zerknacken verschlucken. Bodenheimer zitiert den Bericht eines Naturforschers aus dem 19. Jahrhundert über das Läuseessen bei den Kirgisen (einem Nomadenvolk, das wir bereits als begeisterte Pferdefleischliebhaber kennengelernt haben). »Ich war Zeuge einer rührenden, wenn auch barbarischen Szene eheweiblicher Hingabe. Der Sohn unseres Gastgebers lag in tiefem Schlaf ... Unterdes nutzte seine zärtliche und aufopferungsvolle Gattin die Gelegenheit zu einer Säuberung seines Hemds von dem Ungeziefer (Läuse), das sich darin tummelte. ... Sie nahm sich systematisch jeden Faltenwurf und jeden Saum in dem Hemd vor und zog ihn durch ihre strahlenden weißen Zähne, während sie ihn rasch abnagte. Die dauernden Knackgeräusche konnte man deutlich hören.«

Kurz, meine persönlichen Beobachtungen und meine Lektüre der vorliegenden Berichte über das Essen von Insekten haben mich, ergänzt durch meine Nachfragen bei Ethnologen-Kollegen, davon überzeugt, daß die überwältigende Mehrzahl menschlicher Kulturen bis noch vor kurzer Zeit mindestens einige Insekten als zum Verzehr geeignet angesehen haben. Über das tatsächliche Ausmaß der Insektenesserei in der heutigen Welt aber kann ich keine sicheren Angaben machen, weil der Abscheu, den die Europäer und Amerikaner gegen das Insektenessen hegen, auf die Nahrungsmittelexperten der weniger entwickelten Länder abgefärbt und ihnen die Lust genommen hat, über den Beitrag der Insekten zum Speiseplan ihrer jeweiligen Völker Untersuchungen anzustellen oder auch nur zuzugeben, daß ihre Landsleute irgendwelche Insekten essen. Eine weitere Komplikation könnte sein, daß die Insektenesserei in Ländern wie China und Japan möglicherweise wirklich im Schwinden begriffen ist. Aber selbst wenn das der Fall sein sollte, wird dadurch das Rätsel nicht geringer, wie die Insektenesserei, die doch in Hunderten von Kulturen eine anerkannte Form der Ernährung war oder ist, jemals der Ächtung verfallen konnte.

Noch etwas ist klar: Die Mehrzahl der Kulturen in der Welt teilt nach wie vor nicht den Abscheu gegen Insekten, den im Rahmen ihrer Eßgewohnheiten die Europäer und Amerikaner an den Tag legen. Besonderes Interesse gewinnt dieser Abscheu durch die Tatsache, daß die Europäer selbst vor (ethnologisch gesehen) nicht allzu langer Zeit noch die Insektenesserei praktizierten. Aristoteles zum Beispiel war mit dem Verzehr von Zikaden vertraut genug, um feststellen zu können, sie schmeckten am besten im Nymphenstadium vor der letzten Häutung und unter den ausgewachsenen Tieren seien »zuerst die Männchen schmackhafter, hingegen nach der Paarung die Weibchen, die dann voll weißer Eier sind.« Aristophanes nennt die Heuhüpfer »vierflügeliges Geflügel« und deutet damit an, daß sie von den ärmeren Schichten in Athen gegessen wurden. Die *Naturgeschichte* des älteren Plinius bezeugt die Tatsache, daß auch die Römer Insekten aßen; vor allem eine *cossus* (Holzwurm) genannte Made, die man in Baumrinden fand und die, wie Plinius sagt, »köstlichste Gerichte« ergab. Sieht man von einigen wenigen Quellen ab, in denen deutsche Landsknechte erwähnt werden, die in Italien gebratene Seidenraupen aßen, oder Gourmets, die in Mehl gewälzte und panierte Engerlinge genossen, so herrschte vom Mittelalter an Enthaltsamkeit gegenüber der Insektenkost, sogar bei den Franzosen. Im 19. Jahrhundert allerdings versuchten nicht nur einige Wissenschaftler und Schriftsteller, die Franzosen zum Essen von Pferdefleisch zu überreden, sondern waren auch andere mit weniger Erfolg bemüht, sie dazu zu bringen, Insekten zu verzehren. In den achtziger Jahren des letzten Jahrhunderts fand in einem schicken Pariser Lokal mindestens ein elegantes Insekten-Bankett statt (in Anknüpfung an die Pferdefleisch-Bankette einige Jahre zuvor), dessen Krönung weiße Engerlinge bildeten. Als 1878 im französischen Parlament über ein Gesetz debattiert wurde, dessen Ziel die Ausrottung von Insektenplagen war, übergab M.W. de Fonvielle, ein Mitglied des Senats, der Öffentlichkeit ein Kochrezept für eine Suppe aus Maikäfern. Währenddessen verlieh in einem Vortrag der Vizepräsident der Pariser Entomologischen Gesellschaft seiner Theorie von der Bewältigung des Insektenproblems mittels »Absorption« dadurch Anschaulichkeit, daß er »mit Zeichen großer Befriedigung« eine Handvoll Maikäfer verschlang.

Wie die Befürworter des Pferdefleischgenusses trugen auch manche der europäischen Streiter für den Insektenverzehr ihr Anliegen im Namen der Absicht vor, den arbeitenden Klassen billiges Fleisch zu verschaffen. Außer sich vor Zorn über die Insekten, die »jedes verflixte bißchen Grün, das wächst«, auffräßen, veröffentlichte zum Beispiel der englische Gutsbesitzer V.H. Holt 1885 ein Buch mit dem Titel »Warum nicht Insekten essen?«. Wenn die Landarbeiter fleißig Drahtwürmer, Schnakenlarven, Maikäferlarven und Engerlinge sammelten, wäre nicht nur die Weizenernte doppelt so groß, sondern würden auch Kinder vor Schaden bewahrt und müßten die Armen nicht mehr darüber klagen, daß sie sich kein Fleisch leisten könnten. »In diesen Zeiten der landwirtschaftlichen Krise sollten wir alles tun, um die Leiden unserer vom Hungertod bedrohten Landarbeiter zu mildern. Sollten wir nicht unseren Einfluß geltend machen, um sie auf diese vernachlässigte Nahrungsquelle hinzuweisen?« Der Vorschlag klingt vernünftig, aber er war zum Scheitern verurteilt.

Ernährungswissenschaftlich gesehen, ist Insektenfleisch fast so nahrhaft wie rotes Fleisch oder Geflügel. Einhundert Gramm afrikanische Termiten enthalten 610 Kalorien, 38 Gramm Protein und 46 Gramm Fett. Zum Vergleich enthält ein hundert Gramm schwerer gebratener mittelfetter Hamburger nur 245 Kalorien, 21 Gramm

Protein und 17 Gramm Fett. Eine entsprechende Portion Nachtfalterlarven enthält fast 375 Kalorien, 46 Gramm Protein und 10 Gramm Fett. Wenn man das Trockengewicht nimmt, bewegt sich bei Heuschrecken der Anteil Protein zwischen 42 und 76% und der Anteil Fett zwischen 6 und 50%. Bescheidene Hausfliegenlarven enthalten 63% Protein und 15% Fett, während Bienenlarven im Trockenzustand aus über 90% Protein und 8% Fett bestehen. Der einzige Vergleich mit rotem Fleisch, Geflügel oder Fisch, der für die Insekten unvorteilhaft ausfällt, betrifft die Qualität ihrer Proteine, wenn man diese an den Aminosäuren bemißt, die sie enthalten, wobei aber manche Insekten Aminosäurewerte haben, die fast so gut sind wie bei Rindfleisch oder Hähnchen. Wie andere Fleischnahrung sind die Insekten reich an Lysin, das in den meisten Getreidekörnern und Knollen die am knappesten vorhandene Aminosäure zu sein pflegt. Vielleicht am wichtigsten ist, daß durch die Verbindung von hohem Fettgehalt und hohem Proteinanteil der »Proteinspar«-Effekt erzielt wird, der für Menschen mit chronischem Mangel sowohl an Proteinen als auch an Kalorien ernährungspraktisch wünschenswert ist. In dieser Hinsicht wären Insekten allem Anschein nach ein besseres Nahrungsangebot als proteinreiche, fettarme Gliederfüßler wie Garnelen, Krabben, Hummer und andere Schalentiere (die mit den Insekten nahe verwandt sind) bzw. gleichermaßen kalorien- und fettarme Venusmuscheln, Austern und sonstige Weichtiere. Man müßte 3,3 Kilogramm Garnelen gegenüber nur 0,5 Kilogramm geflügelte Termiten essen, um seinen Tagesbedarf an Kalorien zu decken.

Ein möglicher Nachteil bei Insekten ist, daß sie von einer als Chitin bekannten harten Substanz bedeckt sind, die für die Menschen unverdaulich ist. Der Gedanke, die chitinbedeckten stachligen Beine, Flügel und Körper von Geschöpfen wie Grashüpfern und Käfern zwischen den Zähnen zerknirschen zu müssen, bereitet denjenigen, die mit der Insektenesserei nicht vertraut sind, Unbehagen, aber die Unverdaulichkeit von Chitin taugt zur Erklärung der europäisch-amerikanischen Abneigung gegen den Verzehr von Insekten zu Nahrungszwecken ebensowenig, wie sich Vorbehalte gegen das Essen von Hummern oder Garnelen durch den Hinweis auf die Unverdaulichkeit von deren »Schalen« erklären lassen, die zufälligerweise ebenfalls aus Chitin bestehen. Das Chitinproblem läßt sich ganz einfach lösen: Man braucht die Insekten nur in ihren

Verpuppungs- und Larvenstadien zu essen, ehe sie Beine und Flügel ausbilden und einen dicken und harten Panzer bekommen; oder man reißt ihnen, wenn sie ausgewachsen sind, die Beine und Flügel aus und ißt nur die weicheren Teile. Sicher, auch in ihren weichen, unreifen Stadien enthalten die Insekten schon eine kleine Menge Chitin, aber das kann sogar von Vorteil sein, da das Chitin als Ballaststoff fungiert, der, wie im Kapitel über den Fleischhunger angemerkt, in anderen Fleischsorten Mangelware ist.

Damit kommen wir zu der vernünftigsten Erklärung, die Europäer und Amerikaner vorbringen, um ihren Abscheu gegen das Fleisch von Insekten zu rechtfertigen: daß Käfer schreckliche Krankheiten verbreiten und übertragen. Niemand wird leugnen wollen, daß Insekten Träger oder Überträger von Pilzen, Viren, Bakterien, Protozoen und Würmern sind, die der menschlichen Gesundheit abträglich sein können. Aber wie ich im Kapitel über das Schweinetabu deutlich gemacht habe, gilt das bei einer Tierzucht, die noch nicht nach hygienewissenschaftlichen Methoden betrieben wird, geradesogut auch für Rinder, Schafe, Schweine, Hühner und jedes andere bekannte Tier auf dem Bauernhof. Normalerweise gibt es für das Problem, daß Fleisch Krankheitskeime enthält, eine einfache Lösung: Man muß es garen. Und da es keinen Grund gibt, warum Insekten nicht gegart werden sollten, gilt derselbe Ratschlag auch für das Problem von Krankheitskeimen in Insektenfleisch. Die Menschen essen wahrscheinlich Insekten gewöhnlich ebensowenig roh, wie sie Fleisch roh essen. Abgesehen von der Honigameise, deren prall mit Honig gefüllter Hinterleib abgebissen und ohne weiteres verschlungen wird, oder abgesehen von einer gelegentlichen Heuschrecke oder Larve oder sonst einem Leckerbissen, werden die meisten Insekten gebraten oder geröstet, wodurch sie von ihren Haaren bzw. Stacheln befreit werden und ein knuspriges Äußeres erhalten. Ausgewachsene Formen lassen sich gleichfalls rösten oder in Wasser kochen, woraufhin die anstößigen Beine oder Flügel leicht abgelöst und entfernt werden können. Riesenwasserwanzen, Schaben, Käfer und Grillen werden in Wasser gekocht und dann in Essig gelegt. Zum Essen pflegt man sie mit Hilfe von Bambusspänen auszulösen, ganz ähnlich, wie man aus gekochten Krebsen oder Langusten das Fleisch auslöst. In Gestalt solcher Imbiß-Häppchen wird die menschliche Gesundheit wirklich nicht von Insekten bedroht. Selbst Schaben oder Hausfliegen – um die schlimmsten Fälle zu nehmen – bilden eine viel größere Gefahr, wenn sie über Teller, Bestecke und Nahrungsmittel krabbeln, die zum Essen bereitstehen, als wenn sie in einer Suppe gekocht oder in Öl frittiert werden.

Wissenschaftler haben in jüngster Zeit entdeckt, daß manche Käfer und Schaben möglicherweise karzinogene Stoffe produzieren bzw. enthalten und daß manche Menschen bei Schaben, Mehlmotten, Schwarzkäfern, Reiskäfern und Getreidespitzwanzen allergische Reaktionen zeigen. Aber Wissenschaftler haben auch in jüngster Zeit entdeckt, daß fast alles, angefangen von Pilzen bis hin zu holzkohlengegrilltem Steak, Gefahren karzinogener Art birgt; und was die allergischen Reaktionen betrifft, so enthalten Weizen, Erdbeeren und Schaltiere einige der stärksten bekannt gewordenen Allergene.

An diesem Punkt könnte einen die Lust anwandeln, zur Vorstellung vom Essen, das schlecht für den Kopf ist, seine Zuflucht zu nehmen. Wenn wir einräumen, daß Insekten ohne nachteilige Folgen gegessen werden können, so bleibt es doch eine Tatsache, daß wir viele kriechende, krabbelnde Geschöpfe mit Schmutz und Dreck in Verbindung bringen, der seinerseits wiederum mit Krankheiten assoziiert wird. Ist es diese von ihrem jeweiligen Wahrheitsgehalt unabhängige Assoziation im Kopf, die das Essen von Insekten für die meisten Europäer und Amerikaner so unappetitlich macht? Aber warum sollte jemand Unsauberkeit mit tadellos sauberen Heuschrekken, Käferlarven, Seidenraupen, Termiten, Nachtfalterlarven und Hunderten von anderen Insektenarten verbinden, die ihr Leben in freier Wildbahn, weit weg von den Menschen verbringen und sich von Gras, Blättern und Holz ernähren? Was die Sauberkeit betrifft, so können sich die meisten Insekten allemal mit der Mehrzahl der Erzeugnisse aus Feld- und Hofwirtschaft messen. Gründet sich der landwirtschaftliche Anbau in Europa nicht seit altersher auf die Düngung mit den Exkrementen von Kühen, Pferden, Schweinen und mit anderem tierischem Kot? Wenn die Assoziation mit Schmutz genügt, um eine Nahrungssorte in Verruf zu bringen, dann wäre die Menschheit schon längst Hungers gestorben. Abgesehen davon, war die stereotype Neigung der Europäer, Insekten als Nahrung abzulehnen, längst voll ausgebildet, als man anfing, Krankheit mit Schmutz in Verbindung zu bringen und im Mangel an Hygiene eine Gefahr für die öffentliche Gesundheit zu sehen.

Die einzige Möglichkeit, die fundierte Antwort zu erhalten, nach der wir suchen, besteht in einer Ermittlung der relativen Kosten und Vorteile, die das Essen von Insekten oder anderen Kleinigkeiten mit sich bringt. Dazu müssen wir als erstes die Insekten als alternative Nahrungsquellen innerhalb des jeweiligen Gesamtsystems der Lebensmittelproduktion ins Auge fassen. Nun zählen zwar die Insekten zu den am üppigsten vertretenen Geschöpfen auf Erden und bilden eine reiche und gesunde Quelle für Proteine und Fette, nichtsdestoweniger gehören sie als Lieferanten dieser Nährstoffe im ganzen Tierreich zur leistungsschwächsten und unzuverlässigsten Gruppe. Wenn man den Zeit- und Energieaufwand pro Ernteeinheit zugrundelegt, sind die normalen Haustiere und viele wildlebende Arten von Wirbeltieren und Wirbellosen den meisten Insekten haushoch überlegen. Es ist dieser Aspekt der Nutzbarmachung der Insekten für die menschliche Ernährung, der den entscheidenden Schlüssel liefert, um zu verstehen, warum Insekten das eine Mal gemieden und das andere Mal gesucht werden und warum, wenn Insektenesserei praktiziert wird, bestimmten Arten vor anderen der Vorzug gegeben wird.

Bezogen auf die Ernährung von Tieren, die Futtersuche betreiben, also nach Nahrung umherstreifen müssen, haben die Ökologen viel über derartige Fragen nachgedacht. Im Gegensatz zu dem, was die meisten Menschen sich vorstellen, fressen solche nichtmenschlichen Futtersucher, zu denen etwa Affen, Wölfe und Nager gehören, durchaus nicht alles Eßbare, was ihnen in ihrem Revier über den Weg läuft. In dieser Hinsicht sind sie den Menschen sehr ähnlich. Von den Hunderten von Arten, die sie imstande wären zu fressen und zu verdauen, sammeln, verfolgen, fangen und fressen sie nur eine kleine Zahl, mögen sie mit denjenigen Dingen, die sie verschmähen, auch noch so häufig in Kontakt kommen. Zur Erklärung dieses wählerischen Verhaltens haben die Ökologen eine Reihe von Prinzipien aufgestellt, die als Theorie der optimalen Futtersuche bekannt sind. Diese Theorie gestattet nicht nur vorherzusagen, daß die futtersuchenden Tiere unter dem gegebenen Nahrungsangebot jeweils die im Sinne einer Kosten/Nutzen-Rechnung günstigste Wahl treffen werden, sondern sie liefert auch eine Methode, um abzuschätzen, an welchem genauen Punkt ein bestimmtes Nahrungsmittel so kostspielig wird, daß sein Sammeln oder sein Fang sich nicht mehr lohnt.

Die Theorie von der optimalen Futtersuche erlaubt die Vorhersage, daß Jäger oder Sammler nur solche Arten verfolgen oder sammeln werden, die das bestmögliche Verhältnis zwischen Kalorienausbeute und für die Futtersuche aufgewendeter Zeit garantieren. Stets wird es mindestens eine Art geben, die, wenn der Futtersucher auf sie trifft, auf jeden Fall gefressen wird, nämlich jene Art, bei der pro Stunde »Bearbeitungszeit« die Kalorienausbeute am größten ist – wobei mit »Bearbeitungszeit« die Zeit gemeint ist, die es braucht, um die betreffende Art, nachdem man auf sie gestoßen ist, zu jagen, zu töten, zu sammeln, zu transportieren, vorzubereiten und zu kochen. Falls sie auf eine zweite, dritte, vierte oder weitere Art treffen, werden die Futtersucher diese nur mitnehmen, wenn sich dadurch die Kalorienausbeute im Verhältnis zum Gesamtaufwand an Arbeitskraft erhöhen läßt. Nehmen wir zur Veranschaulichung an, daß in einem bestimmten Wald nur drei Arten existieren: Wildschweine, Ameisenbären und Fledermäuse. Nehmen wir weiterhin an, daß im Verlauf einer vierstündigen Suche in diesem Wald ein Futtersucher erwarten kann, auf ein Wildschwein zu stoßen, und daß die »Bearbeitung« (Jagen, Töten, Kochen, usw.) eines Wildschweins zwei Stunden in Anspruch nimmt, wobei der Kalorienwert des Tieres zwanzigtausend Kalorien beträgt. Falls die »Bearbeitungszeit« für einen Ameisenbären ebenfalls zwei Stunden, die Kalorienausbeute aber nur zehntausend Kalorien beträgt, sollte der Jäger dann, wenn er auf einen Ameisenbären trifft, sich mit dessen Jagd aufhalten, oder sollte er lieber weiter nach Wildschweinen Ausschau halten? Im Laufe einer vierstündigen Suche wird, wenn der Jäger Wildschweine und nichts anderes fängt, seine Kalorienausbeute folgendermaßen aussehen:

$$\frac{\text{20000 Kalorien}}{\text{4 Stunden + 2 Stunden}} = \frac{20000}{6} = \frac{\text{3333 Kalorien}}{\text{1 Stunde}}$$

Wenn er sich mit Ameisenbären aufhält, wird seine Ausbeute wie folgt aussehen:

$$\frac{\text{20000 Kalorien + 10000 Kalorien}}{\text{4 Std. + 2 Std. + 2 Std.}} = \frac{30000}{8} = \frac{\text{3750 Kalorien}}{\text{1 Std.}}$$

Ameisenbären sollte er mitnehmen, da 3750 mehr ist als 3333. Und was ist mit Fledermäusen? Angenommen, die »Bearbeitungszeit« für Fledermäuse beträgt ebenfalls zwei Stunden, die Kalorienausbeute hingegen nur fünfhundert Kalorien. Sollte er sich da mit Fledermäusen aufhalten?

$$\frac{20000 + 10000 + 500 \text{ Kalorien}}{4 \text{ Std.} + 2 \text{ Std.} + 2 \text{ Std.} + 2 \text{ Std.}} = \frac{30500}{10} = \frac{3050 \text{ Kalorien}}{1 \text{ Stunde}}$$

Nein. Wenn er sich mit einer Fledermaus aufhielte, statt sich nach einem Ameisenbär oder einem Wildschwein umzutun, wäre das »Zeitverschwendung«.

Aufgrund der Theorie von der optimalen Futtersuche kann man, mit anderen Worten, vorhersagen, daß Futtersucher nur so lange Dinge zu ihrem Nahrungsmittelkatalog hinzufügen werden, wie das Hinzugefügte den Gesamterfolg ihrer Futtersuch-Aktivitäten erhöht (oder jedenfalls nicht mindert). Diese Vorhersage ist von besonderem Interesse im Blick auf die Frage, inwieweit die Häufigkeit, in der ein Nahrungsmittel – wie etwa eine Insektenart – auftritt, mit darüber entscheidet, ob, und wenn ja, wo das betreffende Nahrungsmittel auf dem »optimalen Speiseplan« auftaucht bzw. wann es von ihm verschwindet. Nahrungsmittel, die zu einer Verringerung der Gesamtausbeute an Kalorien führen, werden in den Speiseplan nicht aufgenommen, mögen sie auch in noch so großer Fülle vorhanden sein. Nur die Häufigkeit der höherrangigen Nahrungsmittel hat einen Einfluß auf den Umfang des Speiseplans: Wenn ein oben auf der Liste rangierendes Nahrungsmittel knapp wird, werden Dinge, die vorher zu unergiebig waren, um einen Platz auf der Liste zu verdienen, in den Speiseplan neu aufgenommen. Der Grund dafür ist, daß ja nun mehr Zeit für das Auffinden des hochrangigen Nahrungsmittels aufgewendet werden muß, daß deshalb die Durchschnittsrate der Gesamtausbeute sinkt und daß es von daher keine Zeitverschwendung mehr ist, sich mit Nahrungsmitteln aufzuhalten, bei denen die Kalorienausbeute vergleichsweise gering ist.

Diese Beziehungen kann man sich unmittelbar anschaulich machen, indem man sich einen Wald vorstellt, wo jemand Geldscheine im Wert von zehn und von hundert Mark mit Stecknadeln an den oberen Ästen befestigt hat. Lohnt es sich hochzuklettern, um die

Zehnmarkscheine herunterzuholen? Die Antwort hängt augenscheinlich davon ab, wieviele Hundertmarkscheine vorhanden sind. Wenn es im ganzen Wald nur ein paar davon gibt, wird man sich wohl mit den Zehnern zufriedengeben. Wenn es hingegen viele Hunderter gibt, wäre es ein echter Fehler, sich auf die Zehner zu kaprizieren, selbst wenn sie massenhaft vorhanden sind. Aber egal, wie viele Hunderter da sind, trifft man auf einen, wird man ihn wohl nicht links liegen lassen.

Im Zuge einer quantitativen Untersuchung der tatsächlichen Kalorienausbeute bei den Aché-Indianern im Osten von Paraguay fanden Kristen Hawkes und ihre Mitarbeiter heraus, daß bei Streifzügen, die der Nahrungsbeschaffung dienten, nur sechzehn Arten als Nahrung vereinnahmt wurden. Die durchschnittlichen Ausbeutequoten bei den sechzehn angetroffenen Arten reichten von 65000 Kalorien pro Stunde bei Halsbandpekaris bis zu 946 Kalorien pro Stunde bei einer bestimmten Sorte Palmfrucht. Wie vorhergesagt, dienten, ungeachtet der Tatsache, daß die Ergiebigkeit der einzelnen Nahrungsmittel, was die schließliche Kalorienmenge anging, sukzessive geringer wurde, alle in die Liste aufgenommenen Posten einer Erhöhung der Gesamteffektivität des Systems der Nahrungsbeschaffung bei den Aché. Wenn die Aché sich zum Beispiel nur an die beiden führenden Arten halten würden – Halsbandpekari und Damwild – dann betrüge ihre Gesamteffektivität bei der Nahrungsbeschaffung nur 148 Kalorien pro Stunde, da jene Arten zwar eine hohe Ausbeute an Kalorien liefern, dafür aber selten sind und sich kaum antreffen lassen. Dadurch, daß die an dritter und vierter Stelle rangierenden Arten – Pakas und Nasenbären – hinzukommen, steigt die Gesamteffektivität bei der Nahrungsbeschaffung auf 405 Kalorien pro Stunde. In dem Maß, wie die verbleibenden, weniger wertvollen Arten eine nach der anderen dazukommen, steigt die Quote der durchschnittlichen Gesamtausbeute weiter, aber die Zuwächse werden immer kleiner. Die Liste schließt mit einer bestimmten Sorte Palmfrucht, die, wie gesagt, nur 946 Kalorien pro Stunde liefert. Es ist anzunehmen, daß die Aché auf weitere Arten deshalb verzichten, weil die praktische Erfahrung sie gelehrt hat, daß alle sonst noch vorhandenen Arten die Gesamteffektivität bei der Nahrungsbeschaffung (die für die 16 Arten auf der Liste etwa 872 Kalorien beträgt) nur senken würden. Wie steht es nun mit Insekten?

Auf ihren Streifzügen zur Nahrungsbeschaffung machen die Aché nur bei einem einzigen Insekt halt, um es einzusammeln – nämlich bei den Larven einer Palmkäferart. Diese Larven leben in großer Zahl in Haufen vermodernder Palmstämme. Die Aché sammeln sie ein, indem sie aus den Stämmen große Stücke heraushacken und das weiche Holz mit den Händen auseinanderbrechen. Mit einer durchschnittlichen Ausbeutequote, die nach dem Auffinden der Nahrung 2367 Kalorien pro Stunde beträgt, rangieren die Palmkäferlarven an elfter Stelle – unmittelbar nach dem Weißbartpekari und direkt vor dem Fisch. Dadurch, daß sie zum Speiseplan der Aché hinzukommen, steigt deren Gesamteffektivität bei der Nahrungsbeschaffung von 782 auf 799 Kalorien pro Stunde.

Die Theorie der optimalen Futtersuche liefert demnach eine Erklärung für ein Verhalten, das andernfalls als absolut kapriziöse geschmackliche Gleichgültigkeit vieler Gesellschaften gegenüber Tausenden von eßbaren Pflanzen- und Tierarten in ihrer natürlichen Umgebung erscheinen muß. Sie stellt auch einen Rahmen für Aussagen zur Verfügung, die mögliche frühere oder zukünftige Veränderungen in der Liste der von den Futtersuchern bevorzugten Produkte betreffen und sich auf Schwankungen in der Häufigkeit des Vorkommens der höherrangigen Nahrungslieferanten beziehen. Wenn zum Beispiel Halsbandpekaris und Damwild zunehmend häufiger würden, würden die Aché es bald für Zeitverschwendung halten, Palmfrüchte zu sammeln; dann würden sie aufhören, Palmbaumlarven zu essen, und wenn sie so oft auf Damwild und Halsbandpekaris stießen, daß jedes Verweilen bei einer anderen Art zu einer Verringerung der Gesamtausbeute führte, würden sie sich ganz und gar an Damwild und an Halsbandpekaris halten. Wenn umgekehrt Damwild und Halsbandpekaris an Häufigkeit immer weiter abnähmen, würden die Aché zwar nie unterlassen, die Tiere zu fangen, wenn sie auf welche stoßen, sie würden es aber auch nicht mehr für Zeitverschwendung halten, Nahrung, die sie bis dahin verschmäht hatten, zu sammeln, unter anderem Insekten.

Besonders spannend ist die Theorie der optimalen Futtersuche, wenn man sie auf Insekten und andere Kleinigkeiten anwendet, weil sie einem dann erklären hilft, warum Menschen mit dürftigem Speiseplan nichtsdestoweniger Dinge wie Insekten und Regenwürmer, von denen ihr Lebensraum voll ist, unbeachtet lassen. Nicht die

Häufigkeit oder Knappheit eines Nahrungsmittels entscheidet darüber, ob es im Speiseplan vertreten ist oder nicht, sondern sein Beitrag zur Gesamteffektivität der Nahrungsmittelversorgung. Ein effektives, aber seltenes Nahrungsmittel kann so Bestandteil der optimalen Mischung sein, während ein ineffektives, aber reichlich vorhandenes Nahrungsmittel unter Umständen keine Verwendung findet.

Leider kann ich mich auf keine weiteren quantitativen Daten stützen, um die Richtigkeit dieser Vorhersagen über die Rolle von Kleinigkeiten in der Nahrungsmittelversorgung auf die Probe zu stellen – aber auch schon in einem groben, qualitativen Sinn scheint die Theorie anwendbar auf das Problem, warum in Europa die Insektenesserei aufgegeben wurde. Auch wenn Insekten leicht zu fangen sein mögen und pro Gewichtseinheit eine hohe Kalorien- und Proteinausbeute liefern, ist doch bei den meisten Insektenarten der Nutzen, den der Fang und die Zubereitung der Tiere einem verschafft, sehr gering im Vergleich mit dem Nutzwert, den große Säugetiere, Fische oder auch kleinere Wirbeltiere wie Nager, Vögel, Kaninchen, Eidechsen oder Schildkröten haben. Es läßt sich deshalb vorhersagen, daß jene Gesellschaften, die am wenigsten Zugang zu großen Wirbeltierarten haben, im Zweifelsfall über den am breitesten gefächerten Speiseplan verfügen und sich am stärksten auf den Verzehr von Insekten und anderen Kleinigkeiten verlegen. Daraus erklärt sich zum Teil, warum einige der eifrigsten Insektenesser im tropischen Urwald wohnen, wo man, wie ich bereits bei der Erörterung des Fleischhungers im Amazonasgebiet ausgeführt habe, große Tiere selten antrifft und wo auch schon kleine Gruppen von Jägern den Bestand an jagdbarem Wild rasch erschöpfen können. Wechselt man zum anderen Ende des Spektrums über, so ist leicht einsehbar, warum die Insekten als Nahrungsmittel aus den mit Fleisch gesegneten Küchen Europas und Amerikas verschwanden und es dort nie zu einer wichtigen Stellung brachten. Erinnern wir uns daran, daß Fernand Braudel das spätmittelalterliche Europa als »weltweites Zentrum der Fleischfresserei« bezeichnete: Wenn es in solchem Überfluß Schweine, Hammel, Ziegen, Geflügel und Fisch gab, daß man Pferdefleisch verschmähen konnte, wer hätte da Interesse an Insekten haben sollen?

Mit ihren Prinzipien gibt die Theorie der optimalen Futtersuche nicht nur Aufschluß über die Bedingungen, unter denen eine Kultur darauf verzichten wird, Insekten zu essen, sondern erlaubt auch vorherzusagen, welche Insekten dort, wo die Insektenesserei praktiziert wird, den Vorzug finden. Wenn man sie als Quelle menschlicher Ernährung betrachtet, besteht bei den meisten Insekten das Problem darin, daß sie zwar in großen Mengen existieren, aber klein und weit verstreut sind. Die begehrtesten Insekten weisen deshalb die genau umgekehrten Merkmale auf: Sie zeichnen sich durch Körpergröße aus und lassen sich in dichten Schwärmen fangen, statt immer nur einzeln. Heuschrecken, die eine Länge von bis zu 7,5 Zentimetern erreichen können und deren Schwärme aus Milliarden Exemplaren bestehen, sind das klassische Beispiel. Eine Art von schwarmbildender Heuschrecke, die Wüstenheuschrecke *(Schistocera gregaria)*, sucht von Mauretanien bis Pakistan fünfundsechzig Länder heim und wird in all diesen Ländern verspeist. Heuschrecken leben normalerweise im Einzeltierstadium als Grashüpfer. Die Schwärme entwickeln sich durch das gleichzeitige Ausschlüpfen großer Mengen Brut, zu der die Eier im Boden ruhen, bis sie durch starke Regengüsse befeuchtet werden. Wenn eine Generation ausgeschlüpft ist, wird der Wandertrieb der Heuschrecke durch Übervölkerung ausgelöst. Ein Schwarm mittlerer Größenordnung umfaßt vielleicht 40 Milliarden Heuschrecken und bedeckt ein Gebiet von fünfhundert Quadratkilometern. Die Schwärme können Tausende von Kilometern weit wandern und erreichen Flughöhen bis zu dreitausend Metern über der Erde. Während die schwirrende Heuschreckenplage droben ihre Bahn zieht, fallen die Tiere massenhaft herunter und lassen sich leicht einsammeln, weil sie vollauf damit beschäftigt sind, sich mit Feldfrüchten und wildwachsender Vegetation vollzufressen. Im Verlauf eines Schwarms lesen die Menschen Hunderte der Heuschrecken von den Kleidern, Mauern und Pflanzen ab, sammeln sie in Netzen und Körben und werfen sie in kochendes Wasser oder legen sie auf eine Schicht heißer Kohlen.

Da Heuschrecken ja damit befaßt sind, Ernten und Viehfutter aufzufressen, ändert sich durch sie die Verfügbarkeit der höher rangierenden Versorgungsgüter – der Feldfrüchte und der tierischen Erzeugnisse –, womit sie sich selber einen Platz in der Liste der optimalen Nahrungsmittel sichern. Angesichts der Zerstörung, die die Heuschrecken im Bereich der pflanzlichen und der tierischen

Nahrungsquellen anrichten, bleibt den davon Betroffenen gar nichts anderes übrig, als ihren Speiseplan zu erweitern und die Verzehrer zu verzehren. Dieses Prinzip der Schadloshaltung an den Schadensstiftern kann auch in bezug auf nichtschwärmende Insektenarten Anwendung finden. Die Riesenwasserwanzen zum Beispiel, für die man in China und in Südostasien eine große Vorliebe hat, werden in Einzelexemplaren gesammelt, haben aber mit den Heuschrecken zwei Charakteristika gemeinsam: Sie sind groß, und sie nähren sich von menschlicher Nahrung, in diesem Fall von der Brut der Fische, die die Bauern in ihren bewässerten Reisfeldern aufziehen und die für sie eine wichtige tierische Proteinquelle darstellen.

Als Folge ihrer besonderen Eigenschaften – ihrer Größe, ihres Auftretens in großen Schwärmen und ihrer vernichtenden Wirkung auf Feldfrüchte und Viehfutter – wird die Heuschrecke im 3. Buch Mose bemerkenswerterweise vom Verbot des Insektenverzehrs, das sich dort findet, ausgenommen (das gleiche gilt auch für »Käfer« [*hargol*], aber um welche Arten es sich dabei handelt, ist unklar).

> ... von demselben mögt ihr essen die Heuschrecken, als da ist: Arbe mit seiner Art und Solam mit seiner Art und Hargol mit seiner Art und Hagab mit seiner Art. (Kap. 11,22)

Die praktische Bedeutung, die der Insektenverzehr für die Israeliten hatte, stellt Johannes der Täufer unter Beweis, der sich in der Wüste ausschließlich von Heuschrecken und Honig ernährt. Nebenbei bemerkt, hat die Theorie der optimalen Futtersuche Relevanz für die gesamte Liste der im 3. Buch Mose verbotenen Vögel und mit Tabu belegten sonstigen, in ernährungspraktischer Hinsicht unergiebigen Tiere. Geht man davon aus, daß ergiebigere Arten wie Rinder, Schafe und Ziegen reichlich vorhanden waren, so war es nicht unsinnig, Tierarten wie Möwen, Pelikane und Fledermäuse mit einem Eßtabu zu belegen, selbst wenn in der Heimat der Israeliten manche dieser Lebewesen massenhaft anzutreffen waren.

Aber zurück zu den Heuschrecken. Trotz aller Erlaubnis bzw. Ermutigung zum Heuschreckenverzehr durchs Alte und Neue Testament haben die Europäer nie Geschmack an den Tieren gefunden. War das Mutwille? Ich bezweifle es. Wenn man sich eine Karte anschaut, auf der die weitesten bekannten Vorstöße von *Schistocera gregaria* verzeichnet sind, stellt man fest, daß praktisch ganz Westeuropa mit Ausnahme des südlichen Rands der iberischen Halbinsel außerhalb der nördlichen Grenzen der Schwarmgebiete liegt. Die europäischen Bauern blieben nicht völlig von anderen Heuschreckenarten verschont, aber die europäischen Arten bewirkten nur selten die weitreichenden Zerstörungen von Feldfrucht und Viehfutter, die für jene Regionen typisch waren, in denen das Essen von Heuschrekken häufig die einzige Alternative zum Hungertod blieb.

Von der Menge her betrachtet, dürften im weltweiten »Kleinigkeiten«-Konsum nach den Heuschrecken die Termiten und Ameisen rangieren. Termiten und Ameisen sind klein, aber sie sind gute Energiequellen, weil sie in dichten Kolonien auftreten und Schwärme von Millionen bzw. Milliarden Exemplaren bilden. Manche Arten bauen unterirdische Nester, aus denen die menschlichen Futtersucher sie ganz ebenso herausholen, wie das die Schimpansen machen – indem sie einen Zweig in das Nest hineinstecken, den sie dann herausziehen. Eine gebräuchlichere Methode des Ameisen- und Termitenfangs besteht in Anschlägen auf die Hügel und Haufen, die ihnen als Behausung dienen und die in vielen tropischen Gebieten ein landschaftliches Charakteristikum bilden. In Westafrika pflegen die Menschen die Nester auszuräuchern, um die Bewohner herauszutreiben. Aber die beste Zeit für den Ameisen- und Termitenfang ist der Anfang der Regenzeit, wenn die Tiere, nachdem sie Flügel bekommen und Fett angesetzt haben, aus freien Stücken ausschwärmen. Im Anschluß an einen schweren Regenguß verlassen manchmal alle Termiten in der Umgebung am selben Tag ihre Nester und bilden riesige, surrende Schwarmwolken, die sich bis zu 170 m hoch über die Erde erheben und die Sonne verdunkeln. Um die geflügelten Leckerbissen zu fangen, stülpen die Frauen und Kinder an der Elfenbeinküste kegelförmige Strohbesen über die Ausfluglöcher. Wenn die Besen voll mit Insekten sind, werden diese in bereitstehende Töpfe mit Wasser abgeschüttelt, so daß ihre Flügel naß werden und sie nicht fortfliegen können. Andernorts deckt man alle Ausgänge bis auf einen zu und sammelt die Schwärme in raffinierten Fallen aus Blättern und Körben.

Wie allgemein bekannt, sind in den tropischen Zonen Insekten viel zahlreicher als in den gemäßigten Regionen wie etwa in Europa. Im Amazonasgebiet, zum Beispiel, besteht der Großteil der tierischen Biomasse aus Insekten und Regenwürmern. Im Vergleich mit den tropischen Zonen weist Europa – wie alle gemäßigten Regionen – viel weniger Insektenarten auf, kennt keine Riesenformen und ist relativ arm an Arten, die in konzentrierten und leicht zu erbeutenden Massen leben bzw. schwarmweise auftreten. Gewiß, wie im Fall der Heuschrecken, hat Europa auch seinen Teil Ameisen und Termiten, aber die sind nicht von der Art, daß sie Nester groß wie Häuser bauen und in Mengen schwärmen, die genügen, um die Sonne zu verdunkeln. Europa ist nicht bekannt für 8 cm lange Wasserwanzen wie *Beostoma indica*, die pro Exemplar 14 Gramm auf die Waage bringen, und nicht für Geschöpfe wie die Schlammfliege der Yukpa-Indianer, die eine Flügelspanne von 15 cm hat, und auch nicht für seine verfaulten Palmbaumstümpfe, die von riesigen Palmkäferlarven wimmeln.

Was ich sagen möchte, läßt sich in folgende Kurzfassung bringen: Wenn eine natürliche Umgebung reich an Insektenfauna ist – vor allem an großen und/oder schwarmbildenden Arten – *und* wenn sie gleichzeitig arm an großen wildlebenden oder domestizierten Wirbeltierarten ist, dann wird die Ernährung stark durch Insektenesserei bestimmt sein. Wenn hingegen eine natürliche Umgebung arm an Insektenfauna ist – besonders an großen und/oder schwarmbildenden Arten – *und* wenn sie gleichzeitig reich an domestizierten oder wildlebenden großen Wirbeltierarten ist, dann werden im Zweifelsfall zur Nahrung keine Insekten gehören. Tatsächlich gibt es nicht nur zwei, sondern vier Situationstypen, mit denen man rechnen muß. Ein einfaches »2x2«-Quadrat zeigt, was ich meine:

	Große Wirbeltiere nicht vorhanden	Große Wirbeltiere vorhanden
Schwarminsekten vorhanden	1	2
Schwarminsekten nicht vorhanden	3	4

Kästchen 1 stellt die Situation dar, in der aller Voraussicht nach der »Kleinigkeiten«-Verzehr am intensivsten betrieben wird, wie im Amazonasgebiet oder in der tropischen Urwaldregion Afrikas: Massen schwarmbildender Insektenarten, wenige große Wirbeltierarten. Kästchen 4 stellt die Situation dar, in der aller Voraussicht nach das Essen von »Kleinigkeiten« am wenigsten intensiv betrieben wird, wie in Europa oder den Vereinigten Staaten und Kanada: wenige schwarmbildende Insekten und viele große Wirbeltiere. Kästchen 2 und 3 stellen zwei unterschiedliche Situationen dar, denen aller Voraussicht nach Niveaus des »Kleinigkeiten«-Verzehrs entsprechen, die zwischen den Extremen liegen: einerseits Massen sowohl von großen Wirbeltieren als auch von schwarmbildenden Insekten und andererseits ein Mangel an beidem.

Ein offener Punkt bleibt: der merkwürdige Abscheu, der die ablehnende Haltung von Europäern und Amerikanern gegenüber Insekten als Nahrung begleitet. Das Interessante ist, daß die meisten Menschen im Westen es nicht nur unterlassen, Insekten zu essen, sondern daß vielen auch schon beim bloßen Gedanken an den Verzehr eines Engerlings oder einer Termite – von Schaben ganz zu schweigen! – übel wird. Und ein Insekt anzufassen – oder, schlimmer noch, von einem Insekt bekrabbelt zu werden – gilt an sich bereits als widerwärtiges Erlebnis. Insekten sind, mit anderen Worten, für Amerikaner und Europäer das, was Schweine für Muslime und Juden sind. Sie sind die Ausgestoßenen unter den Tierarten. Die immer wiederkehrende Behauptung, Insekten seien schmutzig und unappetitlich, ist ebensowenig überzeugend wie die immer wiederkehrende Behauptung von Juden und Muslimen, Schweine seien schmutzig und unappetitlich. Ich habe bereits ein theoretisches Prinzip formuliert (im Kapitel über das Schwein), das vorherzusagen erlaubt, wann eine vom Verzehr ausgeschlossene Tierart für unberührbar erklärt und wann sie zur Gottheit gemacht wird. Wenden wir das Prinzip hier an.

Ob eine Tierart zur Gottheit gemacht oder verabscheut wird, hängt davon ab, ob sie sonst noch einen Nutzen hat oder nur schädlich ist. Eine heilige Kuh bei den Hindus, die nicht gegessen wird, liefert Ochsen, Milch und Dung. Sie wird vergöttlicht. Ein Pferd, das nicht gegessen wird, gewinnt Schlachten und pflügt Felder. Es gilt als edles Tier. Ein Schwein, das nicht gegessen wird, ist nutzlos – weder pflügt es die Felder, noch gibt es Milch, noch gewinnt es Kriege. Deshalb wird es verabscheut. Insekten, die nicht gegessen werden, sind schlimmer als Schweine, die nicht gegessen werden. Sie verschlingen nicht nur die Frucht auf den Feldern, sie fressen uns auch das Essen vor der Nase vom Teller weg, beißen uns, stechen uns, verursachen uns Juckreiz und trinken unser Blut. Wenn man sie nicht ißt, fressen umgekehrt sie einen auf. Sie sind durch und durch schädlich und haben nicht den geringsten Nutzen. Die paar nützlichen Arten, die etwa andere Insekten fressen oder zur Befruchtung der Pflanzen dienen, bilden kein Gegengewicht gegen die zahllosen Scharen ihrer unnützen Vettern.

Was sie uns im Westen noch verhaßter macht, ist die verstohlene Existenz, die sie in unmittelbarer Nachbarschaft der Menschen führen; sie dringen in Häuser, abgeschlossene Räume und Schränke ein, verstecken sich tagsüber und kommen erst nachts heraus. Was Wunder, daß viele von uns phobisch auf sie reagieren. Da wir sie ja nicht essen, steht es uns frei, sie mit dem Inbegriff des Bösen zu identifizieren – mit Feinden, die einen von innen heraus angreifen – und Sinnbilder des Schmutzes, des Angsterregenden, des Verhaßten aus ihnen zu machen.

Meine Theorie des Restnutzens, den Tierarten noch haben oder nicht haben, wird zweifellos einer gewissen Sorte von Tierfreunden als gemein und pietätlos aufstoßen. Habe ich denn ganz vergessen, daß Amerikaner und Europäer aus freien Stücken bestimmte Tierarten im Haus halten, die weder zum Verzehr geeignet sind noch sonst den geringsten Nutzen haben?

9. Hunde, Katzen, Dingos und andere Schoßtiere

Freunde von mir sind vor kurzem in ein Vororthaus mit einem gut zwei Hektar großen Grundstück gezogen, um ihrer Leidenschaft für die Pferdezucht frönen zu können. Als sie mich zu einer Party einluden, saß ich gerade an dem Pferdefleisch-Kapitel dieses Buchs. Während wir durch das Panoramafenster zwei Wallache und eine fette Stute betrachteten, die auf dem Rasen vor dem Haus grasten, bemerkte ich möglichst beiläufig: »Ich kenne jemanden, der eine Schnellimbiß-Kette mit Hamburgern aus Pferdefleisch aufziehen will.« Als mein Gastgeber sich so weit beruhigt hatte, daß er imstande war, in mir nicht mehr den potentiellen Pferdedieb, sondern nur noch den schwachsinnigen Ethnologen zu sehen, stammelte er: »Pferde essen? Das fiele uns nicht einmal im Traum ein. Sie sind unsere Lieblinge.«

»Essen die Menschen keine Tiere, die sie hätscheln?« fragte ich mich (im stillen natürlich . . . ich hatte keine Lust, die Gefahr weiterer Mißverständnisse zu laufen). Europäer, Amerikaner und Neuseeländer europäischer Abstammung (mein Freund war in Neuseeland geboren) halten es für selbstverständlich, daß Schoßtiere sich nicht zum Verzehr eignen. Als Ethnologe indes finde ich das durchaus nicht selbstverständlich. Tiere, die ganz ähnlich wie Schoßtiere gehalten werden, enden nichtsdestotrotz im Magen ihrer Besitzer (bzw. mit Einwilligung ihrer Besitzer in anderen Mägen).

Was ist überhaupt ein Schoßtier? Erst einmal würde ich sagen, daß Schoßtiere solche Tiere sind, denen die Menschen freundschaftlich gesonnen sind, die sie füttern und pflegen und mit denen sie freiwillig zusammenleben. Tierarten, die man hätschelt, sind das logische Gegenstück zu Tierarten, die man als Ausgestoßene behandelt. Den letzteren lassen wir keine Fütterung und Pflege zukommen. Wir bemühen uns vielmehr, sie auszurotten (wie Schaben oder Spinnen), und verbannen sie aus der menschlichen Gesellschaft. Schoßtiere hingegen verbannen wir nicht aus unserer Gesellschaft, sondern ziehen sie in unsere Nähe; wir striegeln, kraulen, schmükken und »liebkosen« sie; wir nehmen sie zu uns ins Haus, behandeln sie wie Familienangehörige und erlauben ihnen, zu kommen und zu gehen, wann es ihnen beliebt.

Ehe ich fortfahre, muß ich darauf hinweisen, daß die Unterscheidung zwischen ausgestoßenen und und gehätschelten Tierarten bei den einzelnen Mitgliedern einer bestimmten Gesellschaft einer gewissen Variation unterliegt. Eine Minderheit von Amerikanern ist gegenüber Katzen und Hunden feindselig eingestellt, und ein kleiner Prozentsatz Amerikaner fühlt sich zu Riesenschlangen, Taranteln und Schaben hingezogen. Ja, in Gale Coopers *Animal People* schildert Geoff Alison, wie gern seine geliebten, 7 cm langen fauchenden Riesenschaben aus Madagaskar auf seinen Fingern herumkrabbeln: »Es macht ihnen großen Spaß, rauf, runter und rundherum zu krabbeln.« Zu jeder Gesellschaft gehören Menschen, die von der Norm abweichen. Daraus erklärt sich, daß es Tierhandlungen gibt, die ausgestoßene Tiere als Schoßtiere verkaufen. Aber wenn Tierhandlungen nur vom Verkauf von Schlangen und fauchenden madagassischen Riesenschaben leben müßten, könnten sie bald dichtmachen. Warum es zu diesen Abweichungen von der Norm kommt, ist ein interessantes Thema, das wir hier aber nicht untersuchen können.

Die Frage, mit der wir konfrontiert sind, lautet, ob bei ein und demselben Volk ein Tier, das zum normalen Speiseplan gehört, trotzdem noch ein gehätscheltes Tier sein kann. Die meisten Tierliebhaber würden wahrscheinlich mit meinen pferdehaltenden Freunden einer Meinung sein, aber die Ethnologen wissen, daß Menschen zu Tieren, die sich gut essen lassen, Beziehungen unterhalten können, die denen zu Schoßtieren außerordentlich nahekommen. Im Kapitel über den Fleischhunger habe ich davon gesprochen, wie begierig nach Schweinefleisch die Stämme in Neuguinea und in Melanesien sind. Schweinefleisch ist etwas so Gutes, daß sie sich verpflichtet fühlen, es mit ihren Ahnen und Verbündeten zu teilen. In anderer Hinsicht aber behandeln sie die Schweine auf eine Weise, die einen Amerikaner stark an den Umgang mit Schoßtieren erinnern würde. Da die Besorgung und Fütterung der Schweine Frauenarbeit ist, während den Männern die Aufgabe des Schlachtens zufällt, haben in Neuguinea die Frauen eher Gelegenheit, zu Schweinen eine liebevolle Beziehung zu entwickeln. Bei den Gruppen auf dem Hochland essen und schlafen Frauen und Kinder zusammen in einer Hütte, aber nicht mit ihren Männern, sondern mit den Schweinen. Die Männer leben für sich in einem ihnen vorbehaltenen Männerhaus. Wenn ein Ferkel die Muttersau verloren hat, zögern die Frauen nicht, es zusammen mit einem menschlichen Baby an der Brust zu säugen. Und geradeso wie ihre eigenen Kinder tragen sie das Ferkel zwischen ihrer Hütte und den weit entfernt gelegenen Jamswurzel- und Süßkartoffelgärten hin und her. Wenn das Ferkel größer wird, füttern sie es mit eigener Hand, striegeln es und machen sich, falls es erkrankt, gerade solche Sorgen um es wie um ihre eigenen Kinder. Erst nachdem es eine beträchtliche Größe erreicht hat, beschränken die Frauen seine Bewegungsfreiheit im Haus, indem sie direkt neben ihren eigenen Schlafstätten einen Koben für es bauen. Margaret Mead hat einmal die Beobachtung gemacht, in Neuguinea würden »die Schweine so gehätschelt und verwöhnt, daß sie alle Merkmale von Hunden annehmen – sie lassen den Kopf hängen, wenn sie gescholten werden, beweisen Anschmiegsamkeit, um wieder in Gnaden aufgenommen zu werden, usw.« »Und sie werden auch wie die Hunde in Neuguinea gegessen«, möchte ich hinzufügen. Denn früher oder später kommt die Zeit, wo auch das gehätscheltste Schwein auf einem Schweinefest des Dorfs verzehrt oder im Tauschhandel an ein anderes Dorf weitergegeben wird, um zum Wohlbefinden der Ahnen von irgend jemand anderem beizutragen.

Eine andere Gegend, von der wohlbekannt ist, daß in ihr Tiere, die sich gut essen lassen, wie Schoßtiere behandelt werden, ist Ostafrika. Die Dinka, Nuer, Schilluk, Massai und andere Hirtennomaden, die in der sudanesischen Nilregion und in Nordkenia leben, hätscheln und verwöhnen ihre Rinder, als ob es sich um Schweine in Neuguinea handelte. Nur sind es nicht die Frauen, sondern die Männer, die sich um die Rinder kümmern und die deshalb die größere Anhänglichkeit an die Tiere entwickeln. Die Männer geben jedem Kalb einen Namen und beschneiden und verbiegen seine Hörner, so daß diese mit der Zeit kunstvoll gewundene Formen annehmen. Sie reden und machen Lieder über ihre Ochsen und Kühe, striegeln sie, schmücken sie mit Troddeln, Perlenschnüren aus Holz und Glöckchen. Bei den Dinka bauen die Männer große strohgedeckte Hütten aus Schilf und Gras, um ihr Rindvieh vor Moskitos und Raubtieren zu schützen. Wie in Neuguinea schlafen

Mann und Frau bei den Dinka getrennt; aber jetzt nächtigt der Mann bei seinen Rindern in deren Gebäude, während seine Frauen und Kinder getrennt von ihm in nahegelegenen Hütten schlafen. Wie bei den meisten Hirtennomaden besteht bei den Rinderfreunden der Nilregion der Hauptteil ihrer tierischen Nahrung aus Milch und Molkereiprodukten. Aber sie haben auch einen gutentwickelten Sinn für Rindfleisch, dem sie bei Gelegenheit des natürlichen Abgangs eines älteren Tieres und bei Festen frönen, die aus Anlaß von Beerdigungen, Hochzeiten und Jahreszeitwenden gefeiert werden.

In seiner klassisch gewordenen Studie über die Nuer bemerkt der Ethnologe Evans-Pritchard, daß, »auch wenn die Nuer normalerweise ihr Rindvieh nicht zu Nahrungszwecken schlachten, jedes Tier doch am Ende im Kochtopf landet, so daß sie genug Fleisch bekommen und nicht auf die Jagd nach Wildtieren gehen müssen.« Damit sie gegessen werden können, müssen die Rinder der Nuer genauso wie die Schweine auf Neuguinea rituell geschlachtet und muß das Fleisch mit den Ahnen geteilt werden. »Bei diesen Gelegenheiten äußert sich die Gier nach Fleisch ganz unverblümt«, und »die Nuer geben zu, daß manche Menschen ohne wirklichen Anlaß Rinderopfer bringen«. Bei manchen dieser Feierlichkeiten »gibt es ein allgemeines Gerangel um das geschlachtete Tier«, und in der Regenzeit kommt es vor, daß junge Männer »sich in einer Ansiedlung zusammentun, um Ochsen zu schlachten und sich mit Fleisch vollzustopfen«.

Diese Beispiele lassen deutlich werden, daß die Existenz als gehätscheltes Tier kein Zustand ist, der jede andere Attitüde ausschließt. Die Behandlung von Tieren als Schoßtiere läßt Abstufungen zu. Statt darum zu rechten, ob eine Boa Constrictor aus der Zoohandlung oder ein Schwein auf Neuguinea oder ein Rind bei den Nuer ein echtes Schoßtier ist, sollten wir lieber festzustellen versuchen, in welch stärkerem oder geringerem Maß eine Beziehung zwischen Mensch und Tier in bestimmten Kulturen die Eigenschaften eines Schoßtierverhältnisses hat. Eine Beziehung zu einer Tierart, die von fast allen außer von ihrem Halter gemieden wird, kann zwar in manchen Hinsichten einem Schoßtierverhältnis ähneln, aber nach objektiven Schoßtierkriterien ist sie nicht sehr hoch einzustufen, mögen Halter und Tier einander auch noch so zugetan sein. Gemiedene Tierarten wie Boas oder Taranteln versagen auch vor mindestens einem weiteren Kriterium der »Schoßtierhaftigkeit«. Sie können zwar mit ihren exzentrischen menschlichen Freunden unter einem Dach leben, müssen aber hinter Gitter oder Glas gehalten werden; sie können im Haus nicht frei herumstreifen. Haustiere wie das Rindvieh bei den Dinka oder Nuer bzw. die Schweine auf Neuguinea schneiden bei diesem Test für Schoßtierhaftigkeit besser ab: Sie werden nicht nur ins Haus gebracht, sondern die Menschen schlafen sogar zusammen mit ihnen. Die Fleischgier ihrer stolzen Besitzer indes tut ihrer Schoßtier-Stellung ernstlich Abbruch. Finden sie einerseits Aufnahme in den Schoß der Familie, so werden sie andererseits auch umgebracht und in den Bauch der Familie aufgenommen, eine Form des Zusammenlebens, von der die menschlichen Mitglieder der häuslichen Gemeinschaft (selbst bei Kannibalen – siehe das folgende Kapitel) gewöhnlich verschont bleiben. Wechseln wir auf noch höhere Ebenen der Schoßtierhaftigkeit über, so stoßen wir auf die vielgeliebte Kuh der Hindus und auf das Pferd bei den Angelsachsen. Die spirituelle Gemeinschaft zwischen Mensch und Tier schließt hier jeden Gedanken an den Genuß von Rindfleisch oder Pferdefleisch kategorisch aus, die physische Gemeinschaft indes bleibt hinter dem Idealzustand zurück. Die Biester sind zu groß, um sich der Familie im Haus beigesellen zu können, und man muß sie deshalb draußen oder durch das Wohnzimmerfenster genießen. Diese Rangliste in Sachen »Schoßtierhaftigkeit« läßt deutlich werden, warum in westlichen Augen Katzen und Hunde ideale Schoßtiere sind: Wir füttern und pflegen sie, sie leben bei uns im Haus und schlafen im selben Raum oder sogar im selben Bett mit uns; und unsere wechselseitige Zuneigung wird nie dadurch getrübt, daß es uns nach ihrem Fleisch gelüstete (ein Verzicht, zu dem normalerweise auch sie sich offenbar uns gegenüber verstehen).

Ein Tier, das sich zum Verzehr eignet, kann weder so tief sinken, daß es dem allgemeinen Abscheu verfällt, noch den Gipfel der Schoßtierhaftigkeit erklimmen. Diese extremen Positionen bleiben einzig und allein verbotenem Fleisch vorbehalten. Es läßt sich demnach sagen, daß die höchsten Stufen der Schoßtierhaftigkeit Tieren vorbehalten bleiben, die nicht zum Verzehr geeignet sind. Das bedeutet aber nicht, daß wir, wie meine Pferdehalter-Freunde es gerne hätten, Tiere deshalb nicht essen, weil sie unsere Schoßtiere sind. Schoßtierhaftigkeit ist nie ein eigenständiger Bestimmungsgrund für Eßgewohnheiten. Warum eine Tierart nicht gegessen und warum sie gehätschelt statt gemieden wird, ist stets davon abhängig, wie sie sich in das Gesamtsystem der betreffenden Kultur einfügt, das die Nahrungsmittelproduktion und die Erzeugung anderer Güter und Dienstleistungen determiniert.

Ich möchte das am Beispiel des Hundes deutlich machen. Wir im Westen verzichten darauf, Hunde zu essen, nicht weil Hunde unsere Lieblinge unter den Tieren sind, sondern im Grunde deshalb, weil Hunde, da sie selber Fleischfresser sind, eine ineffektive Fleischquelle darstellen; wir verfügen über eine große Fülle alternativer Quellen tierischer Nahrung, und Hunde können uns lebendig zahlreiche Dienste leisten, die den Wert ihres Fleischs und Kadavers weit übertreffen. Im Gegensatz dazu geht Kulturen, in denen Hundefleisch gegessen wird, solch eine Fülle an tierischen Nahrungsquellen gewöhnlich ab, und die Dienste, die lebende Hunde leisten können, reichen nicht aus, den Nutzen der Erzeugnisse aufzuwiegen, die tote Hunde liefern. In China zum Beispiel, wo immer wiederkehrende Fleischverknappungen und das Fehlen einer Molkereiwirtschaft schon lange zu Formen eines unfreiwilligen Vegetarismus geführt haben, ist das Essen von Hundefleisch die Regel und nicht die Ausnahme. Eine häufig erzählte Anekdote, die von chinesischen und englischen Hundeliebhabern handelt, läßt den in dieser Hinsicht schroffen kulturellen Unterschied anschaulich werden. Der Geschichte zufolge findet in der englischen Botschaft in Peking ein Empfang statt. Der chinesische Minister für Auswärtige Angelegenheiten bewundert die Spaniel-Hündin des Botschafters. Dieser teilt dem Minister mit, die Hündin solle in Kürze besprungen werden und er werde sich geehrt fühlen, wenn der Minister ein oder zwei Junge aus dem Wurf als Geschenk akzeptieren werde. Vier Monate später wird im Haus des Ministers ein Korb mit zwei Hundebabies abgeliefert. Ein paar Wochen verstreichen, bis sich die zwei Männer bei einem Staatsempfang wieder begegnen.« Wie finden Sie die Hündchen?« fragt der Botschafter. »Sie waren köstlich«, antwortet der Minister.

Die Geschichte hat sich vielleicht nicht wirklich ereignet, aber daß die chinesische Einstellung gegenüber Hundefleisch sich von der euro-amerikanischen grundlegend unterscheidet, ist kein Geheimnis. Wie in *Newsweek* berichtet, hat die Pekinger Stadtverwaltung strikte Verordnungen gegen die Aufzucht von Hunden in städtischen Wohnungen erlassen. Binnen zwei Jahren hat sie 280000 Hunde »beseitigt«. Ich weiß nicht, wieviele davon in den Kochtopf gewandert sind, aber ein Restaurant in Peking berichtet, daß es durchschnittlich dreißig Hunde pro Tag verbraucht. Da Fleisch normalerweise knapp ist und Insekten als zum Verzehr geeignet gelten, sind Hunde eine willkommene Bereicherung des Speisezettels der Chinesen. In früheren Zeiten zogen die Chinesen ihre Hunde auf dem Land auf und ließen sie den für Menschen ungenießbaren landwirtschaftlichen Müll und Abfall verwerten. Das Verbot, in Peking Hunde zu halten, deutet darauf hin, daß die Chinesen noch nicht wohlhabend genug sind, um in Stadtwohnungen Schlachthunde aufzuziehen. Anders als ihre städtischen Kollegen im Westen haben Hunde in den chinesischen Städten wenig sonstigen Nutzen, um ihre Unterhaltskosten aufzuwiegen. Da die Kriminalitätsrate niedrig ist, wenig Märkte für Diebesgut existieren und die Menschen in den einzelnen Vierteln zum Zweck ihrer politischen Überwachung eng organisiert sind, brauchen die Leute keine Wachhunde, um ihren Besitz zu schützen. Und was den Dienst angeht, den Hunde anderswo als Gesellschafter für den Menschen leisten, so ist Gesellschaft das einzige, wovon man in einem Land mit einer Milliarde Einwohner jede Menge kriegt. Aber zu diesem Aspekt der modernen Schoßtierhaltung später noch mehr.

Erst einmal würde ich gerne meine Erklärung dafür, warum es Gesellschaften gibt, die Hunde essen, und solche, die keine Hunde essen, an zwei hervorragenden Untersuchungen überprüfen, die sich mit der Rolle des Hundes in nichtwestlichen Kulturen beschäftigen. Die eine, die von Katherine Luomala an der University of Hawaii durchgeführt wurde, betrifft die Menschen und Hunde Polynesiens; die andere, die Joel Savachinsky vom Ithaca College durchgeführt hat, betrifft die Menschen und Hunde im arktischen Teil Nordamerikas.

Drei große Gruppen in Polynesien, die Bewohner Tahitis, Hawaiis und die Maori von Neuseeland, besaßen Hunde, schon ehe die Segelschiffe der Europäer an ihren Küsten landeten. (Auch auf den Tuomotu-Inseln gab es Hunde, aber über deren Verwendung ist wenig bekannt.) Praktisch alle Hunde in Polynesien beendeten ihr Leben als Teil einer menschlichen Mahlzeit. Manchen ihrer Hunde gewährten die Polynesier in ihren Häusern Unterkunft, andere hielten sie in besonderen, von Zäunen umgebenen Hütten oder unter dem schützenden Dach eines Baumes. Den meisten Hunden überließen sie es, sich selber ihr Futter zu suchen, aber andere fütterten sie systematisch mit gekochtem Gemüse, dem sie kleine Stückchen Fisch zusetzten. Manche Hunde mästeten sie, damit sie schneller fett wurden, indem sie sie auf den Rücken warfen, festhielten und mit Fisch und Gemüsebrei stopften. Fleisch von Hunden, die mit Gemüse aufgepäppelt waren, wurde wegen seines delikaten Geschmacks geschätzt. Sollte ein Hund gegessen werden, so banden sie ihm die Schnauze zu und erdrosselten ihn mit bloßen Händen oder durch den Druck, den sie mit Hilfe eines Stocks ausübten; manchmal erstickten sie ihn auch in der Weise, daß sie ihm den Kopf auf die Brust preßten. Der Hund wurde dann ausgenommen, gewaschen, abgesengt, um die Haare zu entfernen, mit dem Blut begossen, das man in einer Kokosnußschale aufgefangen hatte, und in einem Ofen in der Erde geröstet. Die polynesischen Hunde waren ein so gutes Essen, daß man es mit den Göttern teilen mußte. Auf Tahiti und auf den Hawaii-Inseln war dies Aufgabe der Priester, die bei wichtigen öffentlichen Anlässen große Mengen Hunde opferten. Während ein kleiner Teil der geopferten Hunde dem Verzehr entzogen blieb, aßen die Priester gewöhnlich das Hundefleisch selbst oder nahmen die weniger heiligen Stücke mit nach Hause, um sie mit ihren Frauen und Kindern zu teilen. Nur den Priestern und Adligen auf Tahiti und den Hawaii-Inseln war es normalerweise gestattet, Hundefleisch zu genießen. Die Frauen und Kinder waren offiziell vom Hundefleischverzehr ausgeschlossen, aber nach einem Opfer war es auf Tahiti üblich, daß von den gemeinen Leuten »die Reste heimlich nach Hause zu ihren Familien geschleppt« wurden. Wenn es bei den Maori eine schwangere Frau nach Hundefleisch gelüstete, mußte ihr Mann ihr welches besorgen.

Allen diesen Gruppen – den Hawaiianern, den Tahitianern und den Maori – galten Hunde als kostbarer Besitz und als Wertmaßstab. Die Hawaiianer zahlten Strafen, Pachtgelder, Steuern und Tribute in Hunden. Und um herauszufinden, wer für den Zauber verantwortlich war, der den Tod eines Menschen verursacht hatte, mußten sie den Wahrsagern Hunde geben, deren Zahl in die Dutzende und manchmal in die Hunderte ging. Die Polynesier schätzten ihre Hunde nicht nur wegen des Fleischs, sondern auch wegen der Haare, Felle, Zähne und Knochen. Mäntel aus Hundefell waren bei den Maori-Häuptlingen die kostbarsten Erbstücke. Die Hawaiianer schmückten sich mit Fuß- und Armketten aus Hundezähnen, wobei diese Ketten aus Hunderten von zusammenpassenden Fangzähnen bestanden, die an einem Maschengeflecht befestigt waren. Fangzähne von Hunden wurden auch reihenweise in die offenen Münder der hölzernen Standbilder der hawaiischen Götter eingesetzt, während die tahitischen Krieger ihre Brustharnische mit weißem Hundehaar schmückten und aus den Zähnen und Kinnbacken von Hunden Kämme und Angelhaken machten.

Diese Vorliebe für Hundefleisch und für das, was tote – statt lebender – Hunde an Diensten und sonstigen Erzeugnissen zu bieten haben, paßt gut zu dem für das System der Nahrungsmittelproduktion in Polynesien zentralen Umstand, daß es dort keine domestizierten Pflanzenfresser gab. Tatsächlich waren bei den Maori Hunde die einzige Haustierart, die zur Verfügung stand. Gewiß, die Bewohner der Haiwaii-Inseln und Tahitis hatten außer den Hunden auch noch Schweine und Hühner, und wenn man ihnen die Wahl ließ, zogen die einen wie die anderen Schweinefleisch dem Hundefleisch vor; aber ihre Inseln waren dicht bevölkert, und weder gab es genug Auwälder, in denen Schweine ihr Futter finden konnten, noch verfügte man über angebaute Pflanzen, die sich für die Schweinemast eigneten. Der Hauptenergielieferant in der hawaiischen und tahitischen Küche war *poi*, eine stärkehaltige Masse, die dadurch gewonnen wurde, daß man die Wurzeln der Taro-Pflanze kochte, weichklopfte und knetete. Die Schwierigkeit mit dem Taro besteht darin, daß seine Wurzeln im Rohzustand in hoher Konzentration Oxalsäure enthalten, die von den Schweinen nicht vertragen wird. Um also Schweine mit Taro füttern zu können, mußte man ihn erst kochen, was aus Schweinefleisch einen ebensolchen Luxus machte, wie es das Fleisch von Hunden war (deren Ernährung ja ebenfalls auf gekochtem Gemüse basierte). Was Hühner betrifft, so gedeihen diese am besten, wenn sie Würmer und Körner als Futter bekommen bzw. die Rückstände bäuerlicher Getreideverarbeitung verwerten können. Aber die Polynesier hatten kein Getreide – keinen Reis, Weizen oder Mais –, und Hühnerfleisch war noch etwas Selteneres als Hundefleisch.

Während sie als wertvolle Fleischquelle tot von besonderem Nutzen waren, vermochten die polynesischen Hunde zu Lebzeiten keine besonderen Produkte zu liefern bzw. Dienste zu leisten. Vor allem brauchten weder die Bewohner der Hawaii-Inseln noch die Tahitianer Hunde zur Jagd, aus dem einfachen Grund, weil es in ihrem Inselreich keine großen Jagdtiere – weder Raub- noch Beutetiere – gab. Die Maori verwendeten zwar in der Tat Hunde für die Jagd, aber die Hunde waren darin nicht sehr geübt. Die Beute der Hunde bestand in der Hauptsache aus Kiwis, einem flugunfähigen Vogel, und gewissen Raupenarten, die unter den Blättern der Süßkartoffeln lebten. Das zeigt zwar, daß die Hunde bei der Jagd von Nutzen waren, läßt aber auch unter dem Gesichtspunkt der Theorie von der optimalen Futtersuche deutlich werden, wie schlecht die Maori mit tierischer Nahrung daran waren – ein Punkt, auf den wir im nächsten Kapitel zurückkommen werden. Möglicherweise waren die Hunde der Maori auch darauf abgerichtet, Fremde und Gegner in der Schlacht anzugreifen. Aber als das einzige domestizierte Tier in Neuseeland hätten die Hunde weit gewichtigere und wesentlichere Dienste leisten müssen, um zu verhindern, daß man in ihnen den willkommenen Fleischlieferanten sah.

James King, der Kapitän Cook auf seiner Weltreise begleitete, hatte Gelegenheit, die Bewohner der Hawaii-Inseln zu beobachten, ehe ihre Sitten sich änderten. Wie er 1779 schrieb, konnte er sich »an keinen einzigen Fall erinnern, wo ein Hund in der Weise zum Gefährten gemacht wurde, wie das bei uns in Europa geschieht«. King konnte sich noch nicht vorstellen, daß es möglich war, Schoßtierhaftigkeit als variable Eigenschaft zu betrachten. In der Sitte, das Fleisch der Hunde zu essen, sah er »eine unüberwindliche Hürde für ihre Aufnahme in die Gesellschaft; und da es auf der Insel weder Beutetiere noch überhaupt Dinge gibt, die sich zur Jagd eignen, werden wahrscheinlich die sozialen Tugenden des Hunds, seine Treue, Anhänglichkeit und Klugheit, dem Eingeborenen unbekannt bleiben.« Und doch behandelten die Polynesier, ungeachtet ihres Geschmacks für Hundefleisch, die Tiere ähnlich wie gehätschelte Haustiere. Die hawaiischen Frauen säugten Hundebabies ebenso an ihrer Brust wie die Frauen auf Neuguinea Ferkelchen. »Die Hunde wurden manchmal so sehr zu Schoßtieren, daß ihre Pflegerinnen sie nur mit Widerstreben und großem Kummer auslieferten.« Aber ausgeliefert wurden sie; denn Hunde, die mit menschlicher Muttermilch gefüttert worden waren, galten den Hawaiianern als die allerschmackhaftesten. Auch die Männer bei den Maori konnten zu ihren Hunden durchaus Zuneigung entwickeln und nahmen diese auf Reisen mit dem Kanu und auf andere ausgedehnte Fahrten mit. Desgleichen stellten die Hawaiianer Anhänglichkeit an ihre Hunde dadurch unter Beweis, daß sie sie auf dem Arm oder auf dem Rücken zu gesellschaftlichen und religiösen Zusammenkünften mitschleppten. Demnach dürfte doch eigentlich klar sein, daß der Hund in Polynesien nur deshalb nicht ebensosehr wie in Europa zum gehätschelten Tier wurde, weil er als Fleischlieferant zu wichtig war, und nicht etwa deshalb, weil es den Polynesiern an der Fähigkeit gemangelt hätte, Hunde als Schoßtiere zu halten.

Wenden wir uns jetzt dem Fall jener anderen Menschen zu, die viel rauhere Gegenden bewohnen und die pro Kopf der Bevölkerung mehr Hunde halten als die Polynesier, Hundefleisch aber ebenso entschieden ablehnen wie die euro-amerikanischen Hundenarren unserer Tage. 75 Kilometer nördlich des Polarkreises gibt es in der Nähe des Colville Lake in den Nordwest-Territorien Kanadas eine Gruppe von Athabaskisch sprechenden Hare-Indianern, die sich von der Jagd und der Fallenstellerei ernähren. Die Abneigung der Hare gegen Hundefleisch stimmt gut zu unserer These, daß ein Tier, wenn es lebendig von größerem Wert ist als tot, nicht gegessen wird. Während der acht arktischen Wintermonate ziehen die Hare ständig von einem kleinen Buschlager zum nächsten, auf der Jagd nach Karibus, Elchen, Mardern, Nerzen, Füchsen, Bibern, Bisamratten, Hermelinen und Süßwasserfischen, unter anderem Forellen, Weißfischen und Hechten. Die Hunde werden nicht gebraucht, um bestimmte Beutetiere wie das Karibu oder Fische aufzuspüren und zu stellen, aber sie sind unentbehrlich, um von einem Jagdgebiet ins andere überzuwechseln. Hören wir den Ethnologen Savachinsky:

> Die Reise zwischen dem Dorf und ihren Lagern im Busch, der Vorgang des Auslegens, Kontrollierens und Erweiterns von Fangstrecken, das Befördern von Holz, Fisch, Fleisch und Ausrüstung, die Fortbewegung in die Aufenthaltsgebiete des Karibu und die regelmäßigen Fahrten zur Siedlung, um die Felle zu verkaufen und die Vorräte aufzufüllen – das waren einige der schlechterdings unabdingbaren Aufgaben, die den Einsatz eines Hundegespanns erfordern.

Im Laufe einer einzigen Winter- und Frühlingsperiode legt ein Jäger mit seinen Hunden an die 4000 Kilometer zurück. Bei dieser beschwerlichen Lebensweise braucht jede Familie mindestens ein Hundegespann – und jedes Hundegespann muß aus wenigstens sechs bis acht ausgewachsenen Hunden bestehen. Die fünfundsiebzig Mitglieder der Gruppe am Colville Lake halten 224 Hunde, was 3 Hunde pro Person ergibt. Das bedeutet, daß für die Versorgung der Hunde mit Fleisch und Fisch genausoviel Zeit aufgewendet werden muß wie für die Verproviantierung der Menschen. Es ist aber entschieden besser, Hunde zu ernähren und mit ihnen zu jagen und Fahrten zu machen, als die Hunde zu essen und für die Jagd und die Fahrten auf sie zu verzichten. Anders als die polynesischen Hunde sind die Hunde der in der Arktis lebenden Indianer ihren Herren dabei behilflich, einen Überschuß an Fleisch zu erzielen, in den sich Hunde und Menschen dann teilen.

Die Hare sind nicht nur von der Vorstellung entsetzt, Hundefleisch essen zu müssen, es bereitet ihnen auch enorme Schwierigkeiten, kranke, lahme oder unnütze Hunde zu töten, obwohl ihr Lebensunterhalt doch auf dem gewohnheitsmäßigen Töten anderer Tiere basiert. Den Leuten am Colville Lake widerstrebt es so sehr, ihre schwachen und unnützen Hunde umzubringen, daß sie andere dafür bezahlen, daß diese sie erschießen. Oft werden solche Ansinnen abgelehnt. »Wirklich, ich kann einfach nicht dem Hund da ins Auge schauen und ihn erschießen«, war die typische Antwort. Sind Angehörige der berittenen kanadischen Polizei in der Gegend, dann läßt der verzweifelte Besitzer den Hund vielleicht frei und hofft, daß die Polizei ihre Pflicht erfüllt und ihn als streunendes Tier abschießt. Wenn alles andere fehlschlägt, wird ein zu alt gewordener Hund vielleicht in einem Buschlager zurückgelassen, damit er dort erfriert. Das aber ist eine Form der Aussonderung, der in früheren Zeiten auch die Menschen unterworfen waren, wenn eine ganze Gruppe vor der Alternative stand, entweder bei einem kranken Lagergenossen zu bleiben und zusammen mit ihm zu sterben, oder aber ihn bzw. sie dem Schicksal zu überlassen und weiterzuziehen, um die Gruppe zu retten.

Anders als die Bewohner Polynesiens hatten die Eingeborenen Nordamerikas normalerweise nichts für Hundefleisch übrig. Einer Untersuchung zufolge fanden sich unter 245 nordamerikanischen

Eingeborenenkulturen nur 75, in denen Hundefleisch gegessen wurde. Aber nicht anders als den Polynesiern fehlte es auch den nordamerikanischen Eingeborenen an domestizierten Pflanzenfressern – sie besaßen nicht einmal das Schwein (allerdings hatten sie ein oder zwei teildomestizierte Geflügelarten, nämlich Truthahn und Ente). Der Grund, daß sie kaum in Versuchung gerieten, sich an Hundefleisch zu halten, liegt darin, daß sie im allgemeinen Zugang zu einer viel breiteren Palette von jagdbaren Wildtierarten hatten. Wo die Hunde, wie bei den Hare, einen wesentlichen Beitrag zur Jagd leisteten, gab es wenig Grund, sie zu essen. Die meisten der 75 Kulturen, in denen Hundefleisch gegessen wurde, gehörten in eine Zwischengruppe: entweder war der Hund für die Jagd nicht wichtig, oder es herrschte ein relativer Mangel an Jagdwild. In den großen Prärien zum Beispiel, die sich von Südkanada bis nach Texas hinziehen, war der Bison die wichtigste Nahrungsquelle. Beim Aufspüren bzw. Erlegen solch großer Tiere sind Hunde von geringem Wert; aber gänzlich nutzlos war der Hund nicht. Vor der Ausbreitung des aus Europa eingeführten Pferdes erfüllten die Hunde eine Aufgabe, indem sie den Frauen dabei halfen, die Zelte und sonstigen Besitztümer von einem Lager zum nächsten zu schleppen. Die Prärieindianer standen deshalb dem Verzehr von Hundefleisch mit gemischten Gefühlen gegenüber, und viele von ihnen sahen darin primär eine Nahrung, die man während einer Hungersnot oder in sonstigen Notlagen aß. Einen größeren Reiz hatte Hundefleisch für die Indianer Zentralkaliforniens, denen kein Großwild zur Verfügung stand und deren Nahrung in der Hauptsache aus Körnern und Eicheln mit einer ordentlichen Portion Eidechsen, Kaninchen und Insekten bestand. Passioniertere Hundefleischverzehrer fanden sich unter jenen Gruppen, die von Mais und anderen Kulturpflanzen statt von der Jagd lebten. 12 von 75 nordamerikanischen Kulturen, in denen Hundefleisch gegessen wurde, hielten bzw. mästeten die Hunde explizit für Essenszwecke. Michael Carroll von der University of Western Ontario hat nachgewiesen, daß fast alle nordamerikanischen Kulturen, die sich für Hundefleisch begeisterten, entweder hautpsächlich Ackerbau trieben oder aber hauptsächlich von Wildpflanzen lebten.

Mit Abstand das größte Zentrum des Hundefleischverzehrs in Nordamerika und vielleicht in der ganzen Welt befand sich im vorkolumbianischen Mexiko, wo die genau entgegengesetzten Bedingungen zu denen herrschten, die bei den Hare das Essen von Hundefleisch verhinderten. So waren etwa im Inneren Mexikos große jagdbare landlebende Tiere praktisch ebensowenig vorhanden wie in Polynesien. Während die mexikanischen Indios Hunde für die Jagd nicht brauchten, brauchten sie um so dringender ihr Fleisch, da sie ja wie andere nordamerikanische Eingeborene keine domestizierten Tiere außer Hunden und Truthähnen besaßen. Kann es bloßer Zufall sein, daß die vorkolumbianischen Bewohner Mexikos nicht nur als Hundefleischesser bekannt, sondern sogar noch berüchtigter wegen ihres gutentwickelten Geschmacks für Menschenfleisch waren? (Davon handelt das nächste Kapitel.)

Ich werde mich gleich der Frage nach dem Restnutzen zuwenden, der in den modernen Industriegesellschaften Hunde, Katzen und andere Schoßtiere davor bewahrt, im Kochtopf zu landen. Aber vorher möchte ich noch mit einem hartnäckig tradierten Gerücht über eine angeblich nutzlose Hundeart aufräumen, die sich die Eingeborenen Australiens als Haustier halten. Der Dingo *(Canis antarcticus)* ist eine halbwilde Hundeart, die mich fasziniert hat, seit sie von Lowie als eines seiner Hauptbeispiele für »unberechenbare Irrationalität« angeführt wurde. In Lowies Worten: »Der Australier hielt seinen Hund, den Dingo, ohne ihn für die Jagd oder irgendeine andere Dienstleistung auszubilden.« Viele Beobachter erklären übereinstimmend, daß die australischen Eingeborenen die Dingos weder äßen noch fürs Jagen oder Beutemachen verwendeten. Die Eingeborenen waren ihren Dingos ganz außerordentlich zugetan. Die Eingeborenenfrauen kümmerten sich genauso eifrig um die Jungtiere der Dingos wie die hawaiischen Frauen um die polynesischen Hundebabies. Bis sie groß waren, wurden die Dingos ganz ähnlich wie Kinder gehalten. Die Eingeborenen rieben sie mit derselben Mischung aus Fett und Ocker ein wie die Menschen und verfolgten damit denselben Zweck – nämlich ihre Körper stark und widerstandsfähig gegen Krankheiten zu machen. Sie gaben ihnen einen Namen, küßten sie auf die Schnauze, flüsterten ihnen Koseworte zu und trugen sie auf den Armen herum, »um ihre zarten Pfoten vor Stacheln und Kletten zu schützen«. Aber nach all dieser zärtlichen, liebevollen Fürsorge kam der Zeitpunkt, wo die Dingos den Drang verspürten, die menschliche Gesellschaft zu verlassen. Sie zogen fort in den Busch, um nie mehr zurückzukehren. Und die Eingeborenen machten nie den Versuch, sie daran zu hindern. Tatsächlich waren ältere Dingos unerwünscht und wurden als lästig empfunden, wenn sie sich im Umkreis des Lagers herumtrieben. Sie wurden nicht länger gehätschelt oder mit Leckerbissen gefüttert, und ihr Weggang wurde nicht im mindesten bedauert. Ich muß außerdem darauf hinweisen, daß die Eingeborenen im Lager auch noch Jungtiere von anderen Arten zum Spielen für die Kinder hielten, wie das in Jäger/Sammler-Gesellschaften allgemein üblich ist, aber im Unterschied zu den Dingos landeten diese anderen »Schoßtiere« jeweils rasch auf der Kochstelle. Dingos wurden tatsächlich auch gegessen. Sie stellten zwar zugegebenermaßen keinen Hauptposten im Speiseplan der Eingeborenen dar, aber in Mangelzeiten aßen praktisch alle Eingeborenen auch Dingofleisch. Und wenigstens ein paar Gruppen aßen Dingofleisch ganz ebenso selbstverständlich wie jedes andere Fleisch, das sie kriegen konnten. Ein wissenschaftlicher Bericht aus dem Anfang dieses Jahrhunderts führt die Dingos unter der Überschrift »Eingeborenennahrung« auf und stellt fest, die Tiere würden »eifrig gejagt und gegessen; gewöhnlich werden sie an Wasserstellen mit dem Speer erlegt«. Ein Bericht aus dem ausgehenden 19. Jahrhundert erklärt: »Sie zähmen den Dingo zwar und machen ihn zum Schoßtier, aber sie essen ihn auch, wie zweifelsfrei verbürgt ist.« Aus Gründen, die bald klar werden dürften, war es den Eingeborenen lieber, wenn sie die Dingos, die sie sich als zahme Tiere hielten, nicht zu essen brauchten. Aber in Zeiten der Nahrungsknappheit aßen sie in der Tat auch ihre Lagergenossen vom Stamme Hund, und zwar bis hinunter zu den Hundebabies, wenn die Not groß genug war.

Daß sie die Dingos nicht zur Jagd benutzten, wirkt angesichts der Bedeutung, die für die Ernährung der Eingeborenen Wildtiere hatten, besonders unerklärlich. An Tierarten kleiner und mittlerer Größe, bei deren Fang Hunde eine wesentliche Rolle spielen können, herrschte wahrhaftig kein Mangel. Daß es Arten gab, die sich für die Jagd mit Hunden eigneten, geht daraus hervor, daß nach der Einführung europäischer Jagdhundrassen die Eingeborenen mit Begeisterung verschiedene Mischformen zwischen Dingo und Hund für die Jagd einsetzten. Sie verwendeten Kreuzungen des Dingos mit Windhund, Wolfshund oder Elchhund, um verschiedene Arten von Känguruhs zu jagen. Und für die Jagd auf kleineres Wild benutzten sie

Hybriden, die einer Kreuzung von Dingo und Welsh Corgi entstammten.

Nun stimmt es zwar, daß die Eingeborenen die Dingos nicht so zur Jagd einsetzten, wie sie das mit europäischen Jagdhunden taten, aber auf andere Weise nutzten sie die Dingos dennoch für die Jagd. Während die wildlebenden Dingos ihre eigene tierische Beute im Busch jagten, hetzten die Eingeborenen hinter ihnen her, wobei das laute Bellen der Dingos ihnen die Richtung wies. Erschienen sie dann, kurz nachdem das Wild zur Strecke gebracht war, auf dem Schauplatz, so konnten sie den Dingo leicht vertreiben und die Beute für sich in Besitz nehmen.

Der Dingo leistete auch als Wachhund Dienste. In früheren Zeiten waren die Eingeborenen ziemlich kriegerisch und viel mit Hinterhalten, Überfällen und heimlichen Angriffen von seiten gegnerischer Schamanen befaßt. In den Büschen versteckt, zielten diese Schamanen auf ihre Opfer mit Deuteknochen, die wie primitive Todesstrahlen in den Körper eindringen und die Seele zerstören konnten. Heutzutage führen die Eingeborenen nicht mehr Krieg, aber als einen der Hauptgründe für ihre Gewohnheit, im Umkreis ihrer Lager eine große Zahl von Hunden zu halten, geben sie an, deren heftiges Bellen mache darauf aufmerksam, wenn sich Fremde oder unsichtbare böse Geister näherten. In der Vergangenheit, als sie noch Krieg führten, müssen die Eingeborenen die Dingos in ihrer Eigenschaft als Wachhunde sogar noch mehr geschätzt haben.

Dingos leisteten noch einen Dienst, indem sie den Eingeborenen halfen, sich nachts warm zu halten. Wie in anderen Trockenzonen ist es im Inneren Australiens tagsüber heiß und in der Nacht kalt. Die Eingeborenen schliefen mit allen Dingos, die sie auftreiben konnten, in einem Haufen zusammen – ein Forscher zählte unter einer einzigen Decke zwei Frauen und vierzehn Dingos. Körperwärme mag auch bei der Neigung der Eingeborenen, Dingos herumzutragen, eine Rolle gepielt haben. Die Frauen trugen sie oft um die Hüften geschlungen, in der einen Hand Vorderpfoten und Schnauze, in der anderen Hinterbeine und Schwanz, als wären die Tiere tragbare Heizkissen.

Ein paar weitere Informationen mögen dazu dienen, das Märchen vom nutzlosen Dingo ein für allemal aus der Welt zu schaffen. Wir dürfen nicht vergessen, daß der Dingo kein voll domestiziertes Tier war. Wie erwähnt, mochten die Eingeborenen Dingobabies und

Jungtiere sehr, hörten aber auf, die Tiere zu füttern, wenn sie größer wurden. Zur Essenszeit mußten die ausgewachsenen Dingos auf Distanz bleiben, und manch einer, der keinen Bissen aufschnappte, war vermutlich gezwungen, fast vollständig von menschlichem Kot zu leben. Da die Dingos früher oder später die menschliche Gesellschaft verließen, vermehrten sie sich im Unterschied zu voll domestizierten Hunden nicht, während sie sich bei den Menschen aufhielten. Wie kamen dann die Eingeborenen überhaupt zu ihren hündischen Lagergenossen? Nicht auf dem Weg der Züchtung, sondern durch die Jagd. »Während der Trachtzeit verfolgte man eine Hündin zu ihrer Höhle, erlegte sie [und aß sie] und nahm ein paar von ihren Jungen als zeitweilige *Schoßtiere* ins Lager mit.«

All diese den Dingo betreffenden Mosaiksteinchen fügen sich zum System einer höchst praktischen Beziehung zwischen Mensch und Tier zusammen, einem System, das man am besten als Frühstadium oder primitive Stufe in der Geschichte der Domestikation des Hunds betrachtet. Der Dingo wird als Hundebaby in schützenden menschlichen Gewahrsam gebracht, dient eine Weile als Körperwärmespender, Wachhund, Begleiter und Fleischration für den Notfall und wird dann wieder entlassen, um sich in der Wildnis fortzupflanzen und die Umgebung mit einem Jagdwild aufzufüllen, das für Menschen besonders leicht zu fangen und zu verzehren ist (falls es die Menschen nicht durch sein Gebell zu größerem Wild führt). Der Umstand, daß die Eingeborenen, sobald sie in den Besitz europäischer Jagdhundrassen kamen, im Nu ein völlig anderes System der Aufzucht und Verwendung von Hunden ausbildeten, ist ein Hinweis darauf, daß die Beschränkungen, denen das vorherige System unterlag, durch genetisch bedingte Grenzen des Umfangs, in dem Dingos sich domestizieren lassen, diktiert waren und nicht durch die Dummheit oder Sentimentalität der Eingeborenen. Anders als die mutmaßlichen Vorfahren des normalen Hunds jagen die Dingos nicht im Rudel, sondern allein oder paarweise. Diese Eigentümlichkeit erklärt wahrscheinlich, warum die Dingos regelmäßig in den wildlebenden Zustand zurückkehren. Da den ausgewachsenen Tieren die genetische Anpassung an die Verhaltensformen gemeinsamen Jagens fehlt, nimmt bei ihnen mit der Reifung die Fähigkeit zur sozialen Interaktion ab. Weil es den Eingeborenen nicht gelang, die ausgewachsenen Tiere abzurichten und zur Treue zu erziehen, konnten sie die Dingos nicht so verwenden, wie andere menschliche Kulturen den voll domestizierten Hund verwendeten. Aber das ist himmelweit von der Behauptung entfernt, sie hätten die Dingos als völlig nutzlose Schoßtiere gehalten.

Auch wenn das Material, das ich vorgelegt habe, stark dafür spricht, daß der Restnutzen, den ein gehätscheltes Tier hat, darüber entscheidet, ob es gegessen wird oder nicht, kann ich doch sicher sein, daß dieser mein Befund bei den Tierfreunden unserer Tage auf heftigen Widerspruch stößt. Die meisten Amerikaner sind der Überzeugung, daß wesentliche Voraussetzung für Schoßtierhaftigkeit Nutzlosigkeit und nicht Nützlichkeit ist. Selbst im Wörterbuch (Webster) steht es so: »*Schoßtier*: ein Haustier, das zum Vergnügen statt wegen des Nutzens gehalten wird.« Aber an dieser Definition ist etwas ganz entschieden faul, oder etwa nicht? (Dabei meine ich nicht die merkwürdig schiefe Vorstellung, derzufolge Guppies und Sittiche aus dem Zoogeschäft Haustiere sind.) Seit wann stehen Vergnügen und Nutzen im Gegensatz zueinander? Macht eine Kuh im hinduistischen Indien, die große Mengen nützlicher Milch spendet, ihrem Besitzer weniger Vergnügen als eine, die trocken steht und unfruchtbar ist? Oder, um auf die Hare-Indianer und ihre großartig nützlichen Schlittenhunde zurückzukommen, wenn ein Gespann große Ausdauer und Intelligenz beweist, tut das dem Vergnügen des Besitzers etwa Abbruch? Im Gegenteil, je schneller und weiter ein Gespann von Schlittenhunden laufen kann, um so mehr Vergnügen bereitet es seinem Besitzer, nicht nur wegen der Felle und dem Fleisch, die das Gespann zu besorgen hilft, sondern einfach durch seinen Anblick und dadurch, daß man anderen gegenüber mit den Qualitäten der Hunde aufschneiden kann.

Den Schoßtieren nützliche Funktionen bestreiten zu wollen, steht völlig im Widerspruch zur Entwicklungsgeschichte der meisten betroffenen Arten. Hunde, Katzen und Pferde wären nicht domestiziert worden, hätten sie nicht im Zusammenhang mit der Jagd, dem Schutz des Eigentums, der Bekämpfung von Nagern, dem Transport und dem Krieg nützliche Dienste leisten können. Neben dieser stärker ins Auge fallenden Nützlichkeit haben Schoßtiere auch noch eine Reihe anderer Aufgaben erfüllt, von denen viele nach wie vor als handfeste Vorteile gelten dürfen, die gegen die Kosten der modernen Haltung solcher Tiere aufgewogen werden müssen.

Die Vorstellung, daß Schoßtiere Tiere ohne Nutzen seien, rührt von den Tierhaltungsgewohnheiten aristokratischer Schichten her. Die herrschaftlichen Höfe der Alten Welt von China bis Rom unterhielten zoologische Gärten, in denen exotische Vögel und Tiere zur Schau gestellt wurden, als Quelle der Unterhaltung und als Zeichen von Reichtum und Macht. Das ägyptische Pharaonentum hatte eine Vorliebe für Katzen, während die römischen Kaiser vor ihren Schlafgemächern zahme Löwen postierten. Wer diese Tiere für nutzlos erklärt, übersieht, welch großen Wert die Zurschaustellung von imperialem Pomp und Luxus für den Nachweis und die Bestätigung von Macht und Autorität hatte. Es konnte gar nicht verfehlen, Eindruck auf die kleinen Leute zu machen, daß ihre Herrscher imstande waren, menschenfressende Löwen und Tiger als Schoßtiere zu halten, zumal diese Tiere mit ungehorsamen Sklaven und Kriegsgefangenen gefüttert wurden. Exotische Tiere dienten neben Gold und Juwelen auch als Mittel zur Herstellung auswärtiger Beziehungen. Sie gehörten zu den wertvollsten Geschenken, die Potentaten im Bemühen um den Abschluß von Bündnissen untereinander austauschten. Einem Brauch folgend, der damit eng zusammenhängt, trugen Frauen aus dem ägyptischen Adel lebende Schlangen um ihren Hals, geradeso wie heutzutage reiche Frauen (bzw. Frauen, die Reichtum vortäuschen wollen) sich tote Nerze um die Schultern hängen. Im mittelalterlichen Europa wurden alle Arten von Tieren in fürstliche Haushaltungen aufgenommen und von den Frauen verzärtelt, während die Männer Zwerge und Mißgeburten sammelten und hätschelten. Im 17. Jahrhundert trugen Damen, die mit der Mode gingen, kleine Hündchen am Busen, saßen mit ihnen bei Tisch und fütterten sie mit Süßigkeiten. Die gewöhnlichen Leute hingegen konnten sich solche Tiere nicht leisten, wenn diese nicht gleichzeitig Schutz-, Jagd- und Hütefunktionen erfüllten oder Ratten und Mäuse fingen. Mit dem Aufkommen handeltreibender bzw. kapitalistischer Klassen wurde deshalb das Halten gehätschelter Tiere zu einem wichtigen Zeichen dafür, daß man nicht mehr zu den gemeinen Leuten gehörte. Tiere zu diesem Zweck zu halten, ist aber wohl kaum als unnützes Tun zu bezeichnen, da es ja der Prestigekonsum ist, der einem Zugang zu den Kreisen der Wohlhabenden und Mächtigen verschafft. Mit der zunehmenden Demokratisierung der Einkommensverhältnisse hat das Halten teurer Schoßtiere seine frühere Bedeutung für die sozialen Beziehungen verloren, wenn auch demjenigen, der Zutritt zum Klub der Pferde- und Hundebesitzer am Ort erlangt hat, nach wie vor zahlreiche Vorteile winken.

Von den frühesten Zeiten an bis heute haben gehätschelte Tiere immer auch der Unterhaltung gedient. Zwar können die heutigen Schoßtiere dem Unterhaltungswert von Löwen, die im römischen Zirkus Elefanten (oder Menschen) anfielen, nicht das Wasser reichen, aber immerhin können Katzen, die eine imaginäre Maus jagen, oder Hunde, die Springbälle zurückholen, genauso unterhaltsam sein wie der Spätfilm im Fernsehen, ganz zu schweigen von dem irren Spaß, der demjenigen winkt, dessen Haustiergeschmack in Richtung von fleischfressenden südamerikanischen Fischen oder von Eidechsen geht, die ausschließlich lebende Grillen fressen.

Die Grenzlinie, die bei Schoßtierbesitzern Unterhaltung und Belehrung voneinander trennt, war schon immer ziemlich schmal. Die Ethnologen berichten, daß Stämme, die sich ihre fleischliche Nahrung durch Jagd beschaffen müssen, stets eine Reihe von Jungtieren wilder Arten als gehätschelte Tiere im Lager oder Dorf um sich haben. Abgesehen davon, daß diese Tiere sie mit Schmuckfedern oder dekorativen Haaren versorgen, erhalten die Jäger durch sie wahrscheinlich auch ein nicht geringes Maß an Kenntnissen über die körperliche Beschaffenheit und das Verhalten der Tiere – Kenntnisse, die ihnen dann von Nutzen sind, wenn sie die ausgewachsenen Tiere der betreffenden Art jagen und zur Strecke bringen. Diese belehrende Funktion scheint als Motiv für die Schoßtierhaltung noch in unseren Gesellschaften durch, wenn Eltern häufig die Anschaffung solcher Tiere damit begründen, daß ihre Kinder Dinge wie Begattung, Schwangerschaft, Geburt, Säugen und Sterben auf diese Weise kennenlernen müßten, da unter den Bedingungen, unter denen Kinder in der Stadt aufwüchsen, diese »natürlichen Vorgänge« an menschlichen Beispielen kaum zu beobachten seien.

Schließlich gibt es noch einen Zusammenhang zwischen der Verwendung von Tieren für Unterhaltungszwecke und ihrem Einsatz für sportliche Aktivitäten. Als die Jagd aufhörte, ein wesentliches Subsistenzmittel zu sein, behielt sie einen Nutzen als Sport, der den Führungsschichten vorbehalten war und bei dem Hunde und Pferde eine wichtige Rolle spielten. Der Demokratisierungsprozeß hat die elitären Aspekte des Jagdsports inzwischen in den Hintergrund treten lassen, aber dafür hat dieser etwas von seiner früheren Bedeutung als Tätigkeit, die der Subsistenz dient, zurückerlangt. Hinzu kommt, daß sowohl das Jagen als auch das Reiten dank des Ausgleichs, den sie zur sitzenden Lebensweise in der Stadt bieten, eine neue Funktion im Dienste der Gesundheit erlangt haben.

Aber die beiden wichtigsten nützlichen Funktionen, die von den heutigen Schoßtieren erfüllt werden, habe ich überhaupt noch nicht genannt. Als in einem Vorort von Minnesota Katzen- und Hundebesitzer im Zuge einer stichprobenweise durchgeführten Befragung gebeten wurden, auf einer Liste die »Vorzüge« anzukreuzen, die nach ihrer Meinung die Schoßtierhaltung hatte, waren die am häufigsten angekreuzten Antworten in Reihenfolge: 1. Gesellschaft, 75%; 2. Liebe und Zärtlichkeit, 67%; 3. Vergnügen, 58%; 4. Schutz, 30%; 5. Schönheit, 20%. Zu den Vorzügen, die sonst noch genannt wurden, gehörten: der erzieherische Wert, den Katzen und Hunde für Kinder haben (11%) und der sportliche Nutzen von Tieren (5%). Nur 1% der Befragten gaben an, sie könnten keine mit dem Besitz einer Katze oder eines Hundes verknüpften Vorteile erkennen. Punkt 1, »Gesellschaft«, und Punkt 2, »Liebe und Zärtlichkeit«, sprechen im wesentlichen dieselbe Funktion an; Punkt 3, »Vergnügen«, ist, um meine vorherigen Einwände gegen den Versuch zu wiederholen, Unterhaltungswert und Nützlichkeit in einen Gegensatz zu bringen, keine unabhängige Funktion, sondern nur eine Folgeerscheinung sämtlicher anderen Punkte; während Punkt 5, »Schönheit«, sich auf eine Eigenschaft bezieht, die zu unbestimmt ist, um sie von »Vergnügen« unterscheiden zu können. Bleiben »Gesellschaft« und »Schutz« als diejenigen Funktionen, die weit vor den übrigen nützlichen Eigenschaften von Hunden und Katzen rangieren. Schauen wir uns zuerst den Punkt »Schutz« an.

Die Untersuchung in Minnesota war ohne Zweifel in dem Sinne voreingenommen, daß sie die Schutzfunktion von Hunden unterzubewerten tendierte, da sie Katzen- und Hundebesitzer zusammenpackte und sich mit ihren Befragungen an ein Vorortmilieu mit geringer Kriminalitätsrate hielt. Eine Untersuchung in Melbourne, Australien, die Katzenhalter ausschloß, erbrachte wesentlich andere Resultate: 90% der Befragten meinten, ihre Hunde leisteten ihnen Gesellschaft, während 75% das Bedürfnis verspürten, von einem Hund physisch beschützt zu werden. Eine Untersuchung, die in

Göteborg, Schweden, durchgeführt wurde, ergab ähnliche Resultate: 66% der Befragten gaben an, sie verspürten das Bedürfnis, sich von ihrem Hund physisch beschützen zu lassen. Hunde schrecken vor Übergriffen gegen Personen und Eigentum ab, indem sie als Wachhunde dienen und durch ihr Bellen mögliche Diebe oder andere Angreifer vertreiben. Das ist eine Dienstleistung, die von heutigen Hausbesitzern und Wohnungsinhabern als besonders nützlich angesehen wird, weil diese über bewegliche Wertgegenstände verfügen, ihre Häuser und Wohnungen viele Stunden am Tag unbeaufsichtigt lassen müssen und häufig als einzige das Gebäude ständig bewohnen.

Der Zeitschrift *Money* zufolge belaufen sich der Anschaffungspreis für einen Hund mittlerer Größe sowie die Anfangsausgaben für seine Unterkunft, Ausstattung und veterinärmedizinische Versorgung auf etwa 356 Dollar. Wenn wir diese Summe sich über eine Lebenszeit von zehn Jahren amortisieren lassen und für Futter, Pflege, gelegentliche veterinäre Behandlung und Unterbringung 348 Dollar jährlich annehmen, kostet ein solcher Hund runde 385 Dollar pro Jahr. Ungefähr eine halbe Stunde täglich braucht man, um ihn zu pflegen, mit ihm auszugehen und ihn zu füttern. Diesen Faktor lasse ich finanziell unberücksichtigt, da er normalerweise keine Geldausgaben nach sich zieht und auch kein »verlorenes Einkommen« einschließt – d.h. kein Einkommen, das der Hundehalter verdient hätte, wenn er nicht mit der Hundepflege beschäftigt gewesen wäre. Außerdem tut dem Halter die körperliche Betätigung gut. Ich kann nicht sagen, wieviele Verbrechen ein Hund im Laufe seines Lebens abwendet, aber er brauchte nur ein oder zwei Diebstähle in zehn Jahren zu verhindern, so hätte sich die Investition von 3850 Dollar schon gelohnt. Eine Aufwendung von 3850 Dollar in diesem Zeitraum für Tore, Zäune, Riegel, Schlösser, Schlüssel, Sperrvorrichtungen, Alarmanlagen, Schreckbeleuchtungen, Flutlichter und Strom wäre auch nichts Ungewöhnliches, und von diesen Einrichtungen läßt sich ebenfalls nicht genau sagen, wieviele Verbrechen sie wirklich verhindern (computergesteuerte Warnsysteme kosten allein schon ungefähr 1750 Dollar, ohne Reparaturen und Wartung).

Auch ohne daß man den Wert der übrigen Dienstleistungen veranschlagt, läßt sich erkennen, daß Hunde in einem praktischen Sinn höchst nützlich bleiben. Katzen und die meisten anderen Schoßtiere indes haben keinen Wert für die Verbrechensverhütung, und die Erklärung ihrer Stellung steht und fällt mit dem praktischen Wert, den man dem Punkt »Gesellschaft« beimißt. Das ist nicht schwer.

Der praktische Wert von Gesellschaft gründet in der menschlichen Natur. Zahlreiche Experimente mit nichtmenschlichen Primaten haben gezeigt, daß diese zutiefst soziale Geschöpfe sind, die für ihren Reifungsprozeß darauf angewiesen sind, in Gesellschaft miteinander zu leben. Affen, die man der Gesellschaft beraubt, entwikkeln schwere lebensbedrohliche Neurosen. Sie sitzen in ihren Käfigen, starren vor sich hin, laufen immer wieder und stereotyp im Kreis, vergraben die Köpfe in den Händen und Armen und schaukeln endlos mit dem Körper vor und zurück. Über Menschen, die in völliger Isolation aufwachsen, haben wir zwar keine experimentellen Befunde, aber die Verhaltensforscher stimmen durchweg darin überein, daß auch Menschen mit einem angeborenen Bedürfnis nach engen, stützenden und liebevollen Kontakten zu Artgenossen auf die Welt kommen.

Der Wert, den Schoßtiere aller Art als Gesellschafter für den Menschen haben, ist der Schlüssel zur Erklärung ihrer ständig wachsenden Beliebtheit in den verstädterten Industrienationen. Gesellschaft ist in unseren Nationen zu einem so zentralen Bestandteil des Nutzens dieser Tiere geworden, daß manche derer, die sich von Berufs wegen um Tiere kümmern, die Schoßtiere gar nicht mehr »Schoßtiere« nennen, sondern stattdessen dazu übergegangen sind, von »Gesellschaftstieren« zu reden. Die Klinik an dem kleinen Tierhospital der Veterinärmedizinischen Schule der University of Pennsylvania zum Beispiel nennt sich Klinik für Gesellschaftstiere. Einige Aktivisten des Tierschutzes sprechen sich dafür aus, den Begriff *Schoßtier* fallenzulassen. Michael Fox von der Humane Society schreibt zum Beispiel: »Ich hoffe, daß das ›Schoßtier‹ künftig außer Gebrauch kommen und durch das ›Gesellschaftstier‹ ersetzt werden wird, dessen Halter dann nicht mehr sein ›Herr‹, sondern sein ›menschlicher Begleiter‹ ist.«

Die modernen Gesellschaften haben in bezug auf menschliche Bedürfnisse – wie etwa das nach Unterkunft, nach ausreichender Verköstigung und nach der Verhütung und Heilung von Krankheiten – zahlreiche Probleme gelöst, aber bei der Versorgung der

Menschen mit qualifizierter, zur wechselseitigen Stützung geeigneter Gesellschaft haben sie kläglich versagt. Horden und Dorfgemeinschaften pflegten (und manche tun das noch heute) in großen Familienverbänden zu leben, umgeben von Nachbarn, die sich nicht nur gegenseitig kannten, sondern auch miteinander verwandt und verschwägert waren. Gesellschaft war für sie kein dringendes Problem. Die Tiere mögen den Menschen zwar in einem gewissen Grad als Gesellschafter gedient haben, aber diese Dienstleistung kann nicht so wichtig gewesen sein, wie sie es heute ist.

Die besonderen Umstände, die dazu geführt haben, daß die Fähigkeit der Tiere, Gesellschaft zu leisten, der entscheidende Nutzen geworden ist, den das zeitgenössische Schoßtierwesen gewährt, sind denen eng verwandt, die Hunde derart nützlich für die Verbrechensverhütung haben werden lassen. Die Menschen leben allein, getrennt von Freunden und von der Familie, in Ein- oder Zweipersonenhaushalten, ohne freundliche Nachbarn, in Gemeinschaften, in denen sie nicht verwurzelt sind und die allemal nur Gemeinschaften im Sinne des Am-selben-Ort-Wohnens, nicht des Miteinander-Lebens sind. Junge Leute schieben ihre Verheiratung immer weiter hinaus oder heiraten überhaupt nicht mehr. Falls sie heiraten, kriegen sie ein oder zwei Kinder, und viele Ehepaare haben gar keine. Die Scheidungsrate steigt unaufhörlich, und die Haushalte mit alleinerziehendem Elternteil nehmen an Zahl rascher zu als alle anderen Haushaltsformen. Währenddessen steigt die Lebenserwartung der Leute, und wenn die Kinder das Haus verlassen, haben die Eltern noch einen Großteil ihres Lebens in dem »leeren Nest« vor sich. Ebenso wichtig ist die Qualität der Beziehungen. Der Wettlauf um Noten, Zulassungen zum Studium, Anstellungen, Beförderungen und Geschäftsabschlüsse untergräbt Vertrauen und Glaubwürdigkeit. Wie das Opfer eines Betrugs mittels Computerprogrammierung gegenüber dem *Wall Street Journal* erklärte: »Im Geschäftsleben traut man keinem. Diejenigen, denen man doch traut, sind diejenigen, die einen dann aufs Kreuz legen.« Von ein paar Glücklichen abgesehen, haben die meisten Menschen Berufe, in denen sie gegenüber Chefs, Managern, Geschäftsführern, Vorarbeitern und anderen »Vorgesetzten« Unterwürfigkeit und Ehrerbietung an den Tag legen müssen, und das führt unvermeidlich zu Situationen, in denen man gedemütigt, in seinem Stolz verletzt und dazu gebracht wird, an sich selbst zu zweifeln.

Für all diese unbefriedigenden Beziehungen zu den Mitmenschen können uns die Gesellschaftstiere teilweise entschädigen. Der vordringlichste Nutzen der Schoßtiere in der gegenwärtigen Gesellschaft besteht darin, daß sie den Menschen einen Ersatz für den eigentümlichen, kulturell bedingten Mangel an warmherzigen, stützenden und liebevollen zwischenmenschlichen Kontakten bieten. Weder »Schoßtier« noch »Gesellschaftstier« vermitteln eine objektive Vorstellung von der Wichtigkeit dieser Aufgabe. Wir wären nicht so rasch mit der Ansicht bei der Hand, daß das Wesen der Schoßtierhaftigkeit die Nutzlosigkeit ist, würden wir die heutigen Schoßtiere als das erkennen, was sie zumeist sind: Ersatzmenschen. Weil sie Menschen ersetzen, können uns die Schoßtiere dabei behilflich sein, mit der Anonymität und dem Mangel an menschlicher Gemeinschaft fertigzuwerden, die Folge des Lebens in den großen Städten sind. Als Ersatzmenschen können diese Tiere die Totenstille leerer Wohnungen durchbrechen und zahllosen alleinstehenden Menschen das Gefühl vermitteln, sie gingen zu jemandem nach Hause. Weil sie Ersatzmenschen sind, können sie den Platz abwesender oder enttäuschender Ehepartner oder Kinder einnehmen, Leben ins leere Nest bringen und die Last der Einsamkeit mildern, die in den hyperindustriellen Kulturen so oft mit dem Alter einhergeht. Und zu allem Überfluß kann man bei ihnen auch noch auf das Mißtrauen und die Sanktionen verzichten, mit der wirkliche Menschen, die in ihre vom Konkurrenzdruck geprägten, vielschichtigen und ausbeuterischen Beziehungen verstrickt sind, einander begegnen.

Man meint vielleicht, die Schoßtiere müßten, um an die Stelle von Menschen treten zu können, imstande sein, sich wie Menschen zu verständigen. Wirklich unterhalten können sie sich indes leider nicht. Aber wie die Psychoanalytiker und die Priester der katholischen Kirche schon lange wissen, kann man Niveaus der Frustration und der Angst auch schon dadurch herabsetzen, daß man dem Betreffenden einfach nur zuhört oder zuzuhören vorgibt. Schoßtiere sind ein perfekter Ersatz für solch einen Zuhörer. Die Klinik für Gesellschaftstiere an der University of Pennsylvania stellte fest, daß 98% der Tierhalter mit ihren Tieren redeten, daß 80% zu ihnen »wie zu einem Menschen« und nicht »wie zu einem Tier« sprachen und daß 28% sich ihnen anvertrauten und mit ihnen die Ereignisse des Tages besprachen. Eine nicht auf Basis von Zufallsstichproben durchgeführte Untersuchung von *Psychology Today* ergab, daß 99% der Tierhalter mit ihren Tieren redeten, in Kleinkindersprache mit ihnen verkehrten und ihnen vertrauliche Mitteilungen machten. Ich wünschte, ich könnte vergleichbare Daten aus anderen Gesellschaften, die weniger mit dem Problem des Alleinseins zu schaffen haben, heranziehen, um zu sehen, ob auch dort mit den Tieren wie mit Menschen gesprochen wird. Die pferdehaltenden Nomaden Asiens sangen in ihren Liebesliedern *über* ihre Stuten, und die Nuer ergingen sich in Preisliedern *über* ihre Rinder, aber ich bezweifle, daß sie sich *mit* ihren Pferden und Rindern wie mit anderen Menschen über die Tagesereignisse unterhielten. Warum sollten sie auch, wo sie doch immer richtige menschliche Zuhörer um sich hatten?

Psychiater, Veterinärmediziner und Sozialarbeiter fangen gerade an, die Bedeutung der Tatsache zu begreifen, daß in den Vereinigten Staaten und vergleichbaren Gesellschaften Schoßtiere als Ersatzmenschen fungieren können. Sie stampfen in raschem Tempo eine ganze Industrie von therapeutischen Veranstaltungen aus dem Boden, die mit Hilfe solcher Tiere arbeiten und von der Überlegung ausgehen, daß Menschen, denen in ihren Beziehungen zu den Artgenossen die Erfahrung von Geborgenheit, Wärme und Liebe verloren gegangen ist, in Tieren eine stützende Gesellschaft finden können. Sie führen deshalb in den psychiatrischen Anstalten die Haltung von Tieren ein und stellen fest, daß Patienten, die mit keinem Menschen reden, doch aber mit Hunden, Katzen und Fischen sprechen und daß die Patienten, wenn sie dies erst einmal tun, auch ihren Ärzten gegenüber aufgeschlossener werden und schließlich auch mit ihnen zu reden anfangen. Therapien mit Hilfe von Schoßtieren kommen auch in Pflege- und Altersheimen in Mode, wo Einsamkeit, Depression, Langeweile und Verschlossenheit akute Probleme darstellen. Nach Anschaffung eines solchen Tieres arbeiten die Insassen von Pflegeheimen besser mit dem Personal und den anderen Patienten zusammen. Ambulant versorgte Patienten mit verschiedenen gesundheitlichen Problemen berichten, ihre Tiere seien ihnen dabei behilflich, wieder das Lachen zu lernen, mit der Einsamkeit fertigzuwerden und sich körperlich mehr zu betätigen. Auch in den Gefängnissen werden Tiere eingeführt, um die Moral zu heben und die Insassen davon abzuhalten, daß sie sich gegenseitig bekämpfen.

Experimentelle Befunde deuten darauf hin, daß bei Menschen, die sich mit ihren Schoßtieren beschäftigen, ebenso wie bei den Tieren selbst die Herzfrequenz- und Blutdruckwerte zurückgehen. Einfach nur zu Hause in ein Aquarium zu starren, mindert den Blutdruck in einem klinisch meßbaren Umfang. Andere Untersuchungen, bei denen man die Opfer von Herzinfarkten in zwei Gruppen unterteilte – je nachdem, ob sie Schoßtiere zu Hause hatten oder nicht –, ergaben, daß ein Jahr nach der Einweisung ins Krankenhaus nur noch 72% der Nicht-Tierhalter, hingegen 96% der Tierhalter am Leben waren. Natürlich spielten bei der Verbesserung der Überlebenschancen auch noch andere Faktoren eine Rolle, aber die Haltung eines Tieres war stärker als jeder andere Faktor für die Differenz verantwortlich.

Mithin stellen sich die angeblich nutzlosen westlichen Schoßtiere ganz ebenso wie die angeblich nutzlosen Kühe der Hindus oder die australischen Dingos bei näherem Hinschauen als ein definitiv gutes Geschäft heraus. Sie ermöglichen zwar nicht die Landwirtschaft, aber sie erhöhen entschieden die Lebensqualität in den städtischen Industriegesellschaften. Als Ersatzmenschen können ein oder zwei solcher Tiere ein ganzes Heer von Sozialarbeitern überflüssig machen. Sie können uns wie Possenreißer unterhalten, wie Biologielehrer unterrichten, wie Sportlehrer trainieren, können uns wie Ehepartner Entspannung bringen, wie Kinder Liebe bezeigen, wie Seelenärzte zuhören, wie Priester die Beichte abnehmen und sie können uns wie Ärzte heilen. Und das alles für ein paar hundert Dollar im Jahr. Aber wir dürfen die andere Seite der Gleichung nicht aus dem Auge verlieren. Hunde, Katzen, Pferde, Ratten, Hamster, Goldfische und, jawohl, auch fauchende Riesenschaben aus Madagaskar haben allesamt eines gemeinsam: Verglichen mit Kühen, Schweinen und Hühnern stellen sie höchst unergiebige Quellen tierischer Nahrung dar. Um es in Begriffen der Theorie von der optimalen Futtersuche auszudrücken: Es ist die Tatsache, daß höher rangierende Wiederkäuerarten reichlich zur Verfügung stehen, was erlaubt, jene Tiere aus der Liste optimaler Nahrungsmittel zu streichen, nicht der Umstand, daß sie Tiere sind, die man hätschelt.

Und damit stehen wir vor einem heiklen Problem. Wenn bei den Ersatzmenschen ihre Eignung zum Verzehr davon abhängt, wie die Bilanz zwischen ihrem Restnutzen und der relativen Verfügbarkeit effektiverer Umwandler von pflanzlicher in tierische Nahrung aussieht, wie ist es dann bei *wirklichen* Menschen? Sind die Prinzipien, die für das Fleisch von Hunden, Katzen, Dingos und anderen Schoßtieren gelten, auch ebensogut auf Menschenfleisch anwendbar?

10. Menschenfresser

Das Rätsel des Kannibalismus dreht sich um den gesellschaftlich sanktionierten Verzehr von Menschenfleisch bei gleichzeitigem Vorhandensein anderer Nahrungsmittel. Es geht mir nicht um eine Erklärung jener Menschenfresserei, zu der es kommt, wenn außer menschlichem Fleisch keine andere Nahrung zur Verfügung steht. Solche Art von Menschenfresserei kommt überall in der Welt immer wieder einmal vor, unabhängig davon, ob die Esser und die Gegessenen aus Gesellschaften stammen, die diese Praxis gutheißen oder nicht. Ihr haftet nichts Rätselhaftes an. Schiffbrüchige, die in Rettungsbooten auf dem Meer treiben, Reisende, die auf Gebirgspässen eingeschneit sind, Menschen, die in belagerten Städten eingeschlossen sind, sie alle stehen gelegentlich vor der Alternative, die Leichen anderer zu essen oder Hungers zu sterben. Bei unserem Rätsel geht es nicht um solche Ausnahmesituationen, sondern um Menschen, die einander essen, obwohl sie Zugang zu anderen Nahrungsquellen haben.

Zur Erklärung der Vorliebe für bzw. Abneigung gegen den Verzehr von Menschenfleisch unter normalen Lebensbedingungen müssen wir erst noch eine weitere Unterscheidung treffen. Wir müssen uns klarmachen, daß, wie bei allen anderen rätselhaften Ernährungsweisen, so auch in diesem Fall die Produktion der Konsumtion vorausgeht. Ehe wir verstehen können, warum manche Kulturen Menschenfleisch mögen, während andere es verabscheuen, müssen wir die Frage beantworten, wie Menschenfresser sich ihre menschliche Nahrung verschaffen. Im Prinzip gibt es genau zwei Methoden, sich eine Leiche zum Essen zu verschaffen; entweder die prospektiven Esser wenden Gewalt an, indem sie diejenigen, die sie fressen wollen, jagen, fangen und umbringen, oder sie erlangen auf friedlichem Weg die Leiche eines Familienangehörigen, der eines natürlichen Todes gestorben ist. Die friedliche Beschaffung und Verspeisung von Leichen oder Leichenteilen kommt im Zusammenhang mit Trauerritualen vor; die gewaltsame Aneignung von Körpern geschieht im Krieg. Diesen beiden kannibalischen Produktionsweisen liegen völlig verschiedene Kosten/Nutzen-Rechnungen zugrunde, und deshalb können sie auch nicht mittels ein und derselben Theorie erklärt werden. (Man beachte, daß ich die Möglichkeit eines friedlichen Erwerbs der Leichen von Fremden mittels Kauf nicht berücksichtigt habe. Leichen sind selten zu kaufen. Diego Riveras Behauptung, er habe als Anatomiestudent einen schwunghaften Handel mit Leichen getrieben, die er im Leichenschauhaus von Mexiko City erstanden habe, muß man vermutlich mit Vorsicht genießen – der große Maler hatte eine Schwäche für die »Märchenfabrikation«, wie sein Biograph es nennt.)

Auch wenn die Begräbnisbräuche vieler Gesellschaften, die als Horden und dörfliche Gemeinschaften lebten, den Verzehr von Teilen der sterblichen Überreste von Familienangehörigen vorsahen, wurden gewöhnlich von den Verstorbenen nur Asche, verkohltes Fleisch oder das Mehl zerstoßener Knochen aufgenommen. Diese Reste stellten keine erwähnenswerte Protein- bzw. Kalorienquelle dar (wenngleich in tropischen Gegenden der Verzehr von Asche und Knochenmehl möglicherweise ein wichtiger Weg war, seltene Mineralien zurückzugewinnen.) Die Asche und Knochen eines lieben Verstorbenen zu essen, war eine logische Fortsetzung der Einäscherung. Nachdem die Flammen den Leichnam verzehrt hatten, wurde die Asche oft gesammelt und in Behältern aufbewahrt, um schließlich per Nahrungsaufnahme beseitigt zu werden – gewöhnlich in der Form, daß sie mit einem Getränk vermischt wurde (was erheblich sauberer scheint, als sie in den Ganges zu streuen oder, wie neuerdings vorgeschlagen wird, mit einer Rakete in den Weltraum zu befördern). Eine andere gängige Methode, sich des Körpers von Verstorbenen zu entledigen, bestand darin, die Toten zu begraben und zu warten, bis die Knochen vom Fleisch befreit waren (was in tropischen Böden eine Sache von wenigen Tagen war). Die Knochen oder ein paar von ihnen wurden dann mit liebevoller Sorgfalt ausgegraben und im Haus der Familie erneut begraben oder in einen Korb gelegt und an den Dachsparren aufgehängt. Der letzte Schritt war dann, daß die Knochen zu Mehl zerstoßen, mit einem Getränk vermischt und voll Trauer verzehrt wurden.

Hier der Augenzeugenbericht eines Ethnologen über Leichenkannibalismus bei den Guiaca, einem in Dorfgemeinschaften lebenden Volk am Oberlauf des Orinoco in Südamerika:

> Wir selbst haben mehrere Fälle beobachtet, in denen Verstorbene am Tag ihres Todes auf dem Dorfplatz verbrannt und die halbverkohlten Knochen sorgfältig aus der Asche herausgelesen wurden, um in einem Holzmörser zu Mehl zerstoßen zu werden. Das Mehl wurde in kleine Kalebassen geschüttet und den nächsten Verwandten des Toten übergeben, die es in ihren Hütten in Dachnähe aufbewahrten. Bei festlichen Gelegenheiten ... taten die Verwandten etwas von diesem Pulver in eine große Kalebasse, die halbvoll mit Kochbananenbrühe war, und tranken die Mischung unter Wehklagen. Die Familie achtete sehr sorgfältig darauf, daß nichts davon verschüttet wurde ...

Reisende, Missionare und Wissenschaftler berichten von einer Reihe interessanter Variationen zu diesem Grundthema bei Gruppen im Amazonasgebiet. Die Craquieto zum Beispiel rösteten einen toten Häuptling über kleinem Feuer so lange, bis die Leiche völlig gedörrt war, wickelten die mumifizierten Überreste in eine frische, neue Hängematte und hängten diese in die verlassene Hütte des Häuptlings. Nach mehreren Jahren veranstalteten die Verwandten ein großes Fest, verbrannten die Mumie und tranken die Asche vermischt mit *chicha*, einem gegorenen Getränk aus Mais. In mehreren Kulturen beerdigte man die Leichen, grub sie nach einem Jahr wieder aus und trank das Pulver aus den verbrannten Knochen mit *chicha* oder irgendeinem anderen gegorenen Trank. Manche Gruppen warteten bis zu fünfzehn Jahren, ehe sie die Knochen ausgruben und zu Mehl zerstießen. Andere Gruppen aßen die Asche. Die Cunibo verbrannten nur das Haar eines gestorbenen Kinds und schluckten die Asche mit Fischbrühe oder sonstiger Speise.

Es gibt zwar auch Berichte von Gruppen, in denen geröstete Teile des Fleischs von Verstorbenen gegessen wurden, aber sie sind viel weniger häufig als die Berichte über den Verzehr von Asche oder Knochenmehl, und ihnen fehlen glaubwürdige genauere Angaben darüber, wie stark verkohlt das Fleisch war.

Ich glaube, daß diese augenscheinliche Gleichgültigkeit gegenüber dem potentiellen Nährwert der auf friedlichem Weg erlangten Leichname (eine Gleichgültigkeit, die in deutlichem Gegensatz zu der Haltung gegenüber Körpern steht, deren man sich gewaltsam mittels Krieg bemächtigte) zum Teil als Reaktion auf die Unergiebigkeit und die gesundheitsgefährdende Natur solcher Nahrungsquellen zu verstehen ist. Unergiebig waren sie, weil den meisten natürlichen Todesfällen ein beträchtlicher Verlust an Körpergewicht vorhergeht, in dessen Folge zuwenig Fleisch zurückbleibt, um den Aufwand des Zubereitens der Leiche zu rechtfertigen; und gesundheitsgefährdend waren sie, weil die Wahrscheinlichkeit bestand, daß der Verstorbene an einer ansteckenden Krankheit gelitten hatte bzw. ihr erlegen war. Im Gegensatz dazu befanden sich Menschen, die im Krieg getötet oder gefangen wurden, im Zweifelsfall in wohlgenährtem Zustand und bei guter Gesundheit, wenn ihr Schicksal sie ereilte. (In dieser Hinsicht macht Diego Riveras Schilderung einen authentischen Eindruck. Er behauptet, er und seine Gefährten hätten nur die Leichen von Menschen gegessen, die gewaltsam ums Leben gekommen seien – »die erst kürzlich umgebracht worden waren und nicht an einer Krankheit oder an Altersschwäche gelitten hatten«.) In der Beerdigung und Verbrennung der Toten spiegelt sich, wie mir scheint, ein durch praktische Erfahrung erworbenes kulturelles Bewußtsein von den gesundheitlichen Gefahren wider, die einem drohen, wenn man sich der Toten durch ihren Verzehr entledigt oder ihre verwesenden Überreste in der Nähe der Lebenden aufbewahrt. Dies reicht allerdings als Erklärung nicht aus, da ja, wie ich im Hinblick auf Insekten, Schweinefleisch und Rinder- oder Pferdekadaver bereits klargestellt habe, langes Kochen die gesundheitsgefährdenden Eigenschaften solchen Fleischs stark vermindert. Es muß wohl auch noch eine soziale Bedrohung eine Rolle spielen. Ein Kannibalismus, der an der ganzen frischen Leiche eines Familienangehörigen geübt würde, könnte rasch Verdächtigungen schüren und gegenseitiges Mißtrauen wecken. In Wirklichkeit oder auch bloß in der Einbildung gäbe es Angehörige der jeweiligen Gruppe, die allzu scharf darauf schienen, sich die Kranken und Sterbenden einzuverleiben. (Den in Horden und in Dorfgemeinschaften lebenden Stämmen fehlt die Vorstellung eines natürlichen Todes; sie schreiben den Tod von Familienangehörigen der Einwirkung böser Mächte und zauberischer Kräfte zu.) Daß man die Leiche gleich nach dem Tod verkohlen läßt oder unter die Erde bringt, wirkt dem Argwohn entgegen, der zu diesem Zeitpunkt am größten ist, und vermindert gleichzeitig die Ansteckungsgefahr. Wo sie sich mit Hilfe der Leiche eines Familienangehörigen erheblichere Nahrungsmengen zuführten, waren die betreffenden Esser wahrscheinlich mit Proteinen und Kalorien stark unterversorgt, so daß der Vorteil, den sie daraus zogen, wenn sie die Leiche aßen, ohne sie vorher verkohlen oder das Fleisch unter der Erde von den Knochen fallen zu lassen, die Gefahr der Ansteckung oder einer Anklage wegen Zauberei überwog.

Jedenfalls scheint das die Erklärung für das Essen der Leichen von Familienangehörigen bei den Foré im Hochland von Neuguinea zu sein. D. Carleton Gajdusek erhielt 1976 den Nobelpreis für Medizin, weil er die Praxis der Foré, ihre toten Familienangehörigen zu essen, in Zusammenhang mit einer Krankheit gebracht hatte, deren Verursacher ein »Slow Virus«, ein Virus mit langer Inkubationszeit, ist – eine Art von Krankheitserreger, die vorher unbekannt war, seitdem aber mit vielen anderen Erkrankungen, einschließlich Krebs, in Verbindung gebracht worden ist. Wie bei den anderen Stämmen im Hochland von Neuguinea sahen auch bei den Foré die Begräbnisbräuche vor, daß die weiblichen Verwandten eines Verstorbenen die Leiche in einem flachen Grab beerdigten. Früher gruben dann die Frauen nach einer Wartezeit von unbekannter Dauer die Knochen wieder aus und säuberten sie, ohne indes etwas von dem Fleisch zu essen. In den zwanziger Jahren dieses Jahrhunderts änderten die Frauen diese Praxis, vielleicht um einen Ausgleich für die verringerten Fleischrationen zu schaffen, die sie von den Mannsleuten erhielten. Sie gruben die Leichen schon nach zwei oder drei Tagen wieder aus und fingen an, das ganze Fleisch zu essen, das sie von den Knochen lösten und zusammen mit Farnblättern und anderem Grünzeug in Bambusröhren kochten. (Wegen der großen Höhen, in denen die Foré leben, ist das Abkochen aber kein wirksamer Schutz gegen infizierte Nahrung.) Drei Jahrzehnte später fingen die Foré an, als Opfer einer vorher unbekannten »Lachkrankheit« mit tödlichem Ausgang Schlagzeilen zu machen. In den fortgeschrittenen Stadien dieser *kuru* genannten Krankheit verlieren die Betroffenen – in der Mehrzahl Frauen – die Kontrolle über ihre Gesichtsmuskeln, wodurch der Eindruck entsteht, als lachten sie sich zu Tode. Die Forschungsarbeit Gajduseks brachte ans Licht, daß *kuru* von einem »Slow Virus« verursacht wurde, an dessen Übertragung wahrscheinlich die ungewöhnlichen Begräbnisbräuche der Foré schuld waren – das Ausgraben der teilweise verwesten Leichen und der Verzehr des Fleisches.

Da weder Gajdusek noch andere Ethnologen, die sich bei den Foré aufgehalten haben, tatsächlich beobachtet haben, wie das Leichenfleisch gegessen wurde, ist die Vermutung ausgesprochen worden, das Virus sei einfach durch Kontakt mit der Leiche, statt durch den Verzehr infizierter Fleischbrocken übertragen worden. Die Frauen der Foré haben indes mehreren Forschern ungeniert berichtet, sie seien schon an Leichenkannibalismus beteiligt gewesen. Ihr Entschluß, das angefaulte Fleisch zu essen, mag sehr wohl Ernährungsbedürfnissen entsprungen sein. Auch wenn aus der Zeit, als die Foré mit dem Leichenkannibalismus begannen, keine Untersuchung ihrer Ernährungssituation vorliegt, kann man auf Grund späterer Untersuchungen doch annehmen, daß die übliche Ungleichverteilung der tierischen Nahrung zwischen Männern und Frauen auch damals herrschte. Zu Gajduseks Zeit, als der Kannibalismus bereits unterbunden war, betrug die Tagesmenge an Proteinen für die Frauen nur 56% der empfohlenen Menge, und praktisch alles davon war pflanzlicher Herkunft. Wie bei vielen Gruppen in Südamerika behielten die Männer das Fleisch größerer Tiere für sich selber und überließen nur Frösche, Kleintiere und Insekten den Frauen und Kindern. Und wie zu erwarten, werden bei den Foré mit hoher Häufigkeit Frauen der Zauberei bezichtigt. Wahrscheinlich waren die Versuche in anderen Kulturen, die Leichen von Familienangehörigen und Nachbarn im Zuge von Bestattungsritualen dem Verzehr zuzuführen, von ähnlichen nachteiligen Folgen für die Gesundheit und den sozialen Zusammenhalt begleitet, was mit dazu beigetragen haben dürfte, die Neigung zu solchen Praktiken in Grenzen zu halten.

Wenden wir uns nun der Erklärung der gängigeren Form ernährungspraktisch ins Gewicht fallender Menschenfresserei zu, nämlich dem Kannibalismus an Menschenleibern, die das Opfer gewaltsamer Aneigung sind. Machtvolle Sanktionen halten überall auf der Welt die erwachsenen Mitglieder primitiver Gruppen davon ab, sich gegenseitig umzubringen und aufzufressen. In der Tat ist das Verbot, die eigenen Verwandten zu töten und zu essen, eine der wesentlichsten Vorbedingungen für das alltägliche Zusammenleben und Zusammenwirken von Menschen. Dieses Verbot bedeutet zwangsläufig, daß ein Kannibalismus, der an gewaltsam angeeigneten Menschenleibern praktiziert wird, diese Leiber aus Gruppen rekrutieren muß, die der eigenen sozial fernstehen – von Fremden oder von direkten Feinden. Zu der Aneignung kann es, mit anderen Worten, nur infolge irgendeiner Form von bewaffnetem Konflikt kommen. Da der Begriff Krieg die meisten der bewaffneten Konflikte, die zur gewaltsamen Aneignung von Menschenleibern führen, angemessen beschreibt, werde ich diese Spielart des Kannibalismus als »Kriegskannibalismus« bezeichnen.

Einen der frühesten und vollständigsten Augenzeugenberichte über Kriegskannibalismus verdanken wir Hans Staden, einem schiffbrüchigen Schiffskanonier, der den brasilianischen Tupinamba-Indianern in die Hände fiel. Staden verbrachte 1554 neun Monate in einem Dorf der Tupinamba, ehe er entfloh und sich zurück nach Europa durchschlug. Was Staden mit eigenen Augen sah, war die rituelle Marterung von Kriegsgefangenen, ihre Zerstückelung sowie die Zubereitung, die Verteilung und der Verzehr ihres Fleischs. Staden sagt nicht genau, wieviele kannibalische Feste er erlebt hat, aber er schildert drei spezifische Anlässe, bei denen er zusah, wie Menschen gekocht und gegessen wurden, und dabei handelte es sich, zusammengenommen, um mindestens sechzehn Opfer. Hier folgt die allgemeine Beschreibung dessen, was den Kriegsgefangenen der Tupinamba widerfuhr:

> Wenn sie einen Feind heimbringen, so schlagen die Frauen und Jungen ihn zunächst. Dann bekleben sie ihn mit grauen Federn, scheren ihm die Augenbrauen, tanzen um ihn herum und binden ihn gut, daß er ihnen nicht entlaufen kann. Darauf geben sie ihm eine Frau, die ihn versorgt und auch mit ihm zu tun hat ...
>
> Dem Gefangenen geben sie gut zu essen. Sie halten ihn so eine Zeitlang und rüsten sich dann zum Fest. Dabei stellen sie viele Gefäße her, in die sie ihre Getränke tun ...
>
> Sobald sie nun alle Sachen beieinander haben, bestimmen sie die Zeit, zu der der Gefangene sterben soll, und laden die Wilden von anderen Dörfern zum Besuch ein. Dann füllen sie alle Gefäße voll Getränk. Einen oder zwei Tage, ehe die Frauen die Getränke herstellen, führen sie den Gefangenen

ein- bis zweimal auf den Platz zwischen den Hütten und tanzen um ihn herum.

Sobald alle, die von außerhalb kommen, beieinander sind, heißt der Häuptling der Hütte sie willkommen und sagt: »Nun kommt und helft, euren Feind zu essen.« Am Tage, bevor sie anfangen zu trinken, binden sie dem Gefangenen die Mussurana-Schnur um den Hals und bemalen die Ibirapema [die Keule], mit der sie ihn totschlagen wollen . . . In der gleichen Weise bemalen sie das Gesicht des Gefangenen. Auch während die Frau an ihm malt, singen die anderen.

Wenn sie anfangen zu trinken, nehmen sie den Gefangenen zu sich. Der trinkt mit ihnen, und sie unterhalten sich mit ihm. Ist das Trinken nun zu Ende, so ruhen sie am anderen Tage und bauen dem Gefangenen eine kleine Hütte an der Stelle, wo er sterben soll. Darin liegt er die Nacht und wird gut bewacht.

Gegen Morgen, längere Zeit vor Tagesanbruch, kommen sie und tanzen und singen um die Keule herum, mit der sie ihn toschlagen wollen, bis der Tag anbricht. Dann ziehen sie den Gefangenen aus der kleinen Hütte heraus . . . Sie binden ihm die Mussurana vom Hals los und um den Leib und ziehen sie nach beiden Seiten straff an. Er steht nun festgebunden in der Mitte. Viele Leute halten die Schnur an beiden Enden. So lassen sie ihn eine Weile stehen und legen ihm kleine Steine hin, damit er nach den Frauen werfen kann, die um ihn herumlaufen und ihm drohend vormachen, wie sie ihn essen wollen. Die Frauen sind bemalt und dazu bestimmt, wenn er zerschnitten ist, mit den ersten vier Stücken um die Hütte zu laufen. Daran haben die anderen ihr Vergnügen.

Nun machen sie ein Feuer, ungefähr zwei Schritt von dem Sklaven entfernt, so daß er es sehen muß, und eine Frau kommt mit der Keule . . . herangelaufen, . . . kreischt vor Freude und läuft vor dem Gefangenen vorbei, damit er es sehen soll. Darauf nimmt ein Mann die Keule, stellt sich damit vor den Gefangenen und hält sie ihm vor, so daß er sie ansieht. Inzwischen geht derjenige, der ihn totschlagen will, mit dreizehn oder vierzehn anderen fort, und sie machen ihren Körper mit Asche grau. Wenn er mit seinen Henkersknechten auf den Platz und zu dem Gefangenen zurückkehrt, dann übergibt derjenige, der vor dem Gefangenen steht, ihm die Keule, und der Häuptling der Hütte kommt, nimmt die Keule und steckt sie ihm einmal zwischen die Beine. Das gilt bei ihnen als eine Ehre. Darauf nimmt wieder derjenige, der den Gefangenen erschlagen soll, die Keule und sagt: »Ja, hier bin ich, ich will dich töten, denn deine Leute haben auch viele meiner Freunde getötet und gegessen.« Der Gefangene antwortet ihm: »Wenn ich tot bin, so habe ich noch viele Freunde, die mich tüchtig rächen werden.« Darauf schlägt er dem Gefangenen hinten auf den Kopf, so daß ihm das Hirn herausspritzt, und sofort nehmen die Frauen den Toten, ziehen ihn über das Feuer, kratzen ihm die ganze Haut ab, machen ihn ganz weiß und stopfen ihm den Hintern mit einem Holze zu, damit nichts von ihm abgeht.

Wenn ihm die Haut abgeputzt ist, nimmt ein Mann ihn und schneidet ihm die Beine über den Knien und die Arme am Leibe ab. Dann kommen die vier Frauen, nehmen die vier Stücke, laufen um die Hütten und machen vor Freuden ein großes Geschrei. Danach trennen sie den Rücken mit dem Hintern vom Vorderteil ab. Das teilen sie unter sich. Das Eingeweide behalten die Frauen. Sie sieden es, und mit der Brühe machen sie einen dünnen Brei, Mingáu genannt, den sie und die Kinder schlürfen. Das Eingeweide essen sie, ebenso das Fleisch vom Kopf. Das Hirn aus dem Schädel, die Zunge und was sie sonst genießen können, essen die Kinder. Wenn alles verteilt ist, gehen sie wieder nach Hause, und jeder nimmt sich sein Teil mit.

Derjenige, der den Gefangenen getötet hat, gibt sich noch einen Beinamen ... Während dieses Tages muß der Mann in einer Hängematte stilliegen. Man gibt ihm einen kleinen Bogen mit einem Pfeil, mit dem er sich die Zeit vertreiben soll, und er schießt auf ein Ziel aus Wachs. Das geschieht, damit ihm die Arme von dem Schreck des Totschlages nicht unsicher werden.

Das alles habe ich gesehen, und ich bin dabei gewesen.

Ehe ich einen Versuch mache, die Kosten/Nutzen-Rechnung zu erläutern, die der Menschenfresserei der Tupinamba und dem Kriegskannibalismus ganz allgemein zugrundeliegt, bleibt die Frage zu klären, wie glaubwürdig Stadens Schilderung ist. In seinem vielgelesenen Buch *The Man-Eating Myth* behauptet der Ethnologe William Arens, Stadens Bericht sei wie alle anderen Berichte über Kannibalismus (abgesehen vom Kannibalismus, der in Notsituationen verübt werde) frei erfunden. Arens bringt drei Argumente vor, mit denen er die Unglaubwürdigkeit des Stadenschen Berichts beweisen will. Staden hätte die Äußerungen der Tupinamba, die ihn gefangennahmen, nicht vom ersten Tag seiner Gefangenschaft an im Wortlaut verstehen können, da er Tupi-Guarani, die Eingeborenensprache, nicht beherrscht habe; es sei unmöglich, daß Staden die kannbialischen Vorgänge neun Jahre, nachdem er sie angeblich erlebt hatte, noch mit solcher Genauigkeit und in solchen Einzelheiten hätte wiedergeben können; und Staden habe sich von Johann Dryander, einem Marburger Gelehrten, bei der Anfertigung des gefälschten Manuskripts helfen lassen. Ein anderer Ethnologe, Donald Forsyth, hat diese Behauptungen widerlegt. Staden war tatsächlich Mitglied einer Expedition unter dem spanischen Kapitän Diego de Sanabria, die im Frühjahr 1549 von Sevilla aus in See stach. Zwei der drei Expeditionsschiffe erreichten einen brasilianischen Hafen in der Nähe des heutigen Florianópolis. Das größere der beiden Schiffe sank im Hafen. Zwei Jahre lang erhielten sich Staden und seine schiffbrüchigen Kameraden dadurch am Leben, daß sie von den Tupi-Guarani sprechenden Dorfbewohnern Nahrungsmittel gegen Dinge eintauschten, die sie von den Schiffen gerettet hatten. Als ihre Tauschmittel aufgebraucht waren, zerfielen die Überlebenden in zwei Gruppen. Stadens Gruppe fuhr mit dem kleinen Schiff entlang der Küste nach Norden. Nach einem weiteren Schiffbruch erreichten Staden und seine Gefährten im Januar 1553 die portugiesische Siedlung Sao Vicente – den kolonialen Vorläufer der heutigen Hafenstadt Santos. Das nächste Jahr über arbeitete Staden als Kanonier für die Portugiesen und stand in engem Kontakt mit mindestens einem Eingeborenen, der Tupi-Guarani sprach, von ihm als sein »Sklave« bezeichnet wurde und ihn auf Jagdausflügen begleitete. Staden war auch mit anderen Bewohnern der portugiesischen Siedlung, die Tupi-Guarani sprachen, gut bekannt.

Im Januar 1554 wurde Staden von einem Streiftrupp der Tupinamba gefangengenommen und in deren Dorf verschleppt. Staden verbrachte die nächsten neun Monate in ständiger Angst davor, getötet und aufgegessen zu werden. Im September 1554 entkam er den Eingeborenen, schlug sich zur Küste durch und wurde von einem französischen Schiff gerettet. Das Schiff legte um den 20. Februar 1555 herum in Honfleur in der Normandie an. Als er in seiner Heimatstadt Marburg ankam, versicherte sich Staden rasch der Hilfe des Dr. Johann Dryander, eines ausgezeichneten Gelehrten und Freunds seiner Familie. Warum er das tat, geht aus Dryanders Vorwort zu Stadens Buch hervor. Staden brauchte einen angesehenen Mann, der sich für ihn verbürgte und die Zuverlässigkeit seines Berichts beglaubigte:

> Ich habe seiner Bitte aus vielerlei Gründen stattgegeben. Zunächst, weil ich seinen Vater, der in derselben Stadt wie ich, nämlich in Wetter, geboren und erzogen worden ist, seit ungefähr fünfzig Jahren als einen Mann kenne, der sich daheim in seiner Vaterstadt und in Homberg in Hessen, wo er jetzt wohnt, immer als aufrecht, rechtschaffen und tapfer erwiesen und vielleicht auch in guten Künsten studiert hat... Zweitens übernehme ich die Arbeit, dieses Büchlein durchzusehen, um so freudiger und lieber, als ich mich gern mit Dingen befasse, die die Mathematik berühren, wie etwa die Kosmographie, d.h. die Beschreibung und Vermessung der Länder, Städte und Reisewege, von denen dieses Buch in vielerlei Weise berichtet. Damit beschäftige ich mich sehr gern, wenn ich beobachte, daß die Erlebnisse offen und wahrheitsgetreu dargestellt werden, und es steht außer Zweifel, daß dieser Hans Staden seine Fahrten und Erlebnisse nicht nach den Berichten anderer Leute beschreibt und schildert, sondern aus eigener, gründlicher und sicherer Erfahrung und ohne Falsch. Er läßt sich nämlich nicht von Ruhmsucht und weltlichem Ehrgeiz leiten, sondern will durch diese Veröffentlichung nur dem Lob und der Ehre Gottes dienen und den Dank für die erfahrene Wohltat seiner Befreiung bezeugen.

Stadens Buch war spätestens im Dezember 1556 abgeschlossen, weniger als zwei Jahre nach seiner Rückkehr nach Europa und noch nicht einmal drei Jahre nach dem Zeitpunkt seiner Gefangennahme, auch wenn es dann erst Anfang 1557 erschien. Forsyth hat alle wichtigen Fakten, Daten und Namen überprüft, indem er den Stadenschen Querverweisen auf konkrete Personen nachgegangen ist, die sich in bestimmten Augenblicken an bestimmten Orten aufgehalten haben sollten. Aus dem, was er zusammenträgt, geht klar hervor, daß Staden neben Deutsch auch Spanisch und Portugiesisch sprach, daß er in den fünf Jahren von 1549 bis 1554, die seiner Gefangenschaft vorausgingen, reichlich Gelegenheit hatte, Tupi-Guarani zu lernen, daß er mit der Niederschrift seiner Erlebnisse nicht neun, sondern höchstens zwei Jahre wartete und daß er Dryanders Hilfe nicht erbat und erhielt, um ein Lügenmärchen zu erfinden und auszuschmücken, sondern damit dieser dem Leser seine Frömmigkeit und Ehrlichkeit bestätigte.

Andere Darstellungen aus dem 16. Jahrhundert bieten unabhängige Belege für die Existenz eines Kriegskannibalismus, der in den Grundzügen dem von den Tupinamba praktizierten entsprach. Jesuitische Missionare in Brasilien schrieben in Briefen und Berichten auf Hunderten von Seiten über diese Praxis. Die meisten dieser Jesuiten bereisten und besuchten jahrelang Dörfer der Tupinamba, und fast alle von ihnen hatten Tupi-Guarani gelernt. Pater José de Anchieta zum Beispiel, der Tupi-Guarani hinlänglich beherrschte, um die erste Grammatik dieser Sprache zu verfassen, hatte 1554 folgendes zum Thema Kannibalismus zu berichten:

> Wenn sie vier oder fünf ihrer Feinde fangen, kehren sie [sogleich] zurück [zu ihrem Dorf], um sie bei einem großen Fest zu essen ... so gründlich, daß nicht einmal die Nägel [der Gefangenen] verlorengehen. Sie sind ihr ganzes Leben lang stolz auf diesen unvergleichlichen Sieg. Sogar die Gefangenen haben das Empfinden, daß ihnen eine noble und auszeichnende Behandlung zuteil wird und bitten um einen in ihren Augen glorreichen Tod, denn sie sagen, daß nur Feiglinge und Schwächlinge sterben, um beerdigt zu werden und das Gewicht der Erde zu tragen, das sie für über die Maßen schwer halten.

Anchieta war kein Schreibtisch-Ethnograph. Um Informationen zu erhalten, sprach er nicht nur mit Tupinambas, sondern bereiste auch ihr Gebiet und hielt sich in ihren Dörfern auf, wo er bestimmte Vorfälle aufzeichnete, wie etwa am 26. Juni 1553 das Abschlachten eines feindlichen »Sklaven«:

> Aber am Nachmittag, als sie alle trunken vom Wein waren, kamen sie zu dem Haus, in dem wir wohnten und wollten den Sklaven haben, um [ihn] zu töten. ... Wie Wölfe zerrten die Indianer an ihm [dem Sklaven] mit großer Heftigkeit; schließlich brachten sie ihn nach draußen und zertrümmerten ihm den Schädel, und zusammen mit ihm töteten sie einen anderen ihrer Feinde, den sie sogleich unter großem Jubel in Stücke rissen, wobei sich die Frauen besonders hervortaten, die singend und tanzend umhergingen und von denen manche die abgeschnittenen Glieder [der Leiche] mit spitzen Stöcken durchbohrten, während andere ihre Hände mit dem Fett [des Opfers] beschmierten und herumliefen, um die Gesichter und Münder von anderen [mit dem Fett] zu beschmieren, und es war so, daß sie das Blut [des Opfers] mit den Händen auffingen und aufleckten, ein verabscheuungswürdiges Schauspiel, dergestalt, daß sie ein großes Schlachten veranstalteten, um sich den Bauch vollzuschlagen.

Ein anderer Jesuitenpater, Juan de Aspilcueta Navarro, schrieb über eine direkte Begegnung mit einem Fall von Kannibalismus 1549 in einem Dorf in der Nähe der heutigen Stadt Salvador:

> ... bei meiner Ankunft erzählten sie mir, sie hätten gerade ein Mädchen getötet, und zeigten mir das Haus, und als ich eintrat, sah ich, daß sie es kochten, um es zu essen, und der Kopf hing an einem Balken; und ich begann zu schelten und zu schmähen, daß sie etwas taten, das so verabscheuungswürdig und wider die Natur war. ... Und danach ging ich in andere Häuser, in denen ich die Füße, Hände und Köpfe von Menschen im Rauch aufgehängt fand.

In einem Brief vom 28. März 1550 lieferte Navarro den folgenden weiteren Augenzeugenbericht:

> Eines Tages unternahmen viele [der Männer] der Dörfer, in denen ich lehre, einen Kriegszug, und viele von ihnen wurden von ihren Feinden getötet. Um sich zu rächen, zogen sie gut vorbereitet wieder aus [in den Krieg] und töteten durch Verrat zahlreiche ihrer Feinde, wovon sie viel Menschenfleisch mit zurückbrachten. So daß, als ich eines der Dörfer, in denen ich lehre, besuchen kam, ... ich beim Eintritt ins zweite Haus einen Topf von der Art eines großen irdenen Krugs fand, in dem sie menschliches Fleisch sotten, und als ich kam, nahmen sie gerade Arme, Füße und Köpfe von Menschen heraus, was schrecklich anzusehen war. Ich sah sieben oder acht alte Frauen, die sich kaum auf den Füßen halten konnten, um den Topf herumtanzen und das Feuer schüren, so daß sie aussahen wie Teufel in der Hölle.

Ein anderer jesuitischer Augenzeuge bei kannibalischen Ritualen der Tupinamba war Pater Antonio Blasquez. Nach vierjährigem Aufenthalt in Brasilien schrieb er 1557, die Indianer fänden »ihre Lust darin, einen Feind zu töten und anschließend aus Rache sein Fleisch zu essen ... kein anderes Fleisch mögen sie lieber«. Auch Blasquez war kein Beobachter vom Schreibtisch aus:

> Sechs nackte Frauen betraten den freien Platz, sangen nach ihrem Brauch und gebärdeten und schüttelten sich, daß sie Teufeln glichen; von Kopf bis Fuß waren sie mit etwas bedeckt [das aussah wie] Schlegel [die] aus gelben Federn [gefertigt waren]; auf dem Rücken hatten sie einen Federbusch, der aussah wie die Mähne eines Pferds, und um die festliche Stimmung zu erhöhen, spielten sie auf Flöten, die sie aus den Schienbeinknochen ihrer getöteten Feinde fertigen. In diesem Aufzug gingen sie [umher], wobei sie wie Hunde bellten und in derart äffischem Ton und mit solchen Grimassen redeten, daß ich nicht weiß, mit wem ich sie vergleichen soll. All diese phantastischen Dinge machen sie sieben oder acht Tage, ehe sie die Gefangenen umbringen. Weil es da-

mals sieben [zum Tode bestimmte Gefangene] waren, ließen sie [diese] rennen und mit Steinen und Orangen werfen, während die Frauen sie an Stricken hielten, die um ihre Hälse gebunden waren; auch wenn [der Gefangene] nicht will, bringen sie ihn dazu, Orangen zu werfen, und stacheln ihn auf ... Die [Gefangenen] werden zu der Überzeugung gebracht, daß durch [die Teilnahme] an solchen festlichen Bräuchen sie sich als tapfer und stark erweisen, und wenn sie aus Angst vor dem Tod sich weigern [teilzunehmen], werden sie schwach und feige genannt; und zu fliehen ist deshalb in ihren Augen eine große Schande. Sie [die Gefangenen] tun, während sie im Begriff stehen zu sterben, Dinge, die man nicht für möglich hielte, wenn man es nicht sähe ...

Natürlich versuchten die Jesuiten, das Schlachten von Gefangenen zu unterbinden. Immer wieder berichten sie, wie sie mit eigener Hand gekochtes oder geräuchertes Menschenfleisch oder ganze Leichname, die gerade gekocht werden sollten, beschlagnahmten und Gefangene retteten oder tauften, die im Begriff standen, umgebracht und aufgegessen zu werden. Falls die Tupinamba wirklich keinen Kannibalismus praktizierten, so können die Jesuiten nicht bloß leichtgläubige Opfer häßlicher Gerüchte, sondern müssen handfeste Lügner gewesen sein. Ich weigere mich, Arens' Behauptung Glauben zu schenken, sie hätten sich gegenseitig belogen, hätten ihre Vorgesetzten in Rom getäuscht und hätten diese Lügnerei über fünfzig Jahre lang unablässig betrieben, ohne daß auch nur ein einziger ehrlicher Mensch unter ihnen auch nur ein einziges Mal ein Wort des Protests geäußert hätte.

Viele Augenzeugenberichte belegen, daß sich ähnliche Komplexe aus Folterung, ritueller Tötung und Verspeisung von Kriegsgefangenen auch bei anderen amerikanischen Eingeborenenvölkern fanden, insbesondere im Norden des Staates New York und im südlichen Kanada. 1652, zum Beispiel, war der Forschungsreisende Peter Raddison Zeuge, wie einer seiner Gefährten gegessen wurde: »Sie schnitten etwas von dem Fleisch jenes Unglücklichen ab, sotten es und aßen es auf.« Ein anderer Forschungsreisender, Wentworth Greenhalgh, berichtet von der Gefangennahme von fünfzig Menschen in der Nähe der Irokesensiedlung Cannagorah am 17. Juni 1677. Am folgenden Tag war Greenhalgh Zeuge, wie vier Männer, vier Frauen und ein Knabe zu Tode gefoltert wurden: »die Grausamkeiten dauerten etwa sieben Stunden, bis sie fast tot waren und man sie den Knaben überließ, wobei man denjenigen, die tot waren, die Herzen herausnahm, um sich daran zu laben.«

Die ausführlichsten Augenzeugenberichte vom Kannibalismus der Irokesen und Huronen lieferten, wie schon bei den Tupinamba, jesuitische Missionare. Bei einem berühmten Vorfall, über den ein zum Christentum bekehrter Hurone berichtete, folterten die Irokesen zwei Missionare zu Tode und aßen ihre Herzen. Der jesuitische Obere, dem der Hurone die Sache erzählt hatte, erklärt, er selbst habe ähnliche Folterungen und kannibalische Handlungen erlebt. »Ich zweifle nicht daran, daß alles, was ich gerade erzählt habe [die Geschichte des Huronen], wahr ist, und ich würde es mit meinem eigenen Blut unterschreiben, denn ich habe erlebt, wie irokesische Gefangene, die von den huronischen Wilden im Krieg gemacht worden waren, derselben Behandlung unterzogen wurden . . .«

Der längste und ausführlichste Augenzeugenbericht über Folterung und Kannibalimus betrifft die Behandlung eines irokesischen Gefangenen im Jahr 1637. Drei Missionare waren zugegen – Pater Paul le Jeune, Pater Garnier und der Erzähler, Pater François le Mercier. Der Bericht beginnt mit dem Einzug des singenden und von einer Menschenmenge begleiteten Gefangenen ins Dorf. Er war »gekleidet in ein herrliches Gewand aus Biberpelz und trug um den Hals eine Kette von Perlen aus Porzellan«. Zwei Tage lang umsorgten ihn diejenigen, die ihn gefangen hatten, reinigten seine Wunden und gaben ihm Früchte, Saft und Hundefleisch zu essen. Am Abend brachten sie ihn zum langgestreckten Beratungshaus:

> Man versammelte sich alsbald, wobei die alten Männer oben Platz nahmen, auf einer Art von Plattform, die sich auf beiden Seiten über die ganze Länge der Hütten erstreckt. Die jungen Männer waren unten, aber so dicht an dicht, daß sie fast aufeinander standen, so daß entlang der Feuer kaum ein Durchkommen war. Überall hörte man Freudenschreie; jeder bewaffnete sich, der eine mit einem glühenden Ast, der andere mit einem Stück Rinde, um das Opfer damit zu sengen. Ehe der Gefangene hereingebracht wurde, ermun-

> terte der [Häuptling] alle, ihre Pflicht zu tun, und stellte ihnen die Bedeutung dieser Handlung dar, die, wie er sagte, unter den Augen der Sonne und des Kriegsgottes stattfinde. Er befahl, sie sollten zuerst nur seine Beine versengen, damit er bis Tagesanbruch durchhalte; auch sollten sie in jener Nacht nicht in die Wälder gehen, um sich dort zu vergnügen [mit Frauen zu verkehren].

Dann ließ man den Gefangenen vom einen bis zum anderen Ende des Langhauses zwischen den Bränden hindurch Spießruten laufen:

> ... jeder bemühte sich nach Kräften, ihn, während er vorbeikam, zu sengen. Währenddessen schrie er wie am Spieß; die ganze Menge ahmte seine Schreie nach oder suchte sie vielmehr durch entsetzliches Geheul zu übertönen ... Die ganze Hütte schien in Brand zu stehen; und durch die Flammen und den dichten Rauch hindurch, der von den Flammen aufstieg, wirkten diese Barbaren – dicht an dicht stehend, im schrillsten Ton heulend, Brände in den Händen haltend, mit Augen, die vor Wut und Raserei glühten – wie lauter Teufel, die gegenüber diesem armen Schelm kein Erbarmen kannten. Oft hielten sie ihn am anderen Ende der Hütte fest, wobei einige von ihnen seine Hände ergriffen und ihm durch schiere Gewalt die Knochen brachen; andere durchstachen seine Ohren mit Stäben, die sie steckenließen; wieder andere banden seine Handgelenke mit Stricken, die sie roh zusammenzogen, indem sie mit aller Kraft an beiden Enden des Stricks zerrten. Hatte er die Runde endlich gemacht und hielt inne, um ein wenig Atem zu schöpfen, so zwangen sie ihn, sich auf heißer Asche und glühenden Kohlen niederzulassen. Mit Grauen schildere ich Euch dies alles, Hochwürden, aber wir litten wahrlich unbeschreibliche Qualen, während wir den Anblick ertragen mußten.

Als er das siebente Mal die Runde durch die Hütte machte, wurde der Gefangene ohnmächtig. Der Häuptling versuchte ihn daraufhin wiederzubeleben, schüttete ihm Wasser in den Mund und gab ihm

Mais zu essen. Als er wieder zum Zeichen seines ungebrochenen Muts singen konnte, fuhr man mit der Folterung fort.

> Sie sengten ihn praktisch nirgends, außer an den Beinen, aber diese versetzten sie wahrhaftig in einen erbärmlichen Zustand, so daß an ihnen das Fleisch in Fetzen hing. Manche traktierten die Beine mit lodernden Bränden, die sie erst wegzogen, wenn er laute Schreie ausstieß; und sobald er zu schreien aufhörte, begannen sie wieder, ihn zu sengen, und das wiederholten sie sieben oder acht Mal – wobei sie auf die Brände, die sie an sein Fleisch hielten, häufig bliesen, um sie anzufachen. Andere schlangen Stricke um ihn und setzten diese dann in Brand, so daß er langsam versengt wurde und die heftigsten Qualen erdulden mußte. Etliche waren da, die ihn zwangen, seine Füße auf glühendheiße Kriegsbeile zu stellen, um sie dann fest darauf zu pressen. Man konnte das Fleisch zischen hören und den Rauch, der sich darob erhob, bis zum Dach der Hütte emporsteigen sehen. Sie schlugen ihn mit Keulen auf den Kopf und stießen kleine Stöcke durch seine Ohren; sie brachen ihm die restlichen Finger; sie fachten rund um seine Füße das Feuer an.

Schließlich fiel der Gefangene erneut in Ohnmacht, und diesmal wurde er getötet, zerstückelt und gegessen:

> Sie bedrängten ihn derart von allen Seiten, daß er schließlich wie tot zu Boden fiel; sie gossen ihm Wasser in den Mund, um sein Herz zu kräftigen und der [Häuptling] rief ihn an, er solle ein bißchen Atem schöpfen. Aber er blieb still, mit offenem Mund und fast bewegungslos. Deshalb, weil sie fürchteten, er könne auf andere Weise als durch das Messer zu Tode kommen, schnitt ihm einer einen Fuß, ein anderer eine Hand ab, und fast zur gleichen Zeit trennte ihm einer den Kopf von den Schultern und warf ihn in die Menge, wo ihn einer auffing und zu dem [Häuptling] trug, für den er bestimmt war, damit dieser sich daran gütlich tue. Was den Rumpf anging, so blieb er in Arontaen, wo am selben Tag ein Festessen aus ihm bereitet wurde. Wir empfahlen seine Seele

> Gott und kehrten nach Hause zurück, um die Messe zu lesen. Unterwegs trafen wir einen Wilden, der auf einem Speer eine seiner halbgebratenen Hände trug.

Ich habe die Augenzeugenberichte der Jesuiten über kannibalische Praktiken mit ziemlicher Ausführlichkeit wiedergegeben, weil ich Arens' aus der Luft gegriffene Behauptung widerlegen wollte, daß »die gesammelten Dokumente jesuitischer Missionare, die oft als Beleg für die Grausamkeit und den Kannibalismus der Irokesen zitiert werden, keine Schilderung von Augenzeugen des letzteren Vorgangs enthalten«. Es stimmt, daß die jesuitischen Augenzeugenberichte über Folterung und Kannibalismus bei den Irokesen und Huronen mehr Angaben über den Akt der Folterung als über die Koch- und Eßvorgänge liefern. Aber ich denke, der Grund dafür liegt auf der Hand. Als Augenzeugen, deren eigene Kultur den Kannibalismus verbot, empörte die Jesuiten der Verzehr von Menschenfleisch; aber sie, die nicht gewohnt waren, der Folterung von Menschen beizuwohnen (unbeschadet dessen, daß ihre europäischen Landsleute von der Folter in breiterem Umfang Gebrauch machten als die Indianer), entsetzte und empörte die Art, wie die Opfer umgebracht wurden, noch weit mehr als die Weise, wie die Leichen zubereitet wurden.

Ich darf an diesem Punkt innehalten, um einige vorläufige Schätzungen über Kosten und Nutzen des Kriegskannibalismus anzustellen. Wenn wir den Krieg als eine Form der Jagd ansehen, die veranstaltet wird, um Fleisch zu beschaffen, dann übersteigen die Kosten den Nutzen bei weitem. Menschen sind große Tiere, aber es erfordert einen immensen Aufwand, um auch nur ein paar davon zu erbeuten. Die Gejagten sind geradeso wachsam, listenreich und versiert in der Jagd wie die Jäger. Und als Beutetier weist der Mensch noch eine andere einzigartige Eigenschaft auf. Anders als Tapire, Fische oder Heuschrecken verlieren die Menschen ihren Reiz als Beutetiere in dem Maß, wie ihre Zahl die Anzahl derer, von denen sie gejagt werden, übersteigt. Schuld daran ist, daß sie das gefährlichste Wild auf der ganzen Welt sind und daß sie mit ebensolcher Wahrscheinlichkeit ein paar von ihren Verfolgern töten können wie diese sie. Geht man von der Theorie der optimalen Futtersuche aus, so wird man nicht erwarten, daß es oft vorkommt, daß Jäger Menschen, wenn sie auf sie stoßen, als Beute mitnehmen. Die Jäger dürften im Zweifelsfall besser daran tun, die Menschen laufenzulassen und sich an Palmkäferlarven und Spinnen zu halten.

Aber Kriegskannibalen sind keine Jäger, die nach menschlichem Fleisch ausziehen. Es sind Krieger, die ihre Mitmenschen beschleichen, töten und foltern, weil das Bestandteil des politischen Verhaltens zwischen den Gruppen ist. Der Aufwand, den man treibt, und die Risiken, die man läuft, wenn man Opfer in kannibalischer Absicht beschafft und tötet, gehen deshalb in der Hauptsache auch gar nicht auf Rechnung der Jagd, sondern auf Rechnung des Krieges. Die Tupinamba, Huronen oder Irokesen zogen nicht in den Krieg, um Menschenfleisch zu erbeuten; sie erbeuteten Menschenfleisch als ein Abfallprodukt ihrer Kriegszüge. Aus der Perspektive einer Kosten/Nutzen-Rechnung war es deshalb durchaus rational, wenn sie das Fleisch ihrer Gefangenen verzehrten. Was sie taten, war ein ernährungspraktisch vernünftiges Vorgehen, wenn sie nicht eine tadellose Quelle tierischer Nahrung ungenutzt lassen wollten, und es war ein Vorgehen, das keine Nachteile barg wie im Fall der Foré. Als Quelle für eine Sonderration tierischer Nahrung muß das Fleisch der Gefangenen speziell denjenigen willkommen gewesen sein, die normalerweise bei der Fleischverteilung zu kurz kamen, vor allem den Frauen, die oft »fleischhungriger« waren als ihre Männer. Und daraus erklärt sich die hervorstechende Rolle, die bei den Tupinamba und den Irokesen Frauen bei den Ritualen spielten, von denen die kannibalischen Feste begleitet waren.

Bei den Irokesen und Huronen war es der Krieg, auf dessen »Konto« nicht nur die Gefangennahme von Feinden beiderlei Geschlechts, sondern auch die Gewohnheit ging, die Gefangenen ins eigene Dorf mitzunehmen, um sie zu foltern. Und das Foltern selbst hatte seine eigene makabre Ökonomie, die absolut nichts mit der Frage der Kosten des Verzehrs von Menschenfleisch zu tun hatte. Kriegerische Gesellschaften wie die Irokesen und die Huronen benutzten die Folter, um ihrer Jugend eine Haltung erbarmungsloser Aggressivität gegenüber dem Feind anzutrainieren. Der lebendige Körper des Gefangenen war ohne Zweifel eine effektivere Trainingsvorrichtung, als es die heutigen Sandsäcke und Zielscheiben aus Plastik sind. Die Folter trieb der Dorfjugend die letzten Reste von Mitleid für den Gegner aus und machte sie durch und durch mit dem Anblick und Lärm des Schlachtfelds vertraut. Und sie bereitete die jungen Männer nicht nur auf die Wunden vor, die sie vielleicht selber im Kampf erhielten, sondern diente ihnen auch als Warnung vor dem schrecklichen Schicksal, das sie erwartete, wenn der Mut sie verließ und sie sich vom Feind gefangennehmen ließen.

Über die Zahl der Gefangenen, die von den Irokesen und Huronen zu ihren Dörfern zurückgebracht wurden, um dort gefoltert und gegessen zu werden, weiß ich wenig zu sagen. Die Berichte der Jesuiten vermitteln den Eindruck, als seien diese Gefangenenzahlen nicht sehr groß gewesen. Hinzu kommt, daß die Irokesen und Huronen nicht solchen Mangel an tierischer Nahrung litten wie die Tupinamba, da ihre klimatisch gemäßigte, waldreiche Heimat mit Großwild wie Hirsch, Elch und Bär gut versehen war. Ich habe deshalb Schwierigkeiten, dem Brauch, die ins Dorf mitgeschleppten Kriegsgefangenen aufzuessen, große ernährungspraktische Bedeutung beizumessen. Auch wenn die Kosten (nach Abzug des kriegsbedingten Anteils) minimal waren, blieb doch der Nutzen unerheblich. Aber die Irokesen und Huronen beschränkten ihren Kannibalismus nicht auf Gefangene, die sie ins Dorf zurückbrachten. Sie scheinen Menschenfleisch in viel größeren Mengen außerhalb des Dorfes im Anschluß an die regelrechten Schlachten gegessen zu haben, die sie mit ihren Gegnern ausfochten. Das waren Gelegenheiten, wo es den Betroffenen an jeglicher Nahrung fehlte und wo die Leichen des erschlagenen Gegners eine wichtige Ergänzung ihrer Kriegsverpflegung darstellten. Zum Beispiel berichtete nach einer Schlacht gegen die Franzosen, die am 19. Januar 1693 in der Nähe von Schenectady stattfand, der Bürgermeister von Albany, Peter Schuyler, seine irokesischen Verbündeten hätten, »ihrer grausamen Natur folgend, die Toten des Feinds in Stücke geschnitten, geröstet und aufgegessen«. Dieser Bericht wurde von dem Historiker und Gouverneur von New York, Cadwallader Colden, der Schuyler über den Vorfall befragte, bestätigt und ausgeschmückt. Colden schreibt:

> Die Indianer aßen die Leichen der Franzosen, die sie fanden ... Schuyler ging (wie er mir selbst erzählt hat) damals unter den Indianern umher und wurde eingeladen, Brühe mit ihnen zu essen, die einige von ihnen gekocht hatten, was er

auch tat, bis sie mit dem Schöpflöffel in den Kessel fuhren, um mehr Brühe zu schöpfen, und die Hand eines Franzosen zutage förderten, was ihm den Appetit verdarb.

Da die Mohawk Bundesgenossen der Engländer gegen die Franzosen waren, konnten weder Colden noch Schuyler ein Interesse daran haben, die »Barbarei« irokesischer Sitten besonders zu betonen.

Die Franzosen ihrerseits machten ebensowenig ein Hehl aus der Tatsache, daß ihre huronischen Verbündeten Menschenfleisch als Kriegsverpflegung gebrauchten. Der Gouverneur von Neu-Frankreich, Jacques Devonville, berichtete, die Huronen hätten nach einer Schlacht mit den Seneca im Jahr 1687 die gefallenen Feinde aufgegessen. »Wir waren Zeuge des qualvollen Anblicks, den die üblichen Grausamkeiten der Wilden boten, die wie in Schlachthäusern die Toten vierteilten, um sie in den Kochkessel zu stecken; die Mehrzahl wurde geöffnet, während sie noch warm waren, damit man ihr Blut trinken konnte.«

Eine Ergänzung der Kriegsverpflegung durch den Verzehr gefallener feindlicher Krieger scheint bei dörflich siedelnden Gesellschaften in vielen Teilen der Welt gängige Praxis gewesen zu sein. Durch den gut belegten Fall der Maori in Neuseeland erfahren wir ein paar wichtige nähere Einzelheiten. Die Kriegsabteilungen der Maori nahmen bewußt nur wenig Verpflegung mit und lebten soweit wie möglich von dem, was sie unterwegs fanden, um ihre Mobilität zu erhöhen und das Überraschungsmoment zu vergrößern. Auf dem Marsch »freuten sie sich auf die Nahrungsquelle Mensch und redeten davon, wie süß das Fleisch des Gegners schmecken werde«. Die Maori steckten sowohl die Gefallenen als auch die meisten ihrer Gefangenen kurz nach der Schlacht in den Kochtopf. Wenn es mehr Fleisch gab, als sie verzehren konnten, entbeinten sie das Fleisch und packten es für den Rücktransport in Körbe. Gelegentlich wurden Gefangene am Leben gelassen, um diese Körbe zu tragen und danach als »Sklaven« zu dienen, bis sie getötet und bei einem kannibalischen Fest gegessen wurden. Auch wenn ich keine näheren Angaben über den Gesamtbeitrag machen kann, den Menschenfleisch zum Unterhalt der Maori leistete, steht doch die ernährungspraktische Bedeutung, die der Kannibalismus für Kriegszüge hatte, außer Frage. So schreibt etwa der Ethnologe Andrew Vayda: »Egal, ob die Maori glaubten, der Vorgang der Verdauung verschaffe ihnen Vergeltung, Mana, Stärkung oder Vergnügen, Tatsache war, daß Menschenfleisch der Ernährung diente. Diese Tatsache machte den Kannibalismus zu einer nützlichen Einrichtung im Krieg.«

Die Einbeziehung der Leichen des Feindes in die Verpflegung auf dem Schlachtfeld war zwar, ernährungspraktisch gesehen, sinnvoll, aber unter militärischen Gesichtspunkten nicht immer durchführbar. Damit ein siegreiches Heer ein Lager aufschlagen, die Leichen des Feindes einsammeln, Feuer anmachen und ein Essen aus Menschenfleisch kochen und verzehren konnte, mußte der Gegner so völlig geschlagen sein, daß er zu keinem Gegenangriff mehr imstande war. Ehe sie ihre kannibalischen Mahlzeiten zu sich nehmen konnten, mußten die Sieger von der Unmöglichkeit überzeugt sein, daß der Gegner sich neu formierte oder Verbündete zu Hilfe holte und auf den Kriegsschauplatz zurückkehrte. Sich diese Sicherheit zu verschaffen, setzte nun wiederum eine Reihe von militärischen Operationen voraus, die für Gruppen wie die Tupinamba gar nicht durchführbar waren. Ihre kriegerischen Aktionen bestanden aus heimlichen Angriffen auf Dörfer, in denen alles im Schlaf lag. Die typische Reaktion der Angegriffenen bestand darin, in den Urwald zu flüchten, und so war jeweils nach kurzer Metzelei das Treffen – das angemessener als Überfall denn als Schlacht zu bezeichnen war – auch schon vorüber. Die Sieger machten sogleich kehrt und traten den Heimweg an, weil sie fürchteten, der verstreute Gegner könne sich wieder sammeln, Verbündete herbeiholen und unter für ihn günstigeren Bedingungen auf den Kampfplatz zurückkehren.

Diese Art Kriegführung brachte es mit sich, daß die Sieger nur eine kleine Zahl von Gefangenen mit nach Hause nehmen konnten, weil sonst der Streiftrupp in seiner Beweglichkeit beeinträchtigt worden wäre. Aus solchen militärischen Rücksichten erklärt sich auch, warum viele Horden und Dorfgemeinschaften dieses Typs sich damit zufriedengaben, Andenken an den Feind – Köpfe, Skalps, Finger – mit nach Hause zurückzubringen, statt ganze Leichen oder lebende Gefangene. Kurz, die Kriegstätigkeit weckte immer aufs neue Geschmack am Menschenfleisch, das gleich auf dem Schlachtfeld, nach der Rückkehr zu Hause bzw. am einen wie am anderen Ort verzehrt werden konnte, ein Geschmack, der wahrscheinlich überall dort befriedigt wurde, wo der Kannibalismus sich mit den

Erfordernissen der Kriegführung und der Verpflegung während des Kriegszuges vertrug.

Wenn das stimmt, was ich gesagt habe, dann müßte man erwarten, daß mit wachsender Fähigkeit, im Krieg Gefangene zu machen und sie auf dem Schlachtfeld zu verzehren oder aber zurück nach Hause mitzuschleppen, der Kriegskannibalismus an Stärke und Umfang auch tatsächlich zunimmt. Wie wir gleich sehen werden, bestätigt die Entwicklung der Gesellschaften, deren zentrale politische Einrichtung das Häuptlingsamt ist, diese Voraussage bis zu einem gewissen Punkt tatsächlich. Mit dem Aufkommen staatlicher Formen der politischen Organisation indes fand die Praxis des Kriegskannibalismus ein einigermaßen abruptes Ende. Vom Altertum angefangen bis heute hat praktisch jede staatlich organisierte Gesellschaft den Verzehr von Menschenfleisch nachdrücklicher verworfen als den jeder anderen tierischen Nahrung. Und doch verfügen Staaten militärisch über eine zehntausendfach größere Kapazität, feindliche Soldaten gefangenzunehmen und zu verzehren, als die Tupinamba oder die Irokesen. Es gehört zu den großen Ironien der Geschichte, daß seit fünftausend Jahren bis zum heutigen Tag Menschen, die die blutigsten Schlachten mit der größten Zahl von Streitern und einem äußersten Maß an Zerstörung austragen – die also Kriege von solchem Ausmaß und solcher Grausamkeit führen, daß ein armer Kannibale sie sich gar nicht vorstellen kann –, sich beim Gedanken an den Verzehr der sterblichen Überreste auch nur eines einzigen menschlichen Wesens vor Entsetzen schütteln. (Die eine große Ausnahme sind die Azteken, auf die ich in Kürze zu sprechen kommen werde.)

Ich wünschte, ich könnte behaupten, die Verwerfung des Kannibalismus habe ihren Grund darin gehabt, daß Staaten und Reiche wie Sumer, Ägypten, das China der Han-Dynastie, Rom oder Persien »höhere« religiöse und moralische Wertvorstellungen gehabt hätten als die Tupinamba, die Maori, die Irokesen und andere Völker ohne Zentralregierung und stehendes Heer. Ich wünschte, ich könnte behaupten, Christen, Muslime, Juden und Hindus seien zu »zivilisiert« gewesen, um einander noch aufzuessen. Leider ist diese Art von Erklärung geradeso unsinnig, wie wenn man behaupten wollte, wir seien zu »zivilisiert«, um Insekten oder Hunde zu essen. Der große französische Philosoph Michel de Montaigne hat schon vor langer Zeit aus dem aufgeblasenen Ethnozentrismus des Westens, der im Kannibalismus das Nonplusultra an moralischer Verkommenheit sehen wollte, die Luft herausgelassen. Als ihm ein Bekannter, der zwölf Jahre in Brasilien verbracht hatte, von der Menschenfresserei der Tupinamba berichtete, wies er entschieden die Vorstellung zurück, daß demnach die Indianer primitiver seien als seine eigenen Landsleute.

> Mich verdrießt nicht, daß wir die schreckliche Roheit solcher Handlungen anprangern, wohl aber, daß wir, während wir ihre Verfehlungen zu Recht tadeln, so ganz blind gegenüber unseren eigenen bleiben. Ich meine, daß es größere Roheit beweist, einen noch lebenden Menschen zu essen, als einen schon toten [Anspielung auf einen Franzosen, der vom Körper seines Feinds ein Stück abgeschnitten und öffentlich verzehrt hatte], den Körper eines Menschen, der noch voll empfindungsfähig ist, auf die Folterbank zu legen und zu foltern, ihn Stück für Stück zu verbrennen und den Hunden und Schweinen vorzuwerfen, damit sie ihn beißen und zerfleischen (wie wir nicht nur gelesen, sondern in frischer Erinnerung haben, und nicht als etwas, das zwischen alten Feinden geschehen ist, sondern zwischen Nachbarn und Mitbürgern und, was noch ärger ist, unter dem Deckmantel der Frömmigkeit und Religion), größere Roheit, als einen Menschen, der tot am Boden liegt, zu braten und zu essen . . . Wir mögen deshalb diese Menschen [die Tupinamba] mit Rücksicht auf die Gesetze der Vernunft Barbaren nennen, aber nicht mit Rücksicht auf uns selbst, die wir sie in jeder Art von Barbarei übertreffen.

Daran hat sich, wie ich zu meinem Leidwesen hinzufügen muß, in den vierhundert Jahren seit Montaigne nichts geändert. Unsere sogenannte Zivilisiertheit hat uns nicht davon abgehalten, um der Lösung von Konflikten zwischen den einzelnen Gruppen willen Mitmenschen in beispielloser Zahl zu verbrennen, zu vernichten, zu verstümmeln. Wenn überhaupt, so sind wir in Sachen Krieg tiefer gesunken als alle unsere Vorgänger: Vor dem Atomzeitalter hat es niemals zwei Gegner gegeben, die zur Beilegung ihrer eigenen

Differenzen einen Krieg geplant hätten, der zum Untergang der ganzen Welt, Freunde, Feinde und Unbeteiligte eingeschlossen, führen muß. Und was die Grausamkeit betrifft, so machen laut Amnesty International ein Drittel der Länder in der Welt nach wie vor gegen innere und äußere Feinde von der Folter Gebrauch. Nein, ich muß leider feststellen, daß Menschenfleisch aus den prinzipiell gleichen Gründen seine Eignung zum Verzehr einbüßte wie das Rindfleisch bei den Brahmanen und Hundefleisch bei den Amerikanern: die Bilanz zwischen Kosten und Nutzen sprach dagegen. Ergiebigere Quellen tierischer Nahrung taten sich auf, und der Restnutzen von Kriegsgefangenen vergrößerte sich und ließ sie lebendig wertvoller werden als tot. Ich darf erläutern, wie es zu diesen Veränderungen kam.

Zwischen Staaten und Gesellschaften auf der Organisationsstufe von Horden oder Dorfgemeinschaften gibt es drei grundlegende Unterschiede: Staatliche Gesellschaften haben eine produktivere Wirtschaft, die ihre Bauern und Handwerker in den Stand setzt, große Überschüsse an Nahrung und sonstigen Gütern zu erzeugen; staatliche Gesellschaften verfügen über politische Systeme, durch die sie imstande sind, eroberte Gebiete und Bevölkerungen einer einheitlichen Regierung zu unterstellen; und staatliche Gesellschaften haben außerdem eine herrschende Klasse, deren politische und militärische Macht davon abhängt, daß ihr von seiten der Gemeinen und Gefolgsleute Tributzahlungen und Steuern zufließen. Da jeder Bauer und Handwerker in einer staatlichen Gesellschaft einen Überschuß an Gütern und Dienstleistungen produzieren kann, führt die Bevölkerungszunahme in einem solchen Staat zu einem entsprechenden Wachstum in der Menge des produzierten Überschusses, mithin zu einer Erweiterung der Basis für Steuern und Tributzahlungen, mithin zu einer Vergrößerung der Macht der herrschenden Klasse. Im Gegensatz dazu sind Gesellschaften, die in Horden oder Dorfgemeinschaften organisiert sind, zur Produktion großer Überschüsse außerstande. Und es fehlt solchen Gesellschaften auch die militärische und politische Organisation, die nötig ist, um besiegte Gegner unter einer Zentralregierung bzw. einer herrschenden Klasse zusammenzufassen, die beständigen Nutzen aus der Besteuerung der anderen zieht. Für Gesellschaften auf der Basis von Horden und Dorfgemeinschaften besteht deshalb die für den

Sieger vorteilhafteste Kriegsstrategie darin, die Bevölkerung benachbarter Gruppen umzubringen oder zu verjagen, um den Druck auf die Ressourcen, der von einer wachsenden Bevölkerungszahl ausgeht, zu vermindern. Wegen ihrer geringen Produktivität können Gesellschaften auf Horden- und Dorfgemeinschaftsbasis aus der Gefangennahme von Feinden keinen langfristigen Nutzen ziehen. Da Gefangene keinen Überschuß produzieren können, bedeutet, einen Gefangenen als Sklaven mit nach Hause zu nehmen, einfach nur, daß man ein Maul mehr zu stopfen hat. Daß die Gefangenen schließlich umgebracht und gegessen werden, läßt sich vorhersagen; wenn durch Gefangenenarbeit kein Überschuß zu erzielen ist, dann haben Gefangene größeren Wert als Nahrung denn als Nahrungsproduzenten. Im Gegensatz dazu würde in den meisten staatlichen Gesellschaften die Tötung und der Verzehr von Gefangenen mit dem Interesse der herrschenden Klasse an einer Verbreiterung ihrer Basis für Steuer- und Tributzahlungen kollidieren. Da Gefangene ja imstande sind, einen Überschuß zu erzeugen, ist es weit besser, die Produkte ihrer Arbeit zu verzehren, als das Fleisch ihrer Leiber, zumal dann, wenn zu dem erzeugten Überschuß das Fleisch und die Milch von Haustieren gehört (die den meisten in Horden und Dorfgemeinschaften lebenden Gruppen unbekannt sind).

Der Verzicht auf den Kriegskannibalismus brachte Herrschern, deren Ehrgeiz dahin ging, immer größere Reiche zu gründen, noch zusätzliche Nutzeffekte. Dadurch, daß sie dem Feind die Gewißheit gaben, daß er im Kapitulationsfall nicht umgebracht und gegessen wurde, errangen sie einen großen psychologischen Vorteil. Heere, die unter dem Vorwand marschieren, die »Zivilisation« verbreiten zu wollen, stoßen auf weniger Widerstand als solche, deren Devise lautet »Wir kommen, um euch umzubringen und aufzufressen«. Kurz, die Beseitigung des Kriegskannibalismus war Teil der allgemeinen Entwicklung von Wert- und Verhaltenssystemen, die für Staaten mit Weltreichsambitionen typisch sind, eine Entwicklung, die schließlich zum Entstehen universalistischer Religionen führte, die sich stark machen für die Einheit aller Menschen und für die Verehrung barmherziger Götter, die Wert auf Liebe und Güte legen.

Kommen wir einem skeptischen Einwand zuvor. Nach der Schlacht pflegte das Schlachtfeld mit Leichen übersät zu sein. Warum sollte man den Sieger daran hindern, diese zu essen? Wenn das Kannibalismus-Verbot nur für jene Feinde galt, die am Leben blieben, konnten sich dann die siegreichen Soldaten nicht zusätzliche Verpflegungsrationen beschaffen, ohne daß dies den Wert, den die lebenden Gefangenen als Arbeitskräfte hatten, beeinträchtigte? Ein ähnlicher Einwand ließe sich in bezug auf die Entstehung des Pferdefleischverbots erheben. Wie wir oben gesehen haben, verloren mit der Entwicklung des Pferdefleischverbots sogar die Pferdekadaver, die das Schlachtfeld bedeckten, ihre Eignung zum Verzehr. Beide Fälle scheinen eine vergleichbare Lösung zu erfordern. Am stärksten wirkt ein Verbot, wenn es keine Ausnahmen kennt. Je größer die Versuchung ist, ein Verbot zu durchbrechen, um so strikter muß es gelten. Um die lebenden Kriegsgefangenen bzw. die lebenden Streitrösser davor zu schützen, daß sie getötet und aufgegessen wurden, mußten Menschenfleisch und Pferdefleisch gleichermaßen tabuisiert sein, in toter ebenso wie in lebendiger Form. Es bleibt auch darauf hinzuweisen, daß die Versuchung, verbotenes Fleisch zu verzehren, unter den Offizieren und Adligen weniger groß gewesen sein dürfte als unter den Gemeinen. Wie den Führungsschichten der Verzicht auf Pferdefleisch leichter fiel, so kam es sie auch leichter an, dem Menschenfleisch zu entsagen. Nach der Schlacht wurden die Gefangenen abgeführt, damit sie für das Wohl der Führungsschichten arbeiteten, nicht für das Wohl der Gemeinen. Und wie stets genossen Offiziere und Adlige den Vorzug, daß ihnen andere tierische Nahrung reichlich zur Verfügung stand. Fleischhungrigen Gemeinen boten sich weniger rosige Aussichten; sie durften sich weder eines Überflusses an anderer tierischer Nahrung erfreuen, noch konnten sie aus der Arbeitskraft besiegter Völkerschaften Nutzen ziehen. Da sie keinen Gewinn davon hatten, wenn sie besiegte Feinde am Leben ließen, mußte ihnen eine machtvolle allgemeine Abneigung gegen jede Art von Kannibalismus eingetrichtert werden. Es mußte ihnen ein so starker Abscheu gegen Menschenfleisch eingeflößt werden, daß schon der bloße Gedanke an den Verzehr von Gefallenen (egal ob Mensch oder Roß) ihnen Übelkeit erregte. Es mochte immer noch sein, daß es Gemeine gab, die sich aufs Schlachtfeld schlichen und heimlich das Undenkbare taten; aber die Eigentümer lebender Pferde und lebender Menschen konnten ruhiger schlafen, wenn sie das Bewußtsein hatten, daß »zivilisierte« Menschen kein Fleisch von Pferden oder Menschen, von toten ebensowenig wie von lebenden, aßen.

Angesichts dessen leuchtet übrigens ein, warum auch die Praxis, die Leichen toter Angehöriger zu essen, und sei's nur in symbolischer Form, auf der Ebene staatlich organisierter Gesellschaften nicht vorkommt. Jede Ausnahme vom Verbot, Menschenfleisch zu verzehren, mußte der Entschlossenheit des Staates, den Kriegskannibalismus auszumerzen, Abbruch tun. Die Staaten konnten den Menschen schlecht erlauben, tote Angehörige zu essen, und sie gleichzeitig davon abhalten, tote Feinde zu verzehren. Und so verständigte man sich denn in der Alten Welt im Blick auf die Menschen ganz ebenso wie in Ansehung der Pferde darauf, daß sie, egal ob tot oder lebendig, Freund oder Feind, zum Verzehr ungeeignet seien, auch wenn sie sich noch so sehr dazu eigneten, abgeschlachtet zu werden.

Die Theorie, die ich umrissen habe, erlaubt die Voraussage, daß die Praxis des Kriegskannibalismus im Zuge der Ausbildung von Gesellschaften, deren zentrale politische Einrichtung das Häuptlingsamt ist, nach Grad und Umfang zunimmt, um dann beim Übergang zu staatlich organisierten Gesellschaften rasch zu verschwinden. Ozeanien bietet hier eine besonders interessante Probe aufs Exempel. Als sie erstmals mit Europäern in Kontakt kamen, praktizierten die Eingeborenen Neuguineas, des nördlichen Australien und der meisten Inselgruppen Melanesiens – wie zum Beispiel der Salomoninseln, der Neuen Hebriden und Neukaledoniens – Kriegskannibalismus in größerem oder geringerem Umfang. Die meisten dieser Gruppen waren auf der Basis von Horden oder Dorfgemeinschaften organisiert; keine von ihnen hatte schon das Niveau kleinerer, von einem Häuptling regierter Gemeinwesen überschritten. Die wichtigste Ausnahme bildeten die Fidschiinseln, wo mächtige Oberhäuptlinge ihre Kriegsheere regelrechte Schlachten austragen ließen, um die Herrschaft über das dichtbevölkerte Gebiet zu erringen, ohne daß es bereits zu so etwas wie der Errichtung einer Zentralgewalt gekommen wäre. Und es sind genau die Fidschiinseln, auf denen der Kriegskannibalismus sich zu einer Heftigkeit steigerte, die im übrigen Ozeanien ihresgleichen sucht. Augenzeugenberichten aus dem frühen 19. Jahrhundert läßt sich entnehmen, daß bei wichtigen Anlässen wie der Weihe eines Tempels, dem Bau eines Häuptlingshauses, der Kiellegung von Kanus und dem Besuch verbündeter Häuptlinge Gefangene, die sich aus Kriegsgefangenen oder aus rebellischen Untertanen des jeweiligen fidschianischen Häuptlingstums rekrutierten, unter der rituellen Anleitung von Priestern geopfert und aufgegessen wurden. »Alle in der Schlacht getöteten Feinde werden selbstverständlich vom Sieger gegessen, nachdem die Leichen zuvor dem Geist dargebracht worden sind.« Die Fidschianer glaubten, Menschenfleisch sei die Nahrung der Götter. Sie hielten die Opferung und den Verzehr menschlicher Wesen für eine Form der Kommunion, bei der Götter und Sterbliche sich in eine Mahlzeit teilten (geradeso, wie die Wedas, die Israeliten und die Teutonen Rinder opferten, um dann das Fleisch mit den Göttern zu teilen). Im Zusammenhang mit den Kriegen, die im frühen 19. Jahrhundert auf den Fidschiinseln geführt wurden, »war der Kannibalismus eine häufige Erscheinung und nahm manchmal orgiastische Formen an«. Ein Missionar schätzte, daß »in einem Zeitraum von fünf Jahren in den vierziger Jahren des letzten Jahrhunderts in einem Umkreis von etwas mehr als zwanzig Kilometern um seinen Wohnsitz nicht weniger als 500 Menschen gegessen worden waren«. Die Zahl der Menschen, die unter Umständen nach der Eroberung größerer Siedlungen verzehrt wurden, lag nahe bei dreihundert. Einer der Häuptlinge hielt die Erinnerung an seine kannibalischen Mahlzeiten fest, indem er für jedes Opfer einen Stein aufstellte. Am Ende seines Lebens hatte er 872 Steine aufgestellt.

Obwohl die Gemeinwesen der Häuptlinge auf den Fidschiinseln größer und besser organisiert waren als die meisten politischen Gruppierungen Melanesiens, gab es dort häufig Zeiten der Dürre und der Nahrungsknappheit. Vom November bis in den Februar drohte Hunger, sobald die Vorräte an Jamswurzeln und Taro zu Ende gingen. Die Fidschianer besaßen zwar Schweine als Haustiere, aber sie waren außerstande, sie in größerer Zahl zu halten, und ihr Speiseplan wies einen markanten Mangel an tierischer Nahrung auf. Die Tatsache, daß die Fidschianer ihre Gefangenen erst verzehrten, nachdem sie an ausgeklügelten Ritualen unter Anleitung von Priestern teilgenommen hatten, tut der ernährungspraktischen Bedeutung des verzehrten Fleischs ebensowenig Abbruch, wie die Rituale, die Arier und Israeliten aus Anlaß ihrer Rinderopfer zelebrierten, die ernährungspraktische Bedeutung des Rindfleischs minderte. Daß dem obersten Kriegsgott vom Häuptling oder Priester Gefangene geopfert wurden, »ließ die Körper der übrigen Gefangenen für den allgemeineren Verzehr frei werden«. Und doch wäre es unrichtig zu sagen, die Fidschianer seien in den Krieg gezogen, um Menschenfleisch zu essen; wie in den anderen Fällen von Kriegskannibalismus war es vielmehr auch hier so, daß sie ihren materiellen Gewinn aus dem Krieg vergrößerten, indem sie die Feinde nicht nur töteten, sondern auch aßen.

Im Unterschied zu den Melanesiern praktizierten die meisten Völker in Polynesien, einer anderen großen Inselkultur im pazifischen Raum, keinen Kriegskannibalismus. Das stimmt gut damit zusammen, daß sich in Polynesien einheimische politische Organisationen herausbildeten, die auf rudimentären Formen der Besteuerung und des Frondienstes aufbauten. In Hawaii zum Beispiel waren die Dörfer zu Distrikten zusammengefaßt und die Distrikte zu inselumfassenden Königreichen. Die Distriktshäuptlinge sammelten in den Dörfern »Geschenke«, die aus Tapa-Stoffen, Fischfanggeräten und Nahrungsmitteln bestanden, und schickten diese dem König. Wenn keine angemessene Menge »Geschenke« eintraf, plünderten die Krieger des Königs die Dörfer, die es an Kooperationsbereitschaft fehlen ließen. Der König verwendete die Abgaben für den Unterhalt seines persönlichen Gefolges und seiner Krieger wie auch der Handwerker und Arbeiter, die mithalfen, die Bewässerungsgräben auszubauen und Teiche für die Fischzucht anzulegen. Wenn diese Einrichtungen von Stürmen beschädigt wurden, teilten der König und seine Unterhäuptlinge Nahrungsreserven und Vorräte aus, die sie in ihren Speichern aufbewahrten. Mit ihren höchst ertragreichen Bewässerungskulturen, ihren Fischteichen und ihren für den Tiefsee-Fischfang geeigneten Kanus erfreuten sich die Hawaiianer ebenso wie die Bewohner Tongas und Tahitis einer zuverlässigen und reichlichen Versorgung mit Nahrungsmitteln, die einen verhältnismäßig großen Anteil an tierischer Nahrung umfaßten (wozu natürlich auch die mit *poi* gestopften »Schoßhunde« gehörten).

Wie gesagt, nicht alle Bewohner der polynesischen Inseln verzichteten auf den Kriegskannibalismus. Die wichtigsten Ausnahmen bildeten die Maori, die Bewohner der Marquesasinseln und möglicherweise die Samoaner. Aber auf deren Inseln fehlte die zentralisierte politische Organisation, die sich auf den Tonga-Inseln, Tahiti und den Hawaii-Inseln fand. Die politische Organisation der Maori hatte Ähnlichkeit mit den zersplitterten Häuptlings-Herrschaften Melanesiens, während die politische Organisation auf den Marquesas und auf Samoa nicht zentralisierter war als die auf den Fidschiinseln. Allen drei Gruppen, die in Polynesien Kriegskannibalismus praktizierten, fehlten auch die hochproduktiven Pflanzkulturen und Fischzuchtanlagen, die für die polynesischen Inseln mit politischer Zentralgewalt typisch waren. Zusammenfassend läßt sich sagen, daß mindestens in Ozeanien die vorausgesagte Abhängigkeit zwischen Kriegskannibalismus und politischem Organisationsniveau sich zu bestätigen scheint: Mit dem Entstehen von Zentralgewalten wurden Kriegsgefangene als Steuerzahler und Landarbeiter wichtiger denn als Fleisch für eine Mahlzeit.

Wie bereits erwähnt, stellen die Azteken Mexikos die eine große Ausnahme von der Regel dar, daß staatlich organisierte Gesellschaften überall auf der Welt den Kriegskannibalismus unterdrückten. Vielleicht gibt es noch andere Ausnahmen, aber wenn, so haben die Historiker nie von ihnen berichtet und den Archäologen ist ihre Existenz entgangen. Ich fürchte, meiner Erklärung dafür, daß staatlich organisierte Gesellschaften die Menschen zwar abschlachten, aber nicht essen, wird es so lange an Überzeugungskraft mangeln, wie ich nicht auch erklären kann, warum die Azteken damit fortfuhren, die Menschen nicht nur abzuschlachten, sondern auch zu essen.

Als die Expedition von Hernandez Cortez 1519 mit ihnen in Berührung kam, hatten die Azteken nicht nur den Verzehr toter Feinde weiter gepflegt, sondern sie praktizierten sogar eine staatlich sanktionierte Form des Menschenopfers und des Kannibalismus in einem bis dahin unbekannten und bis zum heutigen Tag beispiellos gebliebenen Ausmaß. Schätzungen der Zahl der Opfer, die alljährlich umgebracht und verzehrt wurden, reichen von einem Minimum von 15000 bis zu einem Maximum von 250000. Die meisten der Opfer waren feindliche Krieger, die entweder kurz vorher auf dem Schlachtfeld gefangen genommen worden waren oder eine Zeitlang als Sklaven im Haus gedient hatten. Die Azteken opferten und verzehrten auch weibliche Gefangene und Sklavinnen. Eine kleine Zahl von Opfern bestand aus Kindern und Kleinkindern, die Familien aus den unteren Schichten geraubt oder von diesen dargebracht worden waren. Wie bei den vorstaatlichen Formen des Kriegskannibalismus folgten die Azteken, wenn sie ihre Opfer töteten und das Fleisch verteilten, einer hochritualisierten, symbolträchtigen Prozedur. Wie die Bewohner der Fidschiinseln hielten sie Menschenfleisch für die Nahrung der Götter. Die Azteken allerdings inszenierten ihre Opferrituale vor einer Kulisse aus monumentalen Plätzen und Tempeln und im Angesicht dichtgedrängter Zuschauermassen, die sich täglich versammelten. Gruppen von priesterlichen Metzgern schlachteten die Opfer auf den obersten Plattformen der Stufenpyramiden ab, die sich im Zentrum der aztekischen Hauptstadt Tenochtitlán erhoben. Vor den steinernen Standbildern der Hauptgötter ergriffen vier Priester das Opfer, packten jeder eines seiner Glieder und legten ihn oder sie mit gespreizten Armen und Beinen über einen flachen, runden Stein. Ein fünfter Priester hackte nun den Brustkorb auf, riß das noch schlagende Herz heraus und preßte es gegen das Standbild, während die Helfer die Leiche sanft die Stufen der Pyramiden hinuntergleiten ließen. Wenn sie unten ankam, trennten andere Helfer den Kopf ab und schickten den Rest zum Anwesen des »Besitzers« – des Hauptmanns oder Adligen, dessen Krieger den Getöteten gefangen hatten. Am nächsten Tag wurde die Leiche aufgeschnitten, gekocht und vom Besitzer und seinen Gästen bei einem Festmahl gegessen, wobei die beliebteste Zubereitungsart ein mit Pfeffer, Tomaten und Kürbisblüten gewürzter Eintopf war. Was mit dem Rumpf und den inneren Organen geschah, ist nicht ganz klar. Einer der Chroniken zufolge warfen die Azteken den Rumpf den Tieren im königlichen Zoo vor. Aber ein anderer Chronist spricht davon, daß die vollständigen Körper, abzüglich Herz und Kopf, an das Anwesen des Besitzers ausgeliefert worden seien. Alle Chronisten erklären übereinstimmend, die Köpfe seien gewöhnlich auf einen hölzernen Stab gespießt und neben den Köpfen früherer Opfer auf einem Gittergestell oder »Schädelgerüst« zur Schau gestellt worden. Das größte dieser Schädelgerüste stand auf dem Hauptplatz von Tenochtitlán. Ein Augenzeuge zählte die Stangen und Stäbe und kam zu dem Ergebnis, das Gerüst habe 136000 Schädel enthalten. Ein Skeptiker unserer Tage hat auf Basis der maximalen Höhe der den Azteken zugänglichen Bäume und des durchschnittlichen Umfangs eines Schädels diese Summe noch einmal durchgerechnet und ist zu dem Schluß gelangt, auf dem betreffenden Schädelgerüst hätten tatsächlich nicht mehr als 60000 Schädel Platz gehabt.

Aber das war nicht das einzige Schädelgerüst in der aztekischen Hauptstadt. Auf demselben Platz gab es noch fünf weitere, wenn auch kleinere Gerüste, und außerdem gab es zwei hohe Türme, die aus unzähligen, mit Kalk zusammengekitteten Schädeln und Kinnladen bestanden. Diese Schädelmassen wuchsen nicht kontinuierlich an. Auch wenn es das ganze Jahr hindurch regelmäßig Festtage gab, an denen bis zu 100 Gefangene gleichzeitig geopfert wurden, töteten die Priester in Abständen noch viel größere Mengen, um wichtige historische Ereignisse wie etwa kriegerische Erfolge, die Krönung eines neuen Herrschers oder den Bau bzw. Ausbau von Pyramiden oder Tempeln zu feiern. Zum Beispiel wurde die Hauptpyramide in Tenochtitlán von den Azteken mindestens sechs Mal erweitert und neu eingeweiht. In einheimischen Berichten wird erklärt, die Priester hätten bei der Neueinweihung, die im Jahr 1487 stattfand und die letzte vor der spanischen Eroberung war, binnen vier Tagen und Nächten 80400 Gefangene geopfert. Indem er pro Schlachtopfer zwei Minuten veranschlagt, kommt der Historiker und Demograph Sherburne Cook zu dem Schluß, in dem genannten Zeitraum könnten nicht mehr als 14000 Gefangene abgeschlachtet worden sein. Francis Robiscek, ein mit der Geschichte des vorkolumbianischen Mexiko vertrauter Herzchirurg, behauptet indes, ein erfahrener Chirurg hätte nur zwanzig Sekunden pro Opfer benötigt. Damit stiege die Schlachtkapazität der hochgeübten Chirurgenteams auf der Spitze der Pyramiden wieder auf 78000. Ein wichtiger Punkt ist die Frage, ob die Gefangenen freiwillig mitmachten oder nicht. Die Mehrzahl der Forscher, die sich mit dem Aztekenreich beschäftigen, folgen dem Vorbild des mexikanischen Touristenbüros und versuchen den monströsen Charakter der aztekischen Religion dadurch zu kaschieren, daß sie behaupten, die Gefangenen hätten sich danach gedrängt, unters Messer zu kommen, weil es ihnen eine Ehre gewesen sei, von den Göttern gegessen zu werden. Dieser Hang, Grausamkeiten unter Berufung auf die Relativität kulturellen Verhaltens zu beschönigen, ist mit den überlieferten Fakten schlechterdings nicht in Einklang zu bringen. Das wichtigste historische Dokument über die Azteken, Bernardino Sahaguns *Florentine Codex*, berichtet, daß die Herren gefangener Sklaven diese »an den Haaren zu dem Opferstein, wo sie sterben sollten, schleppten und zerrten«. Und in der aus dem 16. Jahrhundert stammenden *Historia de los Indios de la Nueva España* von Motolinia finden wir die folgende Warnung:

> Glaube niemand, daß irgendeiner von denen, die geopfert wurden, indem man sie schlachtete und ihnen das Herz herausriß oder sie auf eine andere Weise umbrachte, den Tod freiwillig und nicht gezwungenermaßen erlitt. Sie mußten sich darein fügen, während sie großen Kummer über ihren Tod empfanden und schreckliche Qualen erduldeten.

Gegen alle Versuche, die Zahl der Opfer des Kannibalismus herunterzuspielen, möchte ich darauf hinweisen, daß ganze Gruppen von Priestern die aztekischen Heere in den Kampf begleiteten und unmittelbar im Anschluß an eine siegreiche Schlacht Opferrituale zelebrierten. Einiges deutet auch auf die Möglichkeit hin, daß die Azteken, wenn die Not sie dazu zwang, die Leichen der auf dem Schlachtfeld Gefallenen verzehrten. Auch wenn man in Rechnung stellt, daß Schlachtopfer wie die dem Regengott dargebrachten vielleicht nicht immer gegessen wurden, und in Betracht zieht, daß sowohl die Spanier als auch die Azteken eine Tendenz hatten, die Anzahl der für kannibalische Feste zur Verfügung stehenden Opfer zu übertreiben, bleibt doch die Tatsache bestehen, daß die Azteken Kriegskannibalismus in einem nie gekannten Ausmaß praktizierten. Niemand wird leugnen können, daß der aztekische Staat und die aztekische Religion dieser Praxis Vorschub leisteten, statt sie zu ächten.

Welche Erklärung gibt es für dieses beispiellose Versäumnis des aztekischen Staats, den Kriegskannibalismus zu unterdrücken? Ich meine, daß auf diesen Ausnahmefall dieselben Kosten/Nutzen-Überlegungen anwendbar sind, die auch für den Regelfall gelten. Wie in anderen staatlich organisierten Gesellschaften mußte auch bei den Azteken die Führungsschicht abwägen zwischen dem unmittelbaren Gewinn, den das Fleisch von Menschen bedeutete, und den politischen und wirtschaftlichen Verlusten, die durch die Zerstörung des für die Erzeugung von Reichtum verwendbaren Potentials menschlicher Arbeitskraft entstanden. Die Azteken entschieden sich dafür, das Huhn, das die goldenen Eier legt, zu schlachten. Ihren Grund hatte diese absolut ungewöhnliche Entscheidung darin, daß es dem System der aztekischen Nahrungsmittelproduktion in einzigartiger Weise an ergiebigen Quellen tierischer Nahrung fehlte. Den Azteken war es nicht gelungen, auch nur eine einzige große Pflanzen- oder Allesfresserart zu zähmen. Sie besaßen weder Wiederkäuer noch Schweine. Ihre hauptsächlichen Haustiere waren Truthahn und Hund. Truthähne sind effektive Umwandler von Getreide in Fleisch; aber im großen Maßstab lassen sie sich für die Fleischproduktion nur verwenden, wenn die Menschen sich den neunzigprozentigen Energieverlust leisten können, der entsteht, wenn das Fleisch statt des Getreides genossen wird. Desgleichen ist auch der Hund kaum die Tierart, die man sich wünscht, wenn man massenhaft tierische Nahrung erzeugen möchte. Hunde gedeihen selber am besten auf der Basis von Fleisch. Welchen Sinn hat es, an Hunde Fleisch zu verfüttern, um Fleisch für die Menschen zu bekommen? Die Azteken versuchten zwar, Hunderassen zu züchten, die mit gekochtem Mais und Bohnen gemästet werden konnten, aber sie wären besser beraten gewesen, sich an die Truthähne zu halten, die wenigstens ungekochte pflanzliche Nahrung vertragen. So oder so konnten Hunde wie Truthähne höchstens eine symbolische Fleischmenge pro Kopf liefern, selbst wenn sie nur von der aztekischen Führungsschicht gegessen wurden.

Vielleicht sollte ich hier betonen, daß sich das aztekische Subsistenzsystem nicht etwa durch ein besonders hohes Gesamtniveau an Hunger und Armut von den Subsistenzsystemen jener staatlich organisierten Gesellschaften unterschied, die den Kannibalismus erfolgreich unterdrückten. Die Landbevölkerung Indiens und Chinas lebte wahrscheinlich nicht besser als die aztekischen Bauern. Der Engpaß in der Fleischversorgung wurde nicht den breiten Massen, sondern den kriegerischen und religiösen Oberschichten und ihren Gefolgsleuten zum Problem. Durch die Unterdrückung des Kriegskannibalismus gewannen die Führungsschichten der Alten Welt einen markanten Zuwachs an Reichtum und Macht. Indem sie ihre Gefangenen am Leben ließen, konnten sie die Produktion von Luxusgütern und von tierischer Nahrung für den Eigenbedarf und für die Verteilung an ihre Gefolgsleute verstärken. (Vielleicht hatten auch die Gemeinen selbst einen gewissen Nutzen davon, aber das war nicht entscheidend.) Bei den Azteken trug die Beibehaltung des Kriegskannibalismus zur Verbesserung der Lage der Landbevölkerung vermutlich kaum etwas bei; man fuhr mit dem Kannibalismus fort, weil er der Führungsschicht auch weiterhin Vorteile brachte; seine Unterdrückung hätte Reichtum und Macht der letzteren eher vermindert als vergrößert.

Die These, derzufolge zwischen dem beispiellosen Versäumnis der Azteken, den Kannibalismus zu unterdrücken, und der Tatsache, daß sie über keine domestizierten Pflanzenfresserarten verfügten, ein Zusammenhang besteht, wurde 1977 von dem Ethnologen Michael Harner formuliert. Der Sturm der Entrüstung, der Harners bescheidener Anregung entgegenschlug, ist in meinen Augen weit bemerkenswerter als die aztekische Vorliebe für Menschenfleisch. Niemand hat bis jetzt zu bestreiten gewagt, daß die Azteken in ganz Zentralmexiko unablässig Kriege führten; und es hat auch niemand versucht, die Azteken vor dem Ruf zu bewahren, den weltweit größten Menschenopferkult betrieben zu haben. Die meisten Forscher haben sogar die Tatsache akzeptiert, daß die Azteken große Kannibalen vor dem Herrn waren. Aber was die Gelehrten bei all der Sanftmut, die sie gewöhnlich an den Tag legen, auf die Palme getrieben hat, ist das Ansinnen, die Azteken seien in den Krieg gezogen, hätten Pyramiden gebaut und hätten Tausende von Kriegsgefangenen geopfert, um, wie einer der Kritiker es formuliert, »Fleischbeschaffung auf aztekische Weise zu betreiben«. Diese haltlose These ist voll und ganz das Ergebnis von Vorurteilen und Fehlinformationen und hat auch nicht das Geringste mit der ernährungspraktischen Erklärung des aztekischen Kriegskannibalismus zu tun, die ich gerade vorgelegt habe. Jene These formuliert eine Ansicht, die das genaue Gegenteil zu dem Kosten/Nutzen-Ansatz darstellt, dem ich gefolgt bin – da sie ja die Kosten der Kriegführung, des Pyramidenbaus und des Opfers der Gefangenen im vollen Umfang auf das Konto der Fleischbeschaffung gehen läßt, wohingegen alles, was ich über die Möglichkeit des Vorkommens von Kriegskannibalismus ausgeführt habe, von der Annahme ausgeht, daß der Kriegskannibalismus ein Abfallprodukt des Krieges ist und daß seine Kosten fast zur Gänze als Kriegskosten veranschlagt werden können, die unabhängig davon entstehen, ob die Gegner sich aufessen oder nicht.

Ausgehend von ihren völlig anderen und ganz irrigen Annahmen, haben die Kritiker des Versuchs, im aztekischen Kannibalismus den Ausdruck einer eigentümlichen ernährungspraktischen Situation zu sehen, sich um den Nachweis bemüht, daß die Azteken keinen Mangel an guter, gesunder und protein- bzw. kalorienreicher Nahrung gelitten hätten. Der Ethnologe Ortiz de Montellano zum Beispiel hat eifrig Informationen über die Vielfalt der von den Azteken verzehrten Nahrungsmittel zusammengetragen, um zu beweisen, daß ihrem Kannibalismus kein Fleischhunger zugrunde gelegen haben könne. Es ist in der Tat richtig, daß die Azteken neben ihren Grundnahrungsmitteln – Mais, Bohnen, Samen der Chiapflanze, einer Salbeiart, und Amarantsamen – eine Vielzahl von tropischen Früchten und Gemüsen aßen. Und wenn schon Truthähne und Hunde ihre einzigen tierischen Nahrungsquellen im Haustierbereich waren, so stimmt es aber auch, daß sie ein breites Spektrum von Wildtierarten jagten und aßen. Nach Montellanos Aufzählung gehören dazu Rotwild, Gürteltiere, dreißig Arten Wasservögel, Taschenratten, Wiesel, Klapperschlangen, Mäuse, Fische, Frösche, Salamander, Fischlaich, Steinfliegen, Wasserzikaden, Käfereier, Libellenlarven, Grashüpfer, Ameisen und Würmer. Ein anderer Fachmann für die Ernährungsgewohnheiten der Azteken nennt außerdem Wachteln, Rebhühner, Fasanen, Kaulquappen, Weichtiere, Kaninchen, Hasen, Opossums, Eber, Tapire, Schalentiere und *tecuitutl*, einen »grünen Wasserschleim« aus Eiern der Steinfliege, der »zu einem Brot mit käseartigem Geschmack verarbeitet wurde«. Die Palette dieses Speiseplans ist fürwahr eindrucksvoll, aber der Schluß, der sich daraus ziehen läßt, ist das genaue Gegenteil dessen, was Montellano beweisen möchte. Montellano hat recht: »Die Azteken aßen eine größere Vielfalt von Nahrungsmitteln als wir.« Aber das taten auch die fleischhungrigen Kriegskannibalen des Amazonasgebiets. Wenn die Azteken alles mögliche, angefangen vom Rotwild bis hin zu Wasserkäfereiern und grünem Wasserschleim, aßen, was Wunder, daß sie dann auch Menschen aßen? Rufen wir uns noch einmal die Grundprinzipien der Theorie von der optimalen Futtersuche ins Gedächtnis: »Kleinigkeiten« – Insekten, Würmer und Fliegenlarven – sind höchst unergiebige Nahrungsquellen. Daß sie auf dem Speiseplan der Azteken eine solch große Rolle spielten, läßt sich nicht als Beweis dafür verwenden, daß die Azteken über einen

Überfluß an tierischer Nahrung verfügten. Der Umfang ihres Speiseplans beweist im Gegenteil, daß höherrangige Arten wie Rotwild und Tapire außerordentlich knapp waren. Wegen der immensen Zeit, die es brauchte, um die unten auf der aztekischen Nahrungsmittelliste rangierenden Arten zu sammeln und zuzubereiten, und weil die Haustiere der Azteken unter Energiegesichtspunkten so unergiebig waren, kann nur ein kleiner Bruchteil der aztekischen Lebensmittel aus tierischer Nahrung bestanden haben. Entgegen dem Eindruck reichlich vorhandener tierischer Nahrung dürfte die täglich verzehrte Fleisch-, Fisch- und Geflügelmenge, wenn man sie sich in einer Rechnung pro Kopf und pro Jahr auf die etwa eine Million umfassende Bevölkerung verteilt denkt, die um die aztekische Hauptstadt herum in einem Umkreis von knapp vierzig Kilometern lebte, mit an Sicherheit grenzender Wahrscheinlichkeit ein paar Gramm nicht überstiegen haben. Angesichts des Fehlens von tierischen Nahrungsquellen, die als effektive Alternativen in Betracht kamen, wäre bei den Azteken jeder Versuch, Befehlshaber im Krieg daran zu hindern, ihre Gefolgschaft mit Hilfe von Menschenfleisch zu belohnen, auf einen weit entschiedeneren Widerstand gestoßen, als normalerweise in den Staaten und Reichen der Alten Welt zu erwarten war, die sämtlich über mehrere domestizierte Wiederkäuerarten verfügten.

Während der Mangel an tierischen Nahrungsquellen, die als effektive Alternativen in Frage kamen, den Wert des Feinds als »wandelndes Vieh« erhöhte, verringerte er gleichzeitig seinen Wert als Leibeigener, Sklave und Steuerzahler. Das geschah auf doppelte Weise. Erstens bedeutete das Fehlen von domestizierten Wiederkäuerarten und Schweinen, daß, wenn man die unterworfenen Gruppen leben ließ, statt sie aufzuessen, es keine Möglichkeit gab, ihre Arbeitskraft in den Dienst einer Verbesserung der Versorgung mit tierischer Nahrung zu stellen. Wo der Bestand an Wildtierarten bereits durch übermäßiges Jagen und Sammeln erschöpft war, hätte der Einsatz zusätzlicher Arbeitskräfte bei der Futtersuche nur magere Resultate bringen können. Zweitens minderte das Fehlen großer domestizierter Pflanzenfresserarten, die als Lasttiere brauchbar waren, den Wert der Unterworfenen als Beschaffer pflanzlicher Nahrung. Da sie keine Rinder oder Pferde hatten, waren die Azteken auf menschliche Träger angewiesen, um die Ernte tributpflichtiger Provinzen zur Hauptstadt schaffen zu lassen. Menschliche Träger haben den eindeutigen Nachteil, daß sie einen großen Teil der Feldfrüchte, die sie transportieren, essen müssen, um die Kraft zum Tragen ihrer Lasten aufzubringen. Verglichen mit Rindern oder Pferdearten stellen menschliche Lasttiere eine teure Methode dar, um eine Getreideernte von einer Region in eine andere zu schaffen. Es läßt sich also erkennen, warum den Azteken ihre Gefangenen tot und in Form von Fleisch mehr wert waren als lebendig und in Gestalt von Leibeigenen und Sklaven. Die Azteken waren außergewöhnlich schlecht versehen mit Fleisch und anderen tierischen Produkten, und die tributpflichtigen Völkerschaften versprachen als Fronarbeitsquelle außergewöhnlich wenig Nutzen: Dem Fleischhunger der Azteken konnten sie nicht abhelfen, und während sie ihren Herren Getreideüberschüsse brachten, aßen sie selbst einen großen Teil davon auf. Die Lösung der Azteken für das Problem war gräßlich, aber kostengünstig: Sie behandelten ihre Gefangenen auf dieselbe Art wie die Farmer des Getreidegürtels im Mittelwesten ihre Mastschweine. Sie transportierten die Getreideernte in der Form wandelnden Viehs nach Tenochtitlán.

Weil sie einen beträchtlichen Teil ihrer körperlich gesunden Bevölkerung zugleich aßen und besteuerten, gelang es den Azteken nie, ein stabiles Herrschaftssystem zu errichten. Sobald sich in einer Provinz die männliche Bevölkerung regeneriert hatte, kam es zu einem Aufstand gegen die Unterdrücker. Die Azteken kehrten dann zurück und legten den Keim für die nächste Rebellion, indem sie eine neue Gefangenenernte nach Tenochtitlán abgehen ließen.

Ich hoffe, es ist deutlich geworden, daß ich nicht meine, der Kannibalismus bei den Azteken sei durch eine »Proteinknappheit« erzwungen worden oder der aztekische Kannibalismus sei »aus der Not geboren« oder er sei »eine Antwort auf eine unzureichende Ernährung« oder die »Protein-Hungersnot« bei den Azteken sei »die zum Kannibalismus treibende Kraft« gewesen (all diese verkehrten Vorstellungen finden sich in einem einzigen Artikel von Ortiz de Montellano). Mein Argument ist vielmehr, daß die Praxis des Kriegskannibalismus ein normales Abfallprodukt der Kriegführung in vorstaatlichen Zeiten war und daß es nicht darum geht, sich zu fragen, was staatlich organisierte Gesellschaften dazu veranlaßt, Kannibalismus zu praktizieren, sondern was sie dazu bringt, ihn nicht zu praktizieren. Die Knappheit an tierischer Nahrung bei den Azteken zwang diese nicht notwendig zum Verzehr von Menschenfleisch; sie machte einfach nur dadurch, daß sie den Restnutzen von Kriegsgefangenen im großen und ganzen auf dem Niveau beließ, auf dem er sich bei Gesellschaften wie den Tupinamba und den Irokesen befunden hatte, die politischen Vorteile einer Unterdrükkung des Kannibalismus weniger zwingend.

Ich habe den Verdacht, daß der Grund, warum so viele Forscher dieses Verhältnis auf den Kopf stellen, darin besteht, daß sie selber Angehörige staatlich organisierter Gesellschaften sind, die den Kriegskannibalismus seit Tausenden von Jahren unterdrückt haben. Und deshalb finden sie die Vorstellung der Menschenfresserei abstoßend. Das wiederum bringt sie zu der ethnozentrisch bornierten Annahme, es müsse eine große Nötigung geben, kraft deren Menschen so etwas Schreckliches tun, wie Menschenfleisch zu essen. Sie sind nicht imstande zu sehen, daß das eigentlich Rätselhafte in der Frage besteht, warum bei uns, die wir in einer Gesellschaft leben, die fortlaufend mit der Perfektionierung der Massenproduktion von Kriegstoten befaßt ist, Menschen zwar als geeignet zur Vernichtung, aber ungeeignet zum Verzehr gelten.

Da er es für seine Aufgabe hielt nachzuweisen, daß die Azteken nicht in den Krieg zogen, »um ein bißchen Fleisch zu machen«, untersuchte Ortiz de Montellano auch, inwieweit die Monate, in denen die zahlenmäßig größten Menschenopfer gebracht wurden, mit dem jährlichen Auftreten von Engpässen in der Nahrungsmittelversorgung zeitlich zusammenfielen. Er machte die Entdeckung, daß die größten Hungerzeiten im Jahr zugleich diejenigen waren, in denen die wenigsten Gefangenen gegessen wurden. Da »der größte Verzehr von Menschenfleisch ... mitten in der Getreideernte stattfand«, kam er zu dem Schluß, der ganze Opferkomplex habe nichts mit Fleischhunger zu tun, sondern sei ausschließlich »Ausdruck der Dankbarkeit und religiösen Gemeinschaft«, eine »Bezeugung des Danks an die Götter und der wechselseitigen Verbundenheit mit ihnen«. Aber daß Opfersaison und Erntezeit zusammenfielen, ist genau das, was sich erwarten läßt, wenn die Azteken nicht in den Krieg zogen, um Gefangene zu essen, sondern vielmehr das Essen der Gefangenen Abfallprodukt ihrer kriegerischen Aktivitäten war. Die Hungerzeit ist im mexikanischen Becken die Zeit der Winterregen; die Erntezeit ist die Trockenperiode. Kriegsheere, sogar die modernen Armeen, vermeiden Feldzüge in der Regenzeit; nicht nur kann man auf trockenem Boden leichter vorankommen, die reifende Ernte auf den Feldern des Feinds macht es außerdem möglich, sich unterwegs zu verköstigen. Außerdem stellt die Ernte eine verlockende Kriegsbeute dar, die sich auf den Köpfen und Rücken der Gefangenen heimschaffen läßt. Mit Montellanos »Bezeugung des Danks an die Götter und der wechselseitigen Verbundenheit mit ihnen« hat es schon seine Richtigkeit, ohne daß dies aber im Widerspruch zur ernährungspraktischen Bedeutung der religiösen Rituale stünde. Wer würde nicht den Göttern für die Mais- und Fleischgabe danken? Alle Religionen auf der Ebene staatlich organisierter Gesellschaften statten zur Erntezeit solchen Dank ab. Der einzige Unterschied bei den Azteken bestand darin, daß das Fleisch Menschenfleisch war. Zu sagen, daß es zu ihrer Religion gehörte, Menschenfleisch zu essen, bringt uns nicht weiter. Genausogut kann man auch sagen, die Hindus verabscheuten Rindfleisch, weil ihre Religion ihnen das Schlachten von Kühen verbiete, oder die Amerikaner äßen keine Ziegen, weil Ziegenfleisch nicht schmecke. Mit dieser Art von Erklärungen werde ich mich nie zufriedengeben können.

11. Mangel und Überfluß

Optimierungstheorien treffen auf ein häufiges Mißverständnis, das ich jetzt diskutieren muß. Wenn von einer Ernährungsweise gesagt wird, daß sie Resultat einer Kosten/Nutzen-Optimierung ist, so bedeutet das nicht, daß sie eine optimale Ernährungsweise ist. Optimiert ist nicht dasselbe wie optimal (von einer Theorie der optimalen Futtersuche zu reden, ist, wenn man es genau nimmt, irreführend – es müßte Theorie der optimierten Futtersuche heißen).

Vor einer Reihe von Jahren hat mich im Verlauf der Debatte über die nützlichen Funktionen des hinduistischen Rinderschlachtverbots John Bennet von der Washington University in St. Louis einmal beschuldigt, ich malte »ein so überzeugendes Bild von der Effektivität des bestehenden Systems, daß man versucht ist, es als das Beste zu akzeptieren, was Indien zu bieten vermag«. Meine Antwort, die im Rückblick ein bißchen überspannt anmutet, bestand in der Erklärung, mir liege »diese barbarische Absicht fern«. Ich erfand dann die Bezeichnung (oder mindestens meine ich, daß ich es war, der sie erfand) »Panglossischer Funktionalismus«, um mich von jenen Leuten abzusetzen, die wie Dr. Pangloss in Voltaires *Candide* der Meinung seien, daß selbst Katastrophen wie Erdbeben oder Überschwemmungen »in der besten aller möglichen Welten noch zum Guten dienten«. Ich bin kein Dr. Pangloss. Nicht nur lehne ich die Vorstellung ab, wir lebten in der besten aller möglichen Welten, ich meine auch, daß wir alle die Verpflichtung haben, uns um eine Verbesserung dieser Welt zu bemühen. Aber wenn wir kein Verständnis von den Grundlagen der bestehenden Systeme haben, dürften wir kaum imstande sein, an ihrer Stelle bessere zu entwerfen. Oder, um das aufzugreifen, was ich Bennet gesagt habe: Es wäre einfach, wenn der indische Rinderkomplex sich als das durch und durch schädliche Ergebnis albernen Aberglaubens und ahnungsloser Mißwirtschaft betrachten ließe. Dann wäre alles, was nur irgend funktioniert, besser als das bestehende System. Aber wenn tatsächlich der heiligen Kuh eine Form von praktischer Kostenkalkulation zugrunde liegt, dann tragen Neuerer die Verantwortung dafür, daß nicht nur ein überhaupt funktionierendes, sondern vor allem auch ein besser funktionierendes System eingeführt wird.

Viele Fachleute mit den besten Absichten machen sich nicht klar, daß die Verbesserungsstrategien anders ausfallen, wenn man von der Annahme ausgeht, daß Ernährungsweisen von irrationalen Überlegungen beherrscht werden, als wenn man annimmt, daß sie durch praktische Kosten/Nutzen-Rechnungen bestimmt sind. Wenn Ernährungsweisen weitgehend die Schöpfungen eines durch Unwissenheit, religiöse Überzeugungen und symbolische Vorstellungen beherrschten Denkens sind, dann ist das, was man verändern muß, eben das Denken der Menschen. Wenn hingegen das, was wie schädliche religiöse oder symbolische Voreingenommenheit aussieht, tatsächlich seinerseits wiederum durch praktische Umstände bedingt oder bestimmt ist, denen die Erzeugung und Verteilung der Nahrungsmittel unterliegt, dann sind es diese praktischen Umstände, die verändert werden müssen. Das Versäumnis, die praktische Grundlage wahrzunehmen, die Vorlieben für bzw. Abneigungen gegen bestimmte Nahrungsmittel haben, kann deshalb zu einem ernsthaften Hindernis für den Versuch werden, Ernährungsweisen zu verbessern. Es kann dazu führen, daß Heilmittel angewandt werden, die nicht nur nutzlos, sondern mehr noch gefährlich sind. Ich habe dieses Thema bei der Diskussion über den Einsatz von Milch im Rahmen internationaler Hilfsprogramme berührt, und es lauert im Hintergrund der Kapitel über den Fleischhunger und über die heilige Kuh. Aber es explizit zu behandeln, diese Aufgabe bleibt mir noch und ich möchte das tun, indem ich abschließend kurz zwei rätselhafte Fragen aufgreife, die direkt mit Problemen der Unterernährung in den Ländern der Dritten Welt zu tun haben. Die erste Frage betrifft eine merkwürdige Reihe von Einschränkungen, denen die Ernährung schwangerer und stillender Frauen unterworfen ist; bei der zweiten Frage geht es um eine gefürchtete ernährungsbedingte Krankheit, die zur Erblindung führt. Beginnen wir mit der ersten.

Da Schwangerschaft und Stillperiode für die Frauen ja in ernährungspraktischer Hinsicht eine besondere Belastung darstellen, würde man erwarten, daß die Familien in der Dritten Welt bemüht wären, ihren werdenden und stillenden Müttern zusätzliche Mengen qualitativ hochwertiger Nahrung zukommen zu lassen. Aber schon seit langem habe ich verblüfft feststellen müssen, daß es überall in der Dritten Welt Bräuche und Glaubensvorstellungen gibt, die eher darauf abzielen, schwangere und stillende Frauen bei der Versorgung mit Nahrungsmitteln zu benachteiligen, als ihnen eine Vorzugsstellung einzuräumen. Um aus einem bekannten Lehrbuch zu zitieren: »Während der Schwangerschaft wächst der Proteinbedarf, und doch sind wir wiederholt auf Tabus, abergläubische Hemmungen und Verbote gestoßen, die dazu führen, daß mögliche Proteinquellen auf dem Speiseplan menstruierender, schwangerer oder stillender Frauen überhaupt nicht oder nur beschränkt auftauchen.«

Indien ist berüchtigt für solche dem Anschein nach bizarren Ernährungsvorschriften. Eine im Bundesstaat Tamil Nadu durchgeführte Untersuchung ergab über hundert Nahrungsmittel, von denen die Frauen behaupteten, sie seien während der Schwangerschaft und während der Stillzeit nicht zum Verzehr geeignet. Zu den verbotenen Dingen gehörten Fleisch und Eier, viele Arten von Obst und mehrere Sorten nahrhafter Samen, Hülsenfrüchte (Leguminosen) und Getreidekörner. Und ungeachtet ihrer generell armseligen Position bei der Versorgung mit Nahrungsmitteln, enthielten sich die Mütter in Tamil Nadu während der ersten Tage nach der Niederkunft auch noch jeglicher festen Nahrung und verzichteten mindestens eine Woche lang vollständig auf Fleisch und Fisch. Der Autor der Untersuchung vertritt die Ansicht, diese Tabus seien Ausdruck rein willkürlicher kultureller Wertvorstellungen und religiöser Überzeugungen und führten zu gefährlichen ernährungsbedingten Mangelerscheinungen. Ich aber bin der Ansicht, daß es unverantwortlich ist, es damit sein Bewenden haben zu lassen.

Wie schon zuvor in anderen Fällen, braucht es auch hier weitere Informationen. Die Untersuchung sagt nichts darüber, was für Nahrungsmittel die Frauen vor, während und nach ihrer Schwangerschaft und Niederkunft essen. Um das aufzunehmen, was wir in früheren Kapiteln gelernt haben: Niemand ißt alles und jedes. Eine bestimmte Ernährung läßt sich nicht von den Dingen her beurteilen, die sie ausschließt; was sie an Nahrungsmitteln einschließt, darauf kommt es an. Was wir also wissen müssen, ist, wie im einzelnen die normale Ernährung der Frau sich von ihrer Ernährung vor und nach der Niederkunft unterscheidet. Selbst wenn wir davon ausgehen, daß die schwangeren und stillenden Frauen tatsächlich nur jene Arten von Nahrungsmitteln essen, von denen sie es behaupten, bedeutet das nicht unbedingt, daß sie sich dadurch zu einer Ernährung verurteilen, die schlechter ist als die normale. Schließlich hängt doch wohl viel von der *Menge* ab, die sie essen! Wie in anderen Teilen Indiens stellen in Tamil Nadu Milch und Molkereiprodukte normalerweise die wichtigsten Quellen für tierisches Protein dar. Über 57% der Frauen in Tamil Nadu befürworteten den Verzehr von Milch während der Schwangerschaft. Und von den Frauen in Tamil Nadu, die normalerweise Fleisch, Fisch und Eier aßen, fanden es 87% richtig, Fisch auch weiterhin zu essen. Konsumierten sie nun während der Schwangerschaft mehr, weniger oder die gleiche Menge Milch und Fisch? Wenn sie darauf verzichteten, gelegentlich ein Bröckchen Fleisch zu essen, dafür aber mehr Fisch aßen und mehr Milch tranken, so standen sie sich ernährungsmäßig besser, nicht schlechter. Dieselben Überlegungen gelten auch für die anderen Eßverbote in Tamil Nadu.

Obst spielt unter den abgelehnten Nahrungsmitteln eine wichtige Rolle. Aber die einzigen Früchte, von denen es durchgängig hieß, sie seien zu meiden, waren Ananas und Papaya. Aßen diejenigen, die Ananas und Papaya verschmähten, die beiden Früchte zu Zeiten, wenn sie nicht schwanger waren? Und wie war es mit ihrem sonstigen Obstverzehr? Stieg er, oder sank er? Große Übereinstimmung herrschte darin, daß Sesamsamen zu meiden seien. Aber viele andere Samen waren nicht verboten. Das am durchgängigsten abgelehnte Getreide ist *Setari italica*. Aber der Bevölkerung von Tamil Nadu gilt letzteres als die »Hirse des armen Mannes«, und die meisten Leute verzichten ohnehin lieber darauf. Desgleichen ist die am meisten abgelehnte Hülsenfrucht (Leguminose) Pferdekorn *(Dolichos biflorus)*, eine weitere unbedeutende »Arme-Leute-Nahrung«. Schließlich schreibt der Autor der Untersuchung: »Beschränkungen im Verzehr anderer Getreidearten und Hülsenfrüchte waren außerordentlich selten.« Zumindest der Tendenz nach scheint das die ganze Liste verbotener Dinge zur Lappalie werden zu lassen, da es ja eben »die anderen Getreidearten und Hülsenfrüchte« sind, die von den Frauen normalerweise gegessen werden.

In bezug auf die Zeit unmittelbar nach der Niederkunft erklären die Frauen in Tamil Nadu, sie unterwürfen sich einem noch umfassenderen System von Verboten als schon während der Schwangerschaft. Und doch würde, selbst wenn sie sich gewissenhaft an die

Liste der zu meidenden Dinge hielten, dies für die Frauen nicht unbedingt eine Senkung ihres Ernährungsstandards bedeuten. Während der ersten »paar Tage« darf nur flüssige Nahrung verzehrt werden, aber diese Flüssigkeiten sind möglicherweise ganz nahrhaft, da sie Milch, Reiswasser, Suppen und gezuckerten Kaffee umfassen. Während die Mehrzahl der Frauen behauptete, sie mieden wenigstens eine Woche lang nichtvegetarische Nahrung, waren es von den Nichtvegetariern nur 6%, die behaupteten, einen Monat oder länger rein vegetarisch zu leben. So oder so können jedenfalls innerhalb von »ein paar Tagen« Brot, Gemüse, Hülsenfrüchte und Reis zu der flüssigen Nahrung hinzutreten. Trotz der beschränkten Liste eßbarer Dinge brauchen folglich stillende Frauen ihre normale Ernährung, die aus Reis und Hülsenfrüchten, ergänzt durch Milch, Molkereiprodukte, Fleisch und Fisch, besteht, nicht zu unterbrechen. Und auch hier wissen wir wieder nicht, ob in bezug auf die Menge der erlaubten und tatsächlich genossenen Nahrungsmittel Veränderungen eintreten. Am beunruhigendsten aber ist, daß man nicht weiß, ob man durch einfaches Befragen der Leute überhaupt eine zuverlässige Vorstellung davon gewinnen kann, was sie essen. Vielleicht essen die indischen Frauen in Wirklichkeit das, wovon sie behaupten, sie äßen es nicht; oder sie essen vielleicht etwas anderes, das genauso gut ist wie das Verbotene oder sogar noch besser.

Ich kann eine andere Untersuchung über Tabus während der Schwangerschaft und der Stillperiode anführen, die eindeutige Diskrepanzen der einen wie der anderen Art ans Licht bringt. In einem malaiischen Fischerdorf namens Ru Mada bat die Ethnologin Christine Wilson fünfzig Frauen um Auskunft darüber, welche Nahrungsmittel sie nach der Geburt eines Kinds äßen und welche nicht. Die Frauen behaupteten, sie müßten auf alles Obst mit Ausnahme von Bananen und Durionen, auf alles Gebratene, auf mehrere Arten von Fisch und auf alle Curry-, Fleisch- und Gemüsesoßen verzichten. Von diesen Einschränkungen hieß es, sie seien vierzig Tage lang in Kraft. Was die Dinge betraf, die sie in dieser Zeit essen *sollten*, nannten die Frauen Reis, kleine magere Fische, europäische Brötchen, Eier, Bananen, gezuckerten Kaffee, einfache Kekse, Hefe sowie Kurkuma und schwarzen Pfeffer als Gewürze. Die Ethnologin hatte dann Gelegenheit aufzuzeichnen, was zwei Mütter in Ru Mada während eines Tages ihrer vierzigtägigen Tabuzeit nach der Niederkunft tatsächlich zu sich nahmen. An diesem einen Tag Beobachtungszeit pro Mutter konnte sie feststellen, daß die Frauen drei Dinge aßen – gebratenen Fisch, Sojasoße und Curry –, die sie erklärtermaßen nicht essen durften. Sie verzehrten auch sechs weitere Nahrungsmittel – Tee, Kokosnüsse, Peperoni, Margarine, mit Milo angereicherten Schokoladentrank und Kondensmilch –, die nicht auf der Liste der idealen Wochenbettnahrung zu finden waren. Besonders aufschlußreich finde ich es, daß drei dieser zusätzlichen Nahrungsmittel – Margarine, Milo und Kondensmilch – teuer und mit sozialem Prestige behaftet sind und normalerweise nicht von den Bauern Südostasiens gegessen werden. Sie sind ein unverkennbarer Versuch, die Ernährung der stillenden Mutter aufzubessern, und nicht, sie zu verschlechtern.

Nach Meinung von Christine Wilson war die Ernährung der beiden stillenden Mütter nichtsdestoweniger unzulänglich, wenn man sie vom Standpunkt einer vernünftigen medizinischen Vorsorge aus betrachtete. Bei diesem Schluß, zu dem die Ethnologin kommt, ist mir allerdings höchst unbehaglich zumute. Die Frauen in Ru Mada schränkten während des Wochenbetts ihre Tätigkeiten drastisch ein. Während der vierzigtägigen Zeit restringierter Ernährung ließen sie alle anstrengenden Verrichtungen wie das Tragen schwerer Körbe oder das Holzhacken sein. Stattdessen verbrachten sie zwei bis fünf Stunden täglich in ihrem Bett über einem wärmenden Feuer. In einem gewissen Umfang mag dieser verminderte Grad körperlicher Betätigung den Kalorienverlust wettmachen, den die Produktion der Muttermilch mit sich bringt. Ich will die Ernährung der Wöchnerinnen nicht für zureichend erklären, sondern finde nur Grund für den Verdacht, daß sie gegenüber der normalen Kost dieser Frauen eine Verbesserung darstellt. Für ihren Schluß, daß »die massiven Einschränkungen, denen die Ernährung anschließend an die Niederkunft unterworfen ist, der Gesundheit der Frauen abträglich sind«, bleibt Wilson die Belege schuldig. Ganz gewiß liefert sie keinen Beweis dafür, daß eine etwaige ernährungsmäßige Benachteiligung der Wöchnerinnen gegenüber den nichtschwangeren und nichtstillenden Frauen die *Folge* jener Einschränkungen in der Nahrungsaufnahme während des Wochenbetts ist.

Eine weit wahrscheinlichere Erklärung für die unzureichende Ernährung, die vor allem in armen, unterentwickelten und übervölkerten Gegenden wie Tamil Nadu und Ru Mada den Schwangeren und Stillenden zuteil wird, dürfte darin zu sehen sein, daß die betreffenden Familien sich die empfohlenen Tagesmengen nicht leisten können. Schwangerschaft und Stillzeit haben oft eine merkliche Verringerung des Beitrags zur Folge, den die Frau zu den Einkünften der Familie leistet, und dadurch wird es für ihren Mann, ihre älteren Kinder und andere Angehörige schwerer, den eigenen Ernährungsstand zu halten. Solche Familien, und vor allem die Frauen in ihnen, sehen sich vor etlichen schmerzlichen Entscheidungen. Sie müssen den Bedarf an zusätzlicher Nahrung, der durch die Schwangerschaft, die Stillzeit und das Neugeborene entsteht, gegen die normalen fortdauernden Bedürfnisse des Ehemanns, der älteren Kinder und sonstiger arbeitender Erwachsener abwägen. Wo mithin chronischer Nahrungsmangel herrscht, da stellen Sonderzuwendungen an Schwangere und Wöchnerinnen bzw. an Ungeborene und Neugeborene unter Umständen einen »Luxus« dar, den man sich nicht leisten kann, ohne nachteilige Folgen für jemand anderen in Kauf nehmen zu müssen.

Einer der Gründe, warum wir im Westen so schnell damit bei der Hand sind, den Ernährungsweisen in der Dritten Welt zu unterstellen, sie seien beherrscht von Unwissenheit und von irrationalen religiösen Glaubensvorstellungen, liegt darin, daß uns die schwierigen Entscheidungen unbekannt sind, zu denen andere durch ihre extreme Armut gezwungen werden. Für uns im Westen, die wir an Überfluß gewöhnt sind, ist es schwer, uns vorzustellen, wie wenig Wahlmöglichkeiten Familien mit niedrigem Einkommen in der Dritten Welt bei der Umsetzung der Einkünfte der Familie in Nahrungsmittel haben. Je ausschließlicher diese Einkünfte schwerer körperlicher Arbeit entspringen, um so wichtiger wird es, dafür zu sorgen, daß der Hauptverdiener in der Familie genug zu essen bekommt, um arbeitsfähig zu bleiben, auch wenn das bedeutet, daß andere Familienmitglieder dafür praktisch hungern müssen. Ein anderer Ethnologe, Daniel Gross, der die Ernährungssituation verarmter Landbevölkerungsfamilien in Nordostbrasilien untersucht hat, hat zur Charakterisierung dieses Sachverhalts den Ausdruck »Geldverdiener-Effekt« geprägt. Ich hatte in Indien Gelegenheit, eine interessante Äußerung dieses »Geldverdiener-Effekts« zu beobachten. Die Straßen von Trivandrum, der Hauptstadt des Staats Kerala, werden von einer beachtlichen Anzahl kleiner Restaurants oder »Teehäuser« gesäumt, die hauptsächlich von Leuten besucht werden, die körperliche Schwerarbeit verrichten. Unter den Gästen, die regelmäßig in diesen Lokalen essen, findet man Mütter aus einigen der ärmsten und notleidendsten Familien in der Nachbarschaft. Warum essen diese Mütter so häufig außerhalb, für sich und getrennt von ihren Kindern? Nun ist es so, daß sich in Kerala Frauen aus den unteren Kasten Arbeit in extrem anstrengenden Berufssparten suchen müssen. Sie brechen Steine für den Straßenbau, stehen stundenlang hintereinander gebückt und pflanzen Reissetzlinge oder tragen auf ihren Köpfen 40 Kilo schwere Steinlasten bzw. 20 Backsteine auf einmal schmale Gräben entlang und schwankende Leitern hoch. Leela Gulati, die das Leben von einigen dieser Mütter untersucht hat, berichtet, daß sie von einem Lohn, der nur 7 Rupien beträgt, bis zu 2 Rupien täglich für Essen im Lokal ausgeben, obwohl sie zugeben, daß dasselbe Essen viel weniger kosten würde, wenn es zu Hause zubereitet würde. Ich erkläre mir diese scheinbare Extravaganz damit, daß es für diese Frauen als hauptsächliche und manchmal alleinige Geldverdiener in der Familie ein absolutes Erfordernis ist, daß sie gut genug essen, um den schweren körperlichen Anforderungen, die ihre Tätigkeit an sie stellt, gewachsen zu sein. Zu Hause zu essen wäre billiger, würde aber bedeuten, daß sie mengenmäßig größere Portionen und qualitativ bessere Nahrung direkt vor den Augen der übrigen Familienmitglieder essen müßten, ohne ihnen etwas abzugeben – eine undenkbare Vorstellung. Für diese Frauen ist es einfach nicht möglich, in ihrem Beruf zu bleiben, wenn sie zu Hause essen.

Das alles führt mich zu der Vermutung, daß ernährungspraktisch nachteilige Eßtabus während der Schwangerschaft und der Stillzeit kein Ausfluß launenhafter Überzeugungen und abergläubischer Vorstellungen sind. Sie stellen vielmehr den Versuch zur rationalisierenden Bewältigung einer Situation dar, in der die unmenschlichen Verhältnisse eine Frau häufig dazu zwingen, ihr Kind vor und nach der Geburt im Wortsinne mit ihrem eigenen Fleisch und Blut zu füttern. Diese Tabus können auch als Beispiel dafür dienen, wie sich bei der Ernährung die Männer auf Kosten der Frauen Vorteile verschaffen, wovon bereits die Rede war, als es um die Verteilung tierischer Nahrung ging. Vielleicht ist es korrekter zu sagen, daß sich in diesen Tabus die Selbstausbeutung der Frauen mit ihrer Ausbeutung durch die Männer vermengt. Das wird durch eine andere, in Tamil Nadu durchgeführte Untersuchung gestützt, derzufolge 74% der befragten Frauen äußerten, es sei gut für eine Schwangere, wenn sie nicht mehr oder sogar weniger esse als zu normalen Zeiten. Glauben die Frauen das wirklich, oder haben sie einfach die Erfahrung gemacht, daß aus Gründen des »Geldverdiener-Effekts« die Männer von schwangeren Frauen erwarten, daß diese nicht Forderungen nach zusätzlicher Nahrung stellen, die unmöglich befriedigt werden können?

Ein noch heikleres Problem, das in der gleichen Fragerichtung liegt, ist, warum so viele Frauen in Südostasien erklären, es sei besser, einen kleinen als einen großen Säugling zur Welt zu bringen, obwohl doch die modernen medizinischen Statistiken zeigen, daß ein Neugeborenes um so geringere Überlebenschancen hat, je weniger es bei der Geburt wiegt. Eine Möglichkeit wäre, daß in unterernährten Bevölkerungen kleine Neugeborene, kleine Kinder und kleine Erwachsene vielleicht tatsächlich bessere Überlebenschancen haben, da sie der Tendenz nach eine unverhältnismäßig geringere Menge an Nahrung brauchen als großgeratene Neugeborene, Kinder und Erwachsene. Oder spiegelt jene Überzeugung einfach die Tatsache wider, daß bei kleinwüchsigen unterernährten Müttern die Entbindungen weniger schmerzhaft und gefährlich sind, wenn die Säuglinge klein statt groß sind? Oder ist sie wiederum einfach Ausdruck dessen, daß die Mütter sich in das Unausweichliche fügen und anerkennen, daß sie und ihre ungeborenen Kinder denselben Fährnissen der Armut unterworfen sind? Ich kann diese Fragen nicht beantworten, aber sie sich zu stellen, ist weit fesselnder, als sich mit der Ansicht zufriedenzugeben, Eßverbote während der Schwangerschaft und der Stillzeit gebe es, weil Frauen zu irrationalen Vorstellungen neigten. Außerdem führen, um auf meine Hauptthese zurückzukommen, die beiden Betrachtungsweisen zu einem völlig verschiedenen Ausblick darauf, was getan werden müßte, um die Ernährungssituation von Frauen und Kindern in Tamil Nadu und Ru Mada und in anderen Kulturen der Dritten Welt zu verbessern. Wenn das Haupthindernis für eine richtige Ernährung irrationale Vorstellungen sind, dann besteht das primäre Heilmittel darin, die Denkweise der Leute zu verändern. Das legt den Gedanken nahe, daß die Frauen in der Dritten Welt vor allem Aufklärung über die wissenschaftlichen Grundlagen der Ernährung brauchen. Aber wenn das, was sie tun, schon von praktischen Überlegungen bestimmt ist, dann ist das Vordringlichste eine Anhebung des Nettoeinkommens ihrer Familien.

In ihrer Untersuchung über ein bäuerliches mexikanisches Dorf kommen die Ethnologen Kathleen Dewalt und Gretl Pelto zu genau diesem Schluß. Sie erklären, der rascheste Weg zu einer durchgreifenden Verbesserung der Ernährungssituation bestehe in einer Anhebung der Mittel, mit denen arme Familien auskommen müssen. Ich würde nur hinzufügen, daß der langsamste Weg zu dem Ziel, die Menschen sich besser ernähren zu lassen, darin besteht, ihnen Dinge zu empfehlen, die sie essen sollten, wenn sie sich das Empfohlene gar nicht leisten können.

Jetzt zum zweiten Beispiel dafür, wie gefährlich es ist, Erklärungen den Vorzug zu geben, durch die offenkundig schädliche Ernährungsweisen auf willkürliche kulturelle Wertvorstellungen und Überzeugungen zurückgeführt werden. Bei diesem Beispiel geht es um den Zusammenhang zwischen einer weitverbreiteten Abneigung gegen bestimmte Nahrungsmittel und einer Augenkrankheit, die zur Erblindung führt und von der in den weniger entwickelten Ländern Millionen von Kindern, vor allem Kleinkinder im Alter zwischen zwei und drei Jahren, betroffen sind. Diese Krankheit heißt Xerophtalmie, wörtlich übersetzt, »Austrocknung des Auges«. In Indonesien, Indien, Bangladesch und auf den Philippinen entwickelt sich Jahr für Jahr bei vierhundert- bis fünfhunderttausend Kindern im Vorschulalter eine aktive Form dieser Krankheit. Auch wenn wir über keine genauen Zahlen verfügen, können wir sagen, daß pro Jahr, weltweit gesehen, annähernd eine Million Kinder im Vorschulalter Symptome ausbilden, die mit Xerophtalmie im Zusammenhang stehen, und von diesen erblinden zwischen 30% und 50% auf beiden Augen. Die unmittelbare Ursache für Xerophtalmie ist seit vielen Jahren bekannt. Die Krankheit resultiert aus einem Mangel an Vitamin A. Wenn dieses Vitamin fehlt, hören die Schleim absondernden Zellen in der Hornhaut des Auges auf, ihr feuchtes Gleitmittel zu produzieren und lagern stattdessen ein hartes, trockenes Protein namens Keratin ab. Seiner für Schmierung sorgenden und schützenden Feuchtigkeit beraubt, bedeckt sich das Auge mit Keratin, und das führt zur Vereiterung und schließlichen Erblindung des Augapfels. Wenn es noch vor der starken Vereiterung zu einer Behandlung kommt, kann eine Rückbildung der Krankheit bewirkt und die Sehfähigkeit teilweise oder ganz wiederhergestellt werden. In schweren Fällen sind massive Injektionen von Vitamin A nötig, aber um die Erkrankung als solche zu verhindern und um sie im Frühstadium zu heilen, genügt ein vermehrter Verzehr von Nahrungsmitteln, die Vitamin A enthalten.

Vitamin A ist ein leicht erhältlicher Nährstoff. Fast jede Ernährung, zu der Leber, tierisches Fett oder Vollmilch gehören, dürfte hinreichend Vitamin A liefern, um den Ausbruch von Xerophtalmie zu verhindern. Aber selbst wenn die Leute zu arm sind, um sich tierische Nahrung leisten zu können, gibt es genug billige Pflanzennahrung, die reich an Vitamin A ist und denselben Dienst erfüllen kann. Gelbes, orangefarbenes und dunkelgrünes Obst ebenso wie Gemüse, das Karotinfarbstoffe enthält, sind eine gute Quelle für Provitamine von Vitamin A. Es wirkt deshalb paradox, daß Xerophtalmie so weitverbreitet in tropischen Ländern auftritt, wo Früchte und Gemüse dieser Art leicht anzubauen sind. Alles, was ein normales indonesisches oder indisches Kind brauchte, um die empfohlenen Mengen von Vitamin A aufzunehmen, wäre der tägliche Verzehr von 30 Gramm Blattgemüse wie Amarant, Spinat oder Grünkohl. Leider scheint die Abneigung gegen den Verzehr von dunkelgrünem Blattgemüse – eine Abneigung, deren allseits bekannte Erscheinung in unseren Ländern die Heftigkeit ist, mit der sich Kinder gegen Spinat sträuben – auch in den Tropen vorhanden zu sein. Das hat viele Ernährungswissenschaftler dazu gebracht, die Xerophtalmie als ein Paradebeispiel für die schädlichen Folgen irrationaler Abneigungen gegen bestimmte Nahrungsmittel anzusehen. Um es mit den oft zitierten Worten des Ernährungswissenschaftlers Donald McLaren zu sagen: »Die Xerophtalmie ist eine Krankheit, die die gängige Überzeugung Lügen straft, daß Mängel in der Ernährung die Folge eines Mangels an Nahrung seien. Die Karotinoide als Vorformen des Vitamin A sind im Überfluß in den grünen Blattpflanzen vorhanden, die den Besucher eines typischen Dorfes in den tropischen Monsungegenden von allen Seiten begrüßen. Das Unglück ist, daß Reis, das Hauptnahrungsmittel der Gegend, kein Karotin enthält und daß die Leute nicht begreifen, wie wichtig die grünen Blätter sind.«

Daß Xerophtalmie sich bei normalen Kindern dadurch verhüten und heilen läßt, daß die Kinder dunkelgrünes Blattgemüse essen, steht außer Frage. Aber zweifelhaft ist, ob die hauptsächliche Schuld an der Xerophtalmie tatsächlich willkürliche Ernährungsgewohnheiten tragen und nicht doch der Mangel an Nahrung. Kinder, die klinische Symptome von Xerophtalmie aufweisen, verzehren weniger karotinreiches Gemüse als normale Kinder mit gesunden Augen, aber sie verzehren auch praktisch alles andere in geringerem Maß. In Indonesien waren 92 % der Kinder, bei denen die Xerophtalmie zur Erblindung auf einem oder auf beiden Augen geführt hatte, massiv unterernährt und hatten weniger als 70 % des nach der Körpergröße zu erwartenden Körpergewichts. In der Klinik für Xerophtalmie im indischen Madurai wiesen alle Kinder Symptome einer Unterversorgung mit Proteinen und Kalorien auf und hatten weniger als 60 % des nach der Körpergröße zu erwartenden Körpergewichts. Das »Unglück« besteht deshalb nicht darin, daß Reis das Hauptnahrungsmittel ist, sondern daß die an Xerophtalmie leidenden Kinder praktisch nichts als Reis essen, unter Ausschluß von teureren, aber nahrhafteren Lebensmitteln wie Fleisch, Fisch und Molkereiprodukten. Entgegen McLarens Versicherung ist es also doch Nahrungsmangel, der für das häufige Auftreten von Xerophtalmie die Verantwortung trägt, weil ein Verzehr tierischer Nahrung beides, die Unterernährung und auch die Xerophtalmie, verhindern würde. Wenn man diesen Zusammenhang verkehrt und behauptet, schuld an der Erblindung sei das Versäumnis, genug grünes Blattgemüse zu essen, kommt das einem makabren Scherz gleich. Die Xerophtalmie geht mit einer extrem hohen Sterblichkeitsrate zusammen. Die an Xerophtalmie erkrankten Kinder sterben aber nicht an dieser Krankheit; sie sterben an ihrer Unterversorgung mit Proteinen und Kalorien (bzw. an Infektionen der Atemwege oder des Verdauungsapparats, gegen die sie die Unterversorgung mit Proteinen und Kalorien anfällig macht). Auch wenn einiges dagegen spricht, ist es vorstellbar, daß man unterernährten Kindern dadurch, daß man ihnen Vitamin A verabreichte oder sie massenweise grünes Blattgemüse essen ließe, die Sehfähigkeit bis zum Augenblick ihres Todes erhalten könnte, ohne daß sich dadurch an ihrer Sterblichkeitsrate etwas ändern würde. Was dagegen spricht, ist der Befund, daß Kinder mit leichten Symptomen von Xerophtalmie eine höhere

Sterblichkeitsrate aufweisen als Kinder mit gesunden Augen, unabhängig von ihrem Gesamternährungszustand, gemessen am Verhältnis von Körpergröße zu Körpergewicht. Das könnte bedeuten, daß schon ein leichter Mangel an Vitamin A ein Kind anfälliger werden läßt gegen tödlich verlaufende Infektionen der Atemwege und des Verdauungstrakts. Es könnte aber auch einfach heißen, daß Kinder, bei denen rascher als bei anderen die mit Vitamin A-Mangel zusammenhängenden Augensymptome auftreten, auch anfälliger als andere gegen Infektionen des Verdauungstrakts und der Atemwege sind. Aber selbst jene Fachleute, die der Meinung sind, Vitamin A-Mangel erhöhe die Sterblichkeitsrate unabhängig vom allgemeinen Ernährungszustand, räumen ein, daß »es auch möglich ist, daß Durchfall und Lungenentzündung das Risiko einer Erkrankung an Xerophtalmie erhöhen, womit sich ein Teufelskreis herstellt«.

Je gravierender die Unterversorung mit Proteinen und Kalorien ist, um so schwieriger wird es tatsächlich, die Xerophtalmie einfach durch eine Erhöhung der Aufnahme von Karotinen oder von Vitamin A zu verhüten oder zu heilen. Die klinischen Befunde deuten darauf hin, daß bei Kindern, die mit Vitamin A behandelt werden, die Schädigungen durch die Xerophtalmie sich nur zögernd oder nur vorübergehend bessern, wenn nicht gleichzeitig eine Behandlung der Unterversorgung mit Proteinen und Kalorien erfolgt. A. Pirie, ein britischer Fachmann für Xerophtalmie, stellt in den *Proceedings of the Nutrition Society* fest: »Eine Beseitigung der Unterversorgung mit Proteinen und Energie ist entscheidend, um einen dauerhaften Erfolg der chemischen Behandlung sicherzustellen, und bis für ersteres gesorgt ist, empfiehlt sich die wiederholte massive Behandlung mit Vitamin A.«

Mit diesen bitteren Details vor Augen, fängt man an, die Ablehnung grünen Blattgemüses durch die Kinder der Dritten Welt in einem ganz anderen Licht zu sehen. Ich will nicht behaupten, daß diese Ablehnung einer optimierten praktischen Kosten/Nutzen-Rechnung entspringt, da ich nicht beabsichtige, die Kosten eines vorzeitigen Todes mit Xerophtalmie gegen die Kosten eines vorzeitigen Todes ohne Xerophtalmie aufzurechnen. Es ist aber wahrscheinlich so, daß sich in der Ablehnung dunkelgrünen Blattgemüses das Bemühen der unterernährten Kinder niederschlägt, zuerst ihren dringendsten Bedarf an Proteinen und an Kalorien zu decken. Wenn auf Grund ihrer Armut den Kindern nur die Wahl zwischen Reis und grünem Blattgemüse bleibt, dann stellt Reis die mit Abstand bessere Option dar. Das Leben überhaupt läßt sich nur durch Reis erhalten. Für das benachteiligte Kind ist es oberstes ernährungspraktisches Gebot, große Mengen davon zu essen – soviel, wie sich nur irgend in einen kleinen Bauch hineinstopfen läßt. Und das ist unter Umständen mehr, als die finanzielle Lage der Familie erlaubt. Unter der Voraussetzung fehlender anderer Nahrungsmittel kann man deshalb in gewisser Hinsicht sagen, das Kind bekomme nicht zuviel, sondern zuwenig Reis zu essen. Aber wäre es nicht auf jedem Niveau des Reiskonsums besser, das Kind äße auch grünes Blattgemüse? Nicht unbedingt. Die klinischen Befunde über die Zusammenhänge zwischen der Unterversorgung mit Proteinen und Kalorien und der Behandlung von Xerophtalmie deuten darauf hin, daß bei stark unterernährten Kindern möglicherweise ziemlich gewaltige Mengen grünen Blattgemüses nötig sind – viel mehr als die täglichen dreißig Gramm, die für das normal ernährte und gesunde Kind empfohlen werden. Wenn große Mengen an grünem Blattgemüse gebraucht werden, um überhaupt eine Wirkung zu erzielen, dann erhebt sich die Frage nach den Produktionskosten und dem verfügbaren Ackerland. Gibt es tatsächlich genug überschüssige Landflächen und Arbeitskräfte für die Bereitstellung großer Mengen dieser Nahrungsmittel?

Schließlich muß ich mich auch fragen, was passieren würde, wenn unter dem Druck ihrer Eltern die zwei- oder dreijährigen Kleinkinder ihre Abneigung gegen dunkelgrünes Blattgemüse aufgäben. Wenn man an die schmerzlichen Entscheidungen denkt, zu denen bäuerliche Familien bei der Nahrungszuteilung gezwungen sind, wäre dann nicht in den Familien eine Tendenz zu erwarten, den wirtschaftlich weniger leistungsstarken Familienmitgliedern mehr grünes Blattgemüse und weniger Reis zuzuteilen? Falls das so ist, wäre die Ablehnung grünen Blattgemüses durchaus nicht irrational. Wer kann hungrigen, gerade erst von der Brust entwöhnten Kindern verargen, daß sie sich nicht von Blättern ernähren wollen – einer Kost, die nach Wasser und Gras die am wenigsten effektive Quelle für Proteine und Kalorien darstellt, über die wir Menschen verfügen. Wer die Ablehnung grünen Blattgemüses durch die Kleinkinder einer törichten allgemeinen Abneigung gegen Grünzeug zur Last legt, muß sich über die Tatsache hinwegsetzen, daß zum Speiseplan der Völker Asiens und Südostasiens beträchtliche Mengen grünen Blattgemüses gehören (worauf ich bereits im Kapitel über Milchverächter und Milchliebhaber hingewiesen habe). Untersuchungen, die in Indonesien durchgeführt wurden, zeigen in der Tat, daß »blattreiche Gemüse mit einem hohen Anteil an Beta-Karotinen von Familien, in denen Xerophtalmie auftrat, ebenso wie von solchen, in denen die Krankheit nicht auftrat, bereits regelmäßig verzehrt wurden«. Im Zweifelsfall wird in den Familien um so mehr Grünzeug und um so weniger Reis gegessen, je ärmer sie sind. Es ist also keineswegs sicher, daß, wenn man den ärmsten Familien nur riete, ihren Kleinkindern mehr Grünzeug zu essen zu geben, und nichts weiter unternähme, sich, aufs Ganze gesehen, eine Verbesserung in der Krankheits- und Sterblichkeitsrate der Kinder erreichen ließe.

Wie gesagt, wenn man die rationalen Gründe scheinbar irrationaler Ernährungsweisen ausfindig zu machen versäumt, kann das dazu führen, daß man unwirksame bzw. gefährliche Heilmittel in Anwendung bringt. Überzeugt davon, daß es sich bei der Xerophtalmie im großen und ganzen um eine Folge falschen Denkens handele, verstieg sich die Weltgesundheitsbehörde 1976 zu der Behauptung: »Es besteht guter Grund anzunehmen, daß das Problem sich lösen läßt, falls es uns gelingt, bei den Kleinkindern den Verzehr von grünem Blattgemüse und geeignetem Obst nachdrücklich zu erhöhen.« Gott sei Dank sind sich die meisten Ernährungswissenschaftler im klaren darüber, daß die Verhütung und Behandlung von Xerophtalmie Teil eines breiter angelegten Programms sein muß, dessen Ziel es ist, nicht nur die Aufnahme von Vitamin A, sondern auch den Verzehr von Proteinen und Kalorien zu erhöhen.

*

Während der herrschende Überfluß in den meisten entwickelten Ländern eine Kosten/Nutzen-Rechnung, die zwischen den Bedürfnissen verhungernder Erwachsener und denen verhungernder Kinder abwägen muß, erübrigt, hat er die Bedeutung von Kosten/Nutzen-Überlegungen bei der Entscheidung darüber, was wir essen, ganz gewiß nicht vermindert. In dem Maße, wie auf dem Weltmarkt multinationale Konzerne in Erscheinung treten, die Nahrungsmittel produzieren und verkaufen, werden unsere Ernährungsweisen im Gegenteil durch immer schärfer kalkulierte, aber auch immer einseitigere Kosten/Nutzen-Überlegungen bestimmt. »Eßbarkeit« wird zunehmend gleichbedeutend mit »Verkäuflichkeit«. Außerdem hat sich gezeigt, daß der Überfluß unverhofft an seine eigenen Grenzen stößt, indem er zu Ernährungsweisen führt, die gefährlich sind, nicht weil es zuwenig, sondern weil es zuviel zu essen gibt. Wir wissen inzwischen, daß die Mechanismen, durch die der Appetit »eingeschaltet« wird, viel sensibler reagieren als jene, durch die er »abgeschaltet« wird. Dieses genetische Erbe ist eine ständige Einladung an die Nahrungsmittelindustrie, ihre Kunden zu überfüttern. Aber die Kosten, die in Form von Fettleibigkeit und Herz- und Gefäßerkrankungen dadurch entstehen, haben bereits zu einer um sich greifenden Abneigung gegen stark fett- und cholesterinhaltige tierische Nahrung geführt. Weder die Überernährung noch die Reaktion, die sie hervorgerufen hat, lassen sich verstehen, wenn man nicht das komplexe Zusammenspiel praktischer Notwendigkeiten und Chancen berücksichtigt und die unterschiedlichen und häufig einander umgekehrt proportionalen Ausgangspositionen, die sich durch sie für Konsumenten, Bauern, Politiker und Konzerne ergeben. Wie ich zu Beginn dieses Buchs schon sagte: Optimierung ist nicht Optimierung für alle. Und deshalb ist jetzt nicht der rechte historische Augenblick, der Idee Vorschub zu leisten, Ernährungsgewohnheiten seien eine Sache willkürlicher Symbolisierungen. Um uns besser ernähren zu können, müssen wir mehr über die praktischen Ursachen und Folgen unserer wechselnden Ernährungsgewohnheiten wissen. Wir müssen mehr über die Nahrung als Mittel zur Ernährung und mehr über sie als Mittel zum Profit in Erfahrung bringen. Erst dann werden wir wirklich imstande sein, uns von der Nahrung als einem Gegenstand des Denkens einen Begriff zu machen.

Quellenverweise*

1. Gut für den Kopf oder gut für den Bauch?

Seite 8, Zeile 15:
Abrams 1983
Seite 9, Zeile 6:
Fischler 1981, S. 60
Seite 9, Zeile 11:
Soler 1979, S. 129
Seite 9, Zeile 15:
Welsch 1981, S. 369

2. Hunger nach Fleisch

Seite 13, Zeile 10:
Kifner 1985
Seite 13, Zeile 25:
Economist 1981
Seite 14, Zeile 15:
Kozlowski 1981
Seite 14, Zeile 36:
Economist 1980, S. 43
Seite 14, Zeile 38:
Rudbeck und Meyers 1982
Seite 15, Zeile 10:
Crittenden 1981
Seite 15, Zeile 25:
Pimentel und Pimentel 1979, S. 52; Pimentel u.a. 1975
Seite 17, Zeile 13:
Chase 1982
Seite 17, Zeile 37:
Nair 1983
Seite 18, Zeile 36:
Whyte 1974, S. 62
Seite 19, Zeile 15:
Crittenden 1981
Seite 19, Zeile 25:
Perissé u.a. 1969
Seite 19, Zeile 30:
Barr 1981
Seite 19, Zeile 33:
Omwale 1979, S. 7f.
Seite 19, Zeile 36:
Nair 1983; Schofield 1979, S. 90f.
Seite 20, Zeile 25:
Siskind 1973, S. 84
Seite 20, Zeile 34:
Gross 1975, S. 532
Seite 20, Zeile 34:
Lee 1979, S. 451
Seite 21, Zeile 22:
Gross 1975, S. 532
Seite 21, Zeile 27:
Dentan 1968, S. 34
Seite 21, Zeile 32:
Good 1982
Seite 22, Zeile 25:
Marshall 1976, S. 57
Seite 23, Zeile 25:
Harris 1984
Seite 25, Zeile 7:
Redford, da Fonseca, Lacher o.J.
Seite 25, Zeile 19:
Harding 1975
Seite 25, Zeile 31:
William Hamilton 1983
Seite 26, Zeile 3:
Teleki 1981
Seite 26, Zeile 8:
Wrangham 1977

* Die vollständigen Quellenangaben sind in der Bibliographie (S. 284–296) unter dem jeweiligen Autorennamen zu finden.

Seite 30, Zeile 5:
McLaren 1974
Seite 30, Zeile 33:
Scrimshaw 1977
Seite 31, Zeile 34:
Dolphin 1982
Seite 34, Zeile 5:
McNeil 1984
Seite 34, Zeile 12:
Milton 1983
Seite 34, Zeile 32:
Maga 1982; Cheryan 1980; Harland und Prosky 1979; Reinhold u.a. 1976
Seite 35, Zeile 30:
»Lipid Research Clinics Coronary Primary Prevention Trial Results« 1984
Seite 36, Zeile 10:
Abrams 1980, S. 64
Seite 36, Zeile 29:
McCarron u.a. 1984; Kolata 1984
Seite 36, Zeile 38:
Kolata 1985
Seite 37, Zeile 4:
National Research Council 1982, S. 5–18
Seite 37, Zeile 17:
Ebenda S. 11ff.
Seite 37, Zeile 32:
Kolata 1985a
Seite 38, Zeile 5:
Reed 1980, S. 294
Seite 38, Zeile 19:
Speth 1983, S. 155
Seite 38, Zeile 32:
Eaton und Konner 1985, S. 285
Seite 39, Zeile 7:
Speth 1983, S. 144ff.
Seite 39, Zeile 34:
Stefansson 1944, S. 234
Seite 41, Zeile 4:
Bunch 1985, S. 1
Seite 41, Zeile 26:
Eaton und Konner 1985, S. 283
Seite 42, Zeile 25:
National Research Council 1982

3. Heilige Kühe

Seite 45, Zeile 10:
Lewis 1955, S. 105
Seite 45, Zeile 26:
Gandhi 1954, S. 3f.
Seite 46, Zeile 33:
Batra 1981, S. 8f.
Seite 47, Zeile 13:
Malik 1979, S. 484
Seite 47, Zeile 27:
Yang 1980
Seite 49, Zeile 34:
Mitra 1881, S. 34f.
Seite 49, Zeile 38:
Bose 1961, S. 109
Seite 50, Zeile 20:
Bondi 1982, S. 203
Seite 52, Zeile 25:
Lodrick 1981
Seite 53, Zeile 5:
Kosambi 1975, S. 136
Seite 55, Zeile 29:
Subrahmanyam und Ryan 1975; Binswanger 1977
Seite 56, Zeile 7:
Chakravarti 1985, S. 36
Seite 58, Zeile 8:
Vaidyanathan, Nair und Harris 1982
Seite 59, Zeile 30:
Heston 1971
Seite 61, Zeile 37:
Lodrick 1981, S. 199
Seite 62, Zeile 25:
Dolberg 1982
Seite 63, Zeile 11:
Chakravarti 1985, S. 34
Seite 64, Zeile 1:
DeWalt 1985

Seite 65, Zeile 1:
Gauthier-Pilters und Dagg 1981, S. 110

4. Das abscheuliche Schwein

Seite 66, Zeile 4:
Bondi 1982, S. 209
Seite 66, Zeile 15:
Towne und Wentworth 1950, S. 7
Seite 67, Zeile 3:
Cohn 1936, S. 19
Seite 67, Zeile 16:
Maimonides 1876, S. 370f.
Seite 68, Zeile 26:
Ebenda S. 370
Seite 69, Zeile 12:
Cohn 1936, S. 17f.
Seite 69, Zeile 16:
Block 1980; Klein o.J.
Seite 70, Zeile 11:
Benenson 1980, S. 12–15
Seite 71, Zeile 15:
Douglas 1966
Seite 72, Zeile 4:
Grzimek 1972
Seite 72, Zeile 34:
Pond und Haupt 1978, S. 276
Seite 73, Zeile 25:
Mount 1968, S. 140
Seite 73, Zeile 32:
Ebenda S. 220
Seite 73, Zeile 34:
Pond und Maner 1984
Seite 75, Zeile 7:
Clutton-Brock 1981, S. 72
Seite 75, Zeile 21:
Epstein 1971, Bd. 2, S. 349f.; Ducos 1968; Friedman 1985
Seite 75, Zeile 38:
Coon 1951
Seite 76, Zeile 18:
Whyte 1961
Seite 78, Zeile 35:
West 1971
Seite 79, Zeile 33:
Kenneth Russell 1985
Seite 79, Zeile 38:
Bulliet 1975
Seite 80, Zeile 21:
Glubb 1964
Seite 83, Zeile 33:
Herodot 1963, II, S. 47
Seite 84, Zeile 5:
Darby u.a. 1977
Seite 84, Zeile 19:
Ebenda S. 185
Seite 84, Zeile 27:
Ebenda S. 185
Seite 84, Zeile 26:
Simoons 1961, S. 18; Epstein 1971, S. 354; Hawkes 1973, S. 101
Seite 85, Zeile 37:
Coon 1951
Seite 87, Zeile 20:
Simoons 1961, S. 40

5. Das Pferdefleischrätsel

Seite 89, Zeile 21:
Rossier 1982
Seite 89, Zeile 31:
Root 1974
Seite 91, Zeile 26:
Zarins 1976; Sherratt 1981; Olsen 1984
Seite 93, Zeile 11:
Hintz 1977
Seite 94, Zeile 3:
Kust 1983
Seite 94, Zeile 13:
Brereton 1976; White 1964; Simpson 1951; Law 1980
Seite 95, Zeile 34:
Hehn 1963

Seite 96, Zeile 34:
Brereton 1976, S. 29
Seite 97, Zeile 6:
Creasy 1969, S. 85–89
Seite 97, Zeile 11:
Bachrach 1970
Seite 97, Zeile 19:
Markov 1979, S. 136
Seite 98, Zeile 7:
Migne 1850, S. 578
Seite 98, Zeile 38:
Van Bath 1963, S. 68
Seite 99, Zeile 13:
Brereton 1976, S. 71;
Duby 1974, S. 167
Seite 99, Zeile 25:
Braudel 1973, S. 252–255
Seite 100, Zeile 4:
Gade 1976
Seite 100, Zeile 11:
Simoons 1961
Seite 100, Zeile 13:
Gade 1976
Seite 100, Zeile 25:
Braudel 1973, S. 133;
Goody 1982, S. 134f.
Seite 101, Zeile 11:
Van Bath 1963, S. 289ff.
Seite 101, Zeile 20:
Ebenda S. 22, 64
Seite 102, Zeile 6:
Braudel 1973, S. 257
Seite 102, Zeile 9:
Gade 1976, S. 2
Seite 102, Zeile 23:
Bernheim und Rousseau 1908
Seite 102, Zeile 37:
Larrey 1812–1817
Seite 103, Zeile 24:
Root 1974, S. 84
Seite 105, Zeile 27:
Ross 1983, S. 102
Seite 105, Zeile 35:
O'Donovan 1940, S. 183
Seite 106, Zeile 1:
Ross 1980, S. 189
Seite 107, Zeile 6:
Breeders Gazette 1919
Seite 107, Zeile 21:
Wentworth 1917
Seite 107, Zeile 36:
Hooker 1981, S. 300
Seite 108, Zeile 9:
Ensminger 1977, S. VII
Seite 108, Zeile 13:
Corn o.J., S. 3
Seite 109, Zeile 24:
Persönliche Mitteilung von Ron Corn und Stanley M. Teeter
Seite 109, Zeile 29:
Buck 1981
Seite 111, Zeile 18:
Military Market 1982

6. Heilige Kühe à la USA

Seite 112, Zeile 8:
Gallo 1983, S. 5
Seite 112, Zeile 10:
Gallo und Blalock 1981, S. 23
Seite 112, Zeile 32:
Sahlins 1976, S. 171
Seite 113, Zeile 19:
Thompson 1942, S. 20
Seite 113, Zeile 21:
Hooker 1981, S. 18ff.
Seite 114, Zeile 30:
Wilson 1973
Seite 115, Zeile 23:
Ross 1983
Seite 117, Zeile 8:
Bondi 1982
Seite 118, Zeile 20:
Towne und Wentworth 1950, S. 181
Seite 118, Zeile 25:
Henlen 1959

Seite 119, Zeile 7:
Cole 1938
Seite 119, Zeile 12:
Root und Rochemont 1976, S. 122
Seite 119, Zeile 21:
Ebenda S. 125
Seite 120, Zeile 6:
Hooker 1981, S. 57
Seite 120, Zeile 10:
Ebenda S. 112f.
Seite 120, Zeile 14:
Gates 1960, S. 216
Seite 120, Zeile 21:
Ebenda S. 216f.
Seite 120, Zeile 31:
Root und Rochmont 1976, S. 112
Seite 121, Zeile 2:
Gates 1960, S. 231
Seite 122, Zeile 10:
Root und Rochemont 1976, S. 204
Seite 122, Zeile 23:
Towne und Wentworth 1955
Seite 123, Zeile 17:
Armour 1906; Russel 1905
Seite 123, Zeile 28:
Ross 1980, S. 191
Seite 124, Zeile 13:
US Landwirtschaftsministerium 1983, S. 12
Seite 125, Zeile 38:
Kolata 1985b
Seite 127, Zeile 3:
Hooker 1981, S. 329
Seite 127, Zeile 28:
Luxemberg 1985, S. 216; Shipp 1985
Seite 128, Zeile 15:
Pabst 1979; Blyskal 1982; Williams 1984
Seite 130, Zeile 15:
Bundesanzeiger 1984
Seite 134, Zeile 33:
Kleinfield 1984

7. Milch: Lust und Ekel

Seite 137, Zeile 8:
Lowie 1966, S. 57
Seite 138, Zeile 32:
New York Times 1962
Seite 139, Zeile 38:
Bayless und Rosensweig 1966; Quatrecases u.a. 1965
Seite 143, Zeile 3:
Ahmed 1975
Seite 143, Zeile 2:
Federal Trade Commission 1979, S. 488
Seite 143, Zeile 18:
Ebenda S. 511
Seite 143, Zeile 33:
Ebenda S. 558
Seite 144, Zeile 15:
Phillips 1981
Seite 144, Zeile 23:
Lisker u.a. 1980
Seite 144, Zeile 25:
Johnson u.a. 1977
Seite 144, Zeile 38:
Simoons 1981
Seite 146, Zeile 16:
Wen u.a. 1973
Seite 148, Zeile 31:
Molnar 1983; Malkenson und Keane 1983
Seite 149, Zeile 1:
Newcomer u.a. 1978, S. 219
Seite 149, Zeile 5:
Flatz und Rotthauwe 1977, S. 236
Seite 149, Zeile 19:
Debongnie u.a. 1979
Seite 149, Zeile 36:
Cochet u.a. 1983
Seite 150, Zeile 12:
Federal Trade Commission 1979, S. 512f.
Seite 151, Zeile 36:
MacLaughlin und Holick 1983

Seite 152, Zeile 23:
Durham 1986
Seite 153, Zeile 15:
Malkenson und Keane 1983
Seite 153, Zeile 26:
Ariel 1981
Seite 154, Zeile 4:
Ebenda
Seite 155, Zeile 37:
Sherratt 1981; 1983
Seite 156, Zeile 1:
Kenneth Russell, persönliche Mitteilung; Dennel 1982
Seite 157, Zeile 7:
Kolars u.a. 1984; Savaiano u.a. 1984
Seite 158, Zeile 6:
Ferro-Luzzi 1980b, S. 253
Seite 158, Zeile 12:
Jaffray 1973
Seite 160, Zeile 36:
Cross 1977
Seite 162, Zeile 24:
Dahl und Hjort 1976, S. 159ff.

8. Kleinigkeiten

Seite 165, Zeile 37:
McGrew 1977, S. 278
Seite 167, Zeile 3:
Bodenheimer 1951
Seite 167, Zeile 22:
Essig 1934
Seite 167, Zeile 24:
Bates 1960; Ruddle 1973; Hitchcock 1962
Seite 168, Zeile 6:
Dufour 1979
Seite 168, Zeile 22:
Chang 1977, S. 13
Seite 168, Zeile 32:
Bodenheimer 1951, S. 271
Seite 169, Zeile 4:
Ebenda S. 257
Seite 169, Zeile 12:
Spence 1977, S. 267
Seite 170, Zeile 10:
Bristowe 1932, zitiert in Bodenheimer 1951, S. 254
Seite 170, Zeile 37:
Bodenheimer 1951, S. 40
Seite 171, Zeile 5:
Myers 1982; Remington 1946; Bourne 1953
Seite 171, Zeile 30:
Bodenheimer 1951, S. 39
Seite 172, Zeile 32:
Holt 1885
Seite 172, Zeile 36:
Oliveira u.a. 1976
Seite 173, Zeile 1:
Pennington und Church 1980
Seite 173, Zeile 7:
DeFoliart 1975; Redford und Dorea 1984
Seite 173, Zeile 12:
Reed 1980, S. 162; Oliveira u.a. 1976
Seite 174, Zeile 21:
Gorham 1979, S. 215
Seite 176, Zeile 38:
Charnov 1976; Smith 1983; Winterhalder und Smith 1981
Seite 179, Zeile 13:
Hawkes, Hill und O'Connell 1982
Seite 182, Zeile 23:
Conley 1969

9. Hunde, Katzen, Dingos und andere Schoßtiere

Seite 189, Zeile 12:
Cooper 1983, S. 174
Seite 190, Zeile 13:
Fisher 1983
Seite 190, Zeile 17:
Mead 1977, S. 111

Seite 191, Zeile 14:
Evans-Pritchard 1940, S. 28
Seite 191, Zeile 23:
Ebenda S. 26
Seite 194, Zeile 3:
Newsweek 1983
Seite 194, Zeile 26:
Luomala 1961
Seite 194, Zeile 30:
Savachinsky 1975
Seite 195, Zeile 27:
Luomala 1961, S. 228
Seite 197, Zeile 9:
Ebenda S. 209
Seite 197, Zeile 23:
Ebenda S. 207
Seite 197, Zeile 31:
Ebenda
Seite 197, Zeile 36:
Ebenda S. 202
Seite 198, Zeile 37:
Savachinsky 1975, S. 474
Seite 200, Zeile 2:
Driver und Coffin 1975
Seite 200, Zeile 24:
Driver 1961, S. 34
Seite 200, Zeile 36:
Carrol 1984
Seite 201, Zeile 23:
Lowie 1938, S. 303–307
Seite 202, Zeile 20:
Zitiert in Annette Hamilton 1972, S. 289
Seite 202, Zeile 22:
Ebenda
Seite 202, Zeile 27:
Meggitt 1965
Seite 203, Zeile 2:
Isobel White 1972, S. 201
Seite 204, Zeile 12:
Annette Hamilton 1972, S. 288
Seite 204, Zeile 32:
Macintosh 1975, S. 99
Seite 204, Zeile 37:
Corbett und Newsome 1975
Seite 205, Zeile 12:
Webster's Third New International Dictionary
Seite 208, Zeile 19:
Quigley, Vogel und Anderson 1983, S. 270
Seite 208, Zeile 38:
Salmon und Salmon 1983, S. 255–266
Seite 209, Zeile 15:
Drake 1981, S. 57
Seite 210, Zeile 13:
Harlow und Harlow 1962, S. 136
Seite 210, Zeile 34:
Fox 1981, S. 29
Seite 211, Zeile 33:
Wall Street Journal 1985
Seite 212, Zeile 36:
Katcher 1981, S. 53
Seite 213, Zeile 3:
Horn und Neer 1984
Seite 214, Zeile 12:
Katcher 1981, Quigley u.a. 1983

10. Menschenfresser

Seite 217, Zeile 9:
Rivera 1960, S. 44ff.
Seite 218, Zeile 15:
Zeries 1960, S. 126
Seite 218, Zeile 33:
Metraux 1947, S. 22ff.
Seite 219, Zeile 16:
Rivera 1960, S. 46
Seite 220, Zeile 16:
Gajdusek 1977
Seite 221, Zeile 1:
Sorenson und Gajdusek 1969
Seite 221, Zeile 7:
Steadman und Merbs 1982
Seite 221, Zeile 13:
Lindenbaum 1979

Seite 221, Zeile 19:
Reed und Gajdusek 1969, S. 340
Seite 224, Zeile 38:
Staden 1970, S. 138–146
Seite 225, Zeile 6:
Arens 1979
Seite 225, Zeile 19:
Forsyth 1985
Seite 226, Zeile 36:
Staden 1970, S. 11
Seite 227, Zeile 37:
Zitiert in Forsyth 1983, S. 155
Seite 228, Zeile 23:
Ebenda S. 159
Seite 229, Zeile 1:
Ebenda S. 163
Seite 229, Zeile 16:
Ebenda S. 164
Seite 230, Zeile 13:
Ebenda S. 166
Seite 230, Zeile 37:
Zitiert in Abler 1980, S. 314
Seite 231, Zeile 5:
Ebenda
Seite 231, Zeile 17:
Thwaites 1896, S. 34;
1901, S. 33
Seite 232, Zeile 7:
Ebenda S. 13 und 61
Seite 233, Zeile 20:
Ebenda S. 67
Seite 234, Zeile 3:
Ebenda S. 79
Seite 234, Zeile 10:
Arens 1979, S. 129
Seite 237, Zeile 3:
Abler 1980, S. 315
Seite 237, Zeile 16:
Zitiert in Abler 1980, S. 313
Seite 237, Zeile 26:
Vayda 1960, S. 70
Seite 238, Zeile 4:
Ebenda S. 72
Seite 240, Zeile 28:
Montaigne 1962, S. 207f.
Seite 245, Zeile 7:
Erskine 1853, S. 260
Seite 245, Zeile 24:
Sahlins 1983, S. 81
Seite 245, Zeile 32:
Thompson 1908, S. 358
Seite 246, Zeile 3:
Sahlins 1983, S. 80
Seite 246, Zeile 30:
Earle 1977
Seite 247, Zeile 9:
Sahlins 1958
Seite 248, Zeile 26:
Bernal Diaz 1956, S. 215
Seite 248, Zeile 28:
Sahagun 1951, S. 24
Seite 248, Zeile 29:
Tapia 1971, S. 583
Seite 249, Zeile 2:
Ortiz de Montellano 1983, S. 404
Seite 249, Zeile 7:
Tapia 1971, S. 583
Seite 249, Zeile 22:
Sherburne Cook 1946
Seite 249, Zeile 26:
Berdan 1982, S. 114
Seite 250, Zeile 10:
Motolinia 1951, S. 116
Seite 252, Zeile 24:
Sahlins 1978, S. 45
Seite 253, Zeile 25:
Berdan 1982, S. 24
Seite 255, Zeile 4:
Drennan 1984
Seite 256, Zeile 34:
Ortiz de Montellano 1978,
S. 614

11. Mangel und Überfluß

Seite 258, Zeile 13:
Bennet 1967, S. 251
Seite 258, Zeile 18:
Harns 1967

Seite 260, Zeile 9:
Wood 1979, S. 154
Seite 260, Zeile 21:
Ferro-Luzzi 1980a
Seite 261, Zeile 31:
Ebenda S. 107
Seite 262, Zeile 8:
Ebenda S. 109
Seite 262, Zeile 11:
Ebenda S. 110
Seite 262, Zeile 14:
Ebenda S. 109
Seite 262, Zeile 33:
Christine Wilson 1980
Seite 263, Zeile 31:
Ebenda S. 72
Seite 265, Zeile 17:
Gulati 1981, S. 27f.
Seite 266, Zeile 5:
Nichter und Nichter 1983, S. 238
Seite 267, Zeile 14:
Dewalt und Pelto 1977, S. 82
Seite 267, Zeile 32:
Tielsch und Sommer 1984, S. 194
Seite 268, Zeile 38:
McLaren 1976, S. 28
Seite 269, Zeile 16:
Pirie 1983, S. 57f.
Seite 269, Zeile 32:
Kahn, Hague und Kahn 1984
Seite 269, Zeile 37:
Tielsch und Sommer 1984, S. 194f.
Seite 270, Zeile 15:
Sommer u.a. 1984, S. 1094
Seite 270, Zeile 29:
Pirie 1983, S. 58
Seite 272, Zeile 10:
Tielsch und Sommer 1984, S. 199
Seite 272, Zeile 24:
So zitiert in Pirie 1983, S. 60

Bibliographie

Abler, Thomas: »Iroquois Cannibalism: Fact Not Fiction.« *Ethnohistory* 1980, 27, 309–316.

Abrams, H. Leon: »Vegetarianism: An Anthropological/Nutritional Evaluation.« *Journal of Applied Nutrition* 1980, 12, 53–87.

Abrams, H. Leon: »Cross Cultural Survey of Preferences for Animal Protein and Animal Fat.« Vortrag auf dem Wenner-Gren Foundation Symposium No. 94, 23.–30. Okt. 1983, Cedar Key, Florida.

Ahmed, H. F.: »Irritable-Bowel Syndrome with Lactose Intolerance.« *Lancet* 1975, 2, 319–20.

Arens, William: *The Man-Eating Myth.* New York 1979.

Ariel, Irving: »Theories Regarding the Etiology of Malignant Melanoma.« In *Malignant Melanoma,* hrg. von Irving Ariel, New York 1981.

Armour, J. O.: *The Packers and the People.* Philadelphia 1906

Bachrach, Bernard: »Charles Martel, Mounted Shock Combat, the Stirrup and Feudalism.« *Studies in Medieval and Renaissance History* 1970, 7, 49–75.

Barr, Terry: »The World Food Situation and Global Grain Prospects.« *Science* 1981, 214, 1087–95.

Bates, Marston: »Insects in the Diet.« *American Scholar* 1960, 29, 43–52.

Batra, S. M.: Cows and Cow-Slaughter in India. Institute of Social Studies. The Hague 1981.

Bayless, T. M., und N. S. Rosensweig: »A Racial Difference Incidence of Lactase Deficiency: A Survey of Milk Intolerance and Lactase Deficiency in Healthy Adult Males.« *Journal of the American Medical Association* 1966, 197, 968–72.

Bellamy, Edward: *Looking Backward, 2000–1887.* Boston 1917. (Deutsch: *Ein Rückblick aus dem Jahre 2000 auf das Jahr 1888.* Übers. von Klara Zetkin. Stuttgart 1922.)

Benenson, Abram: *Control of Communicable Diseases in Man.* Washington, 13. Aufl. 1980.

Bennet, John: »On the Cultural Ecology of Indian Cattle.« *Current Anthropology* 1967, 8, 251–52.

Berdan, Frances: *Aztecs of Central Mexico.* New York 1982.

Bernal Diaz del Castillo: *The Discovery and Conquest of Mexico 1517–1521.* New York 1956. (Deutsch: *Denkwürdigkeiten des Hauptmanns Bernard Diaz del Castillo oder Wahrhaftige Geschichte der Entdeckung und Eroberung von Neuspanien.* Stuttgart 1965.)

Bernheim, S., und P. Rousseau: *Le cheval aliment.* Paris 1908.

Binswanger, Hans: »The Economics of Tractors in the Indian Subcontinent.« International Crops Research Institute for the Semi-Arid Tropics, Hyderabad 1977.

Block, Abraham: *The Biblical and Historical Background of Jewish Customs and Ceremonies.* New York 1980.
Blyskal, Jeff: »The Burger Boom Slows Down.« *Forbes,* 11. Oktober 1982, 45–46.
Bodenheimer, F. S.: *Insects as Human Food.* The Hague 1951.
Bondi, A.: »Nutrition and Animal Productivity.« In *CRC Handbook of Agricultural Productivity,* hrg. von M. Recheigl, 195–212. Boca Raton 1982.
Bose, A. N.: *Social and Rural Economy of Northern India, 600 B.C.–200 A.D.* Kalkutta 1961.
Bourne, G. H.: »The Food of the Australian Aboriginal« *Proceedings of the Nutrition Society.* 1953, 12, 58–65.
Braudel, Fernand: *The Mediterranean and the Mediterranean World in the Age of Phillip II.* 2 Bde. New York 1972.
Braudel, Fernand: *Capitalism and Material Life: 1400–1800.* New York 1973. (Deutsch: *Sozialgeschichte des 15.–18. Jhdts.* München 1985.)
Breeders Gazette: »Horse Meat is a Fact.« 1919, 76, 598.
Brereton, J. M.: *The Horse in War.* New York 1976.
Bristowe, W. S.: »Insects and Other Invertebrates for Human Consumption in Siam.« *Transactions of the Entomological Society of London.* 1932, 80, 387–404.
Buck, Ernest: »Consumer Acceptance of a Flaked and Formed Horsemeat Steak Product.« Bericht für die M. & R. Packing Company, Hartford 1981.
Bulliet, Richard: *The Camel and the Wheel.* Cambridge 1975.
Bunch, Karen. 1985. »U.S. Food Consumption on the Rise.« *National Food Review.* Winter/Frühjahr 1985, 1–4.
Bundesanzeiger: *Code of Regulations: Animals and Animal Products.* Washington, 1984.
Carroll, Michael, »Why We Don't Eat Dogs – Usually.« Unveröffentlichtes Manuskript, 1984.
Chakravarti, A. K.: »Cattle Development Problems and Programs in India: A Regional Analysis.« *Geo Journal* 10(Nr. 1) 1985, 21–45.
Chang, K. C.: *Food in Chinese Culture: Anthropological and Historical Perspective.* New Haven 1977.
Charnov, Eric: »Optimal Foraging: The Marginal Value Theorum.« *Theoretical Population Biology* 1976, 9, 129–36.
Chase, Charlotte: »Food Symbolism and Proletarian Unrest in Poland.« Vortrag bei dem Jahrestreffen der American Association for the Advancement of Science, 3.–8. Januar 1982 in Washington.
Cheryan, M.: »Phytic Acid Interaction in Food Systems.« CRC Critical Reviews in Food Science. *Nutrition* 1980, 13, 297.
Clutton-Brock, Juliett: *Domesticated Animals from Early Times.* London 1981.
Cochet, Bernard, et al.: »Effects of Lactose on Intestinal Calcium Absorption in Normal and Lactase-Deficient Subjects.« *Gastroenterology* 1983, 84, 935–40.

Cohn, Rabbi Jacob: *The Royal Table: An Outline of the Dietary Laws of Israel.* New York 1936.
Cole, Arthur: *Wholesale Commodity Prices in the United States 1700–1861.* Cambridge 1938.
Conley, Robert. 1969. »Teeth of the Wind.« *National Geographic* 136 (Nr. 2) 1969, 202–227.
Cook, Sherburne: »Human Sacrifice and Warfare As Factors in the Demography of Pre-Colonial Mexico.« *Human Biology* 1946, 18, 81–102.
Coon, Carleton: *Caravan.* New York 1951.
Cooper, Gale: *Animal People.* Boston 1983.
Corbett, L., und A. Newsome: »Dingo Society and Its Maintenance: A Preliminary Analysis.« In: *The Wild Canids,* hrg. von Michael Fox, New York 1975.
Corn, Ronald: *Hippophagy.* Vortrag für Ronald J. Corn, Präsident der M & R Packing Company und Marco International. Hartford, o.J.
Creasy, Edward. 1969. *The Fifteen Decisive Battles of the World.* New York 1969.
Crittenden, Ann: »Consumption of Meat Rising in the Developing Countries.« *New York Times,* 25. August 1981, S. 1.
Cross, B. A.: »Comparative Physiology of Milk Removal.« In: *Comparative Aspects of Lactation,* hrg. von M. Peaker, New York 1977.
Cuatrecasas, A., et al.: »Lactase Deficiency in the Adult: A Common Occurrence.« 1965, *Lancet* 1, 14–18.
Dahl, G., und A. Hjort: *Having Herds: Pastoral Herd Growth and Household Economy.* Stockholm 1976.
Darby, William, P. Ghalioungui und L. Givetti: *Food: The Gift of Osiris.* Bd. 1. New York 1977.
Debongnie, J. D., et al.: »Absorption of Nutrients in Lactase Deficiency.« *Digestive Disease Sciences* 1979, 24, 255.
Decroix, Emile-François: *L'Alimentation par la viande de cheval.* Paris 1864.
DeFoliart, G. R.: »Insects as a Source of Protein.« *Bulletin of the Entomological Society of America* 1975, 21, 161–63.
Dennel, Robin: *European Economic Prehistory.* New York 1982.
Dentan, Robert: *The Semai: A Non-Violent People of Malaya.* New York 1968.
DeWalt, Billie: »The Cattle Are Eating the Forest.« *Bulletin of the Atomic Scientists* 1983, 39, 18–23.
DeWalt, Billie: »Mexico's Second Green Revolution.« *Mexican Studies* 1985, 1, 29–60.
Dewalt, Kathleen, und Gretl Pelto: »Food Use and Household Ecology in a Modernizing Mexican Community.« In: *Nutrition and Anthropology in Action,* hrg. von T. Fitzgerald, Amsterdam 1977.
Dolberg, Frands: *Livestock Strategies in India.* Institute of Political Science. Aarhus 1982.
Dolphin, David: *B12.* 2 Bde. New York 1982.
Douglas, Mary: *Purity and Danger: An Analysis of Concepts of Pollution and Taboo.* New York 1966. (Deutsch: *Reinheit und Gefährdung.* Berlin 1985.)

Drake, Katherine: »Companionship's Comparative Costs.« *Money* Dezember 1981, 56 ff.
Drennan, Robert: »Long Distance Movement of Goods in the Mesoamerican Formative and Classic.« *American Antiquity* 1984, 49, 27–43.
Driver, Harold: *Indians of North America.* Chicago 1961.
Driver, Harold, und J. Coffin: »Classification and Development of North American Indian Cultures: A Statistical Analysis of the Driver-Massey Sample.« *Transactions of the American Philosophical Society* 1975, 47, 165–456.
Duby, Georges: *The Early Growth of the European Economy.* Ithaca 1974. (Deutsch: *Krieger und Bauern. Die Entwicklung von Wirtschaft und Gesellschaft im frühen Mittelalter.* Frankfurt/M. 1981.)
Ducos, P.: *L'Origine des animaux domestiques en Palestine.* Bordeaux 1968.
Ducos, P.: »Methodology and Results of the Study of the Earliest Domesticated Animals in the Near East (Palestine).« In: *The Domestication and Exploitation of Plants and Animals,* hrg. von P. Ucko und G. Dimbleby. Chicago 1969.
Dufour, Darna: »Insects in the Diet of Indians in the Northwestern Amazon.« Vortrag beim 48. Jahrestreffen der American Association of Physical Anthropology, April 1979, San Francisco.
Durham, William: *Coevolution: Genes, Cultures, and Human Diversity.* Stanford 1986.
Earle, Timothy: »A Reappraisal of Redistribution in Complex Hawaiian Chiefdoms.« In: *Exchange Systems in Prehistory,* hrg. von Timothy Earle und Jonathan Ericson, 213–32. New York 1977.
Eaton, S. B., und M. Konner: »Paleolithic Nutrition: A Consideration of Its Nature and Current Implications.« *New England Journal of Mecidine* 1985, 312, 283–89.
The Economist. 19. Juli 1980, 43.
The Economist. 1.–7. August 1981, 42–43.
Ensminger, M. Eugene: *Horses and Tack.* Boston 1977.
Epstein, H.: *The Origin of Domestic Animals in Africa.* 2 Bde. New York 1971.
Erskine, John: *Journal of a Cruise among the Islands of the Western Pacific.* London 1853.
Essig, E. O.: »The Value of Insects to the California Indians.« *Scientific Monthly* 1934, 38, 181–86.
Evans-Pritchard, E. E.: *The Nuer: A Description of the Modes of Livelihood and Political Institutions of a Nilotic People.* Oxford 1940.
Federal Trade Commission: California Milk Producers Advisory Board, et al., Final Order, Etc. in Regard to Alleged Violation of Secs. 5 and 12 of the Federal Trade Commission Act. Docket 8988. Washington, D.C.: Federal Trade Commission Decisions 1979.
Ferro-Luzzi, G. E.: »Food Avoidance at Puberty and Menstruation in Tamiland«; »Food Avoidances in Pregnant Women in Tamiland«; »Food Avoidances during the Peuperium and Lactation in Tamiland.« In: *Food,*

Ecology and Culture: Readings in the Anthropology of Dietary Practices, hrg. von John Robson, New York 1980(a).
Ferro-Luzzi, G. E.: »Commentary: Lactose Malabsorption Reconsidered.« *Ecology of Food and Nutrition* 9:247–256, 1980(b).
Fischler, Claude: »Food Preferences, Nutritional Wisdom and Sociocultural Preferences.« In: *Food, Nutrition and Evolution: Food As an Environmental Factor in the Genesis of Human Variability,* hrg. von Dwain Walcher und Norman Kretchmer, New York 1981.
Fisher, Maxine: »Of Pigs and Dogs: Pets as Produce in Three Societies.« In: *New Perspectives on Our Lives with Companion Animals,* hrg. von Aaron Katcher und Alan Beck, Philadelphia 1983.
Flatz, Gebhard, und Hans Rotthauwe: »The Human Lactase Polymorphism: Physiology and Genetics of Lactase Absorption und Malabsorption.« In: *Progress in Medical Genetics,* hrg. von A. G. Steinberg, et al., Philadelphia, 1977.
Forsyth, Donald: »The Beginnings of Brazilian Anthropology: Jesuits and Tupinamba Cannibalism.« *Journal of Anthropological Research* 1983, 39, 147–178.
Forsyth, Donald: »Three Cheers for Hans Staden: The Case for Brazilian Cannibalism.« *Ethnohistory* 1985, 32, 17–36.
Fox, Michael: »Relationship Between Human and Non-Human Animals.« In: *Interrelations Between People and Pets,* hrg. von Bruce Fogle, Springfield 1981.
Friedman, Thomas: »In Israel New Fight over Pork Sales Turns Pigs into Endangered Species.« *New York Times,* 20. Juli 1985, S. 2.
Gade, Daniel: »Horsemeat as Human Food in France.« *Ecology of Food and Nutrition* 1976, 5, 1–11.
Gajdusek, D. Carleton: »Unconventional Viruses and the Origin and Disappearance of Kuru.« *Science* 1977, 197, 943–960.
Gallo, Anthony: »Food Consumption Patterns: Concentration and Frequency.« *National Food Review,* Frühjahr 1983, 5–7.
Gallo, Anthony, und William Boehm: »What Influences Demand for Red Meat?« *National Food Review,* Sommer 1979, 24–27.
Gallo, Anthony, und James Blalock: »Foods Not Eaten by Americans.« *National Food Review,* Sommer 1981, 22–24.
Gandhi, Mohandas: *How To Serve the Cow.* Ahmadabad 1954.
Gates, Paul: *The Farmer's Age: Agriculture: Economic History of the United States.* Bd. 3. New York 1960.
Gauthier-Pilters, Hilde, und Anne Dagg: *The Camel: Its Evolution to Man.* Chicago 1981.
Geoffroy Saint-Hilaire, Isidore: *Lettres sur les substances alimentaires et particulièrement sur la viande de cheval.* Paris 1856.
Glubb, Sir John: *Great Arab Conquests.* Englewood Cliffs 1964.
Good, Kenneth: »Limiting Factors in Amazonian Ecology.« Vortrag auf dem Jahrestreffen der American Anthropological Association, Washington 1982.

Goody, Jack: *Cooking, Cuisine, and Class: A Study in Comparative Sociology.* New York 1982.
Gorham, J. Richard: »The Significance for Human Health of Insects in Food.« *Annual Review of Entomology* 1979, 24, 209–24.
Gross, Daniel: »Protein Capture and Cultural Development in the Amazon Basin.« *American Anthropologist* 1975, 77, 526–49.
Grzimek, Bernhard: *Grzimeks Tierleben, Bd. XII,* München 1972.
Gulati, Leela: *Profiles in Female Poverty: A Study of Five Poor Working Women in Kerala.* Delhi 1981.
Hamilton, Annette: »Aboriginal Man's Best Friend?« *Mankind* 1972, 8, 287–95.
Hamilton, William: »Omnivorous Primate Diets and Their Relevance to Contemporary Human Dietary Overconsumption of Meat and Other Goodies.« Vortrag auf dem Wenner-Gren Foundation Symposium 94, 23.–30. Oktober 1983, Cedar Key.
Harding, Robert: »Meat Eating and Hunting in Baboons.« In *Socioecology and Psychology of Primates,* hrg. von R. H. Tuttle, The Hague 1975.
Harland, B. F., und L. Prosky: »Development of Dietary Fiber Values for Foods.« *Cereal Foods World* 1979, 24, 387.
Harlow, Harry, und M. Harlow: »Social Deprivation in Monkeys.« *Scientific American* 1962, 207(5), 137–146.
Harner, Michael: »The Ecological Basis for Aztec Sacrifice.« *American Ethnologist* 1977, 4, 117–35.
Harris, Marvin: »Reply to John Bennet.« *Current Anthropology* 1967, 8, 252–53.
Harris, Marvin: *Cannibals and Kings.* New York, 1977. (Deutsch: *Kannibalen und Könige.* Frankfurt/M. 1978.)
Harris, Marvin: »Animal Capture and Yanomano Warfare: Retrospect and New Evidence.« *Journal of Anthropological Research* 1984, 40, 183–201.
Hawkes, Kristen, Kim Hill und J. O'Connell: »Why Hunters Gather, Optimal Foraging and the Aché of Eastern Paraguay.« *American Ethnologist* 1982, 9, 379–398.
Hawkes, Jaquetta: *The First Great Civilizations.* New York 1973.
Hehn, Victor: *Kulturpflanzen und Haustiere in ihrem Übergang aus Asien nach Griechenland und Italien sowie in das übrige Europa.* Hildesheim 1963.
Henlen, Paul: *Cattle Kingdoms in the Ohio Valley.* Lexington 1959.
Herodot: *Historien.* 2 Bde. München 1963.
Heston, Alan: »An Approach to the Sacred Cow of India.« *Current Anthropology* 1971, 12, 191–210.
Hintz, Harold: »Digestive Physiology.« In *The Horse,* hrg. von J. W. Evans, 241–58. San Francisco 1977.
Hitchcock, Stephen W.: »Insects and Indians of the Americas.« *Bulletin of the Entomological Society of America* 1962, 8, 181–87.
Holt, Vincent M.: *Why Not Eat Insects?* London 1985. Nachdruck 1969.
Hooker, Richard: *Food and Drink in America.* New York 1981.

Horn, Jack, und Jeff Meer: »The Pleasure of Their Company.« *Psychology Today,* August 1984, 52ff.

Jaffrey, Madhur: *An Invitation to Indian Cooking.* New york 1973.

Johnson, J. D. et al.: »Lactose Malabsorption among Adult Indians of the Great Basin and American Southwest.« *American Journal of Clinical Nutrition* 1978, 31, 381–87.

Kahn, M. U., E. Hague und M. R. Kahn: »Nutritional Ocular Diseases and Their Association with Diarrhoea in Matlob, Bangladesh.« *British Journal of Nutrition* 1984, 52, 1–9.

Katcher, Aaron: »Interaction Between People and Their Pets: Form and Function.« In: *Interrelations between People and Pets,* hrg. von Bruce Fogel, Springfield 1981.

Kifner, John: »Poles Fairly Calm over Price Rise.« *New York Times,* 14. Februar 1985.

Klein, Isaac: *A Guide to Jewish Religious Practice.* New York o.J.

Kleinfield, N. R.: »America Goes Chicken Crazy.« *New York Times,* 9. Dezember 1984, Sektion 3.

Kolars, J. C., et al.: »Yogurt – An Autodigesting Source of Lactose.« *New England Journal of Medicine* 1984, 310, 1–3.

Kolata, Gina: »Does a Lack of Calcium Cause Hypertension?« *Science* 1984, 225, 705–6.

Kolata, Gina: »Heart Panel's Conclusions Questioned.« *Science* 1985, 227, 40f.

Kolata, Gina: »Testing for Trichinosis.« *Science* 1985, 227, 621; 624.

Kosambi, Damodar: *An Introduction to the Study of Indian History.* Bombay 1975.

Kozlowski, Zygmunt: »Special Focus: Food Consumption Problems in Poland.« *Food Policy* 1981, 6, 47–52.

Kroc, Ray: *Grinding It Out: The Making of McDonald's.* Chicago 1977.

Kust, Matthew: *Man and Horse in History.* Alexandria 1983.

Larrey, Dominique: *Mémoires de chirugie militaire et campagnes.* Paris 1812–1817.

Law, Robin: *The Horse in West African History.* Oxford 1980.

Lee, Richard, *The !Kung San: Men, Women, and Work in a Foraging Society.* New York 1979.

Lewis, W. A.: *The Theory of Economic Growth.* Homewood 1955. (Deutsch: *Die Theorie des wirtschaftlichen Wachstums.* Tübingen 1956.)

Lindenbaum, Shirley: *Kuru Sorcery: Disease and Danger in the New Guinea Highlands.* Palo Alto 1974.

Lindenbaum, Shirley: »Lipid Research Clinics Coronary Primary Prevential Trial Results.« *Journal of the American Medical Association* 1984, 251, 351–74.

Lisker, R., et al.: »Double Blind Study of Milk Lactose Intolerance in a Group of Rural and Urban Children.« *American Journal of Clinical Nutrition* 1980, 33, 1049–53.

Lodrick, Deryck: *Sacred Cows, Sacred Places.* Berkeley 1981.

Lowie, Robert: »Subsistence.« In: *General Anthropology,* hrg. von Franz Boas, New York 1938.
Lowie, Robert: *Culture and Ethnology.* New York 1966.
Luomala, Katherine: »The Native Dog in the Polynesian System of Values.« In: *Essays in Honor of Paul Radin,* hrg. von Stanley Diamond, Waltham 1961.
Luxemberg, Stanley: *Roadside Empires: How the Chains Franchised America.* New York 1985.
Macintosh, N. W. G.: »The Origin of the Dingo: An Enigma.« In: *The Wild Canids,* hrg. von Michael Fox, New York 1975.
MacLaughlin, Julia, und M. Holick: »Photobiology of Vitamin D_3 in the Skin.« In: *Biochemistry and Physiology of the Skin,* hrg. von Lowell Goldsmith, New York 1983.
Maga, J. A.: »Phytate: Its Chemistry, Occurrence, Food Interactions, Nutritional Significance, and Methods of Analysis.« *Journal of Agricultural Food Chemistry* 1982, 30, 1.
Malkenson, F., und J. Keane: »Radiobiology of the Skin.« In: *Biochemistry and Physiology of the Skin,* hrg. von Lowell Goldsmith, New York 1983.
Maimonides, Moses: *The Guide for the Perplexed.* Aus dem Hebräischen von M. Friedlander. London 1876. (Deutsch: *Führer der Unschlüssigen.* Leipzig 1923/24.)
Malik, S. L.: »Comment on ›Questions in the Sacred-Cow Controversy‹ by F. J. Simoons.« *Current Anthropology* 1979, 22, 484.
Markov, Walter: *Battles of World History.* New York 1979.
Marshall, Lorna: »Sharing, Talking, and Giving: Relief of Social Tensions among the !Kung.« In: *Kalahari Hunter-Gatherers: Studies of the !Kung San and Their Neighbors,* hrg. von Richard Lee und Irven Devore, Cambridge 1976.
McCarron, David, et al.: »Hypertension and Calcium.« *Science* 1984, 226, 386–89.
McGrew, William: »Socialization and Object Manipulation of Wild Chimpanzees.« In: *Primate Bio-Social Development,* hrg. von Susan Chevalier-Skolinkoff und Frank Poirier, New York 1977.
McLaren, Donald: »The Great Protein Fiasco.« *Lancet* 1974 (Nr. 2), 93–96.
McLaren, Donald: »Historical Perspective of Nutrition in the Community.« In: *Nutrition in the Community,* hrg. von Donald McLaren, New York 1976.
McNeil, N. I.: »The Contribution of the Large Intestine to Energy Supplies in Man.« *American Journal of Clinical Nutritions* 1984, 39, 338–342.
Mead, Margaret: *Letters from the Field: 1925–1972.* New York 1977.
Meggit, M. J.: »The Association between Australian Aborigines and Dingoes.« in: *Man, Culture, and Animals,* hrg. von A. Leeds und A. P. Vayda, Washington 1965.
Metraux, Alfred: »Mourning Rites and Burial Forms of the South American Indians.« *American Indigana* 1947, 7, 7–44.

Migne, J. P.: *Patrologiae.* Bd. 89, 1850, 578.
Military Market. 11. August 1982.
Milton, Katherine: »The Role of Food Processing Factors in Primate Food Choice: An Examination of Some Determinants of Dietary Variation Among Non-Human Primates and Implications for the Hominid Diet.« Vortrag auf dem Wenner-Gren Foundation Symposium Nr. 94, 23.–30. Oktober 1983, Cedar Key.
Mitra, Rajendra: *Indo-Aryans.* Bd. 1, Calcutta 1881.
Molnar, Stephen: *Human Variation: Races, Types, and Ethnic Groups.* Englewood Cliffs, 2. Aufl. 1983.
Montaigne, Michel de: *Essais.* In: *Oeuvres complètes.* Paris 1962.
Motolinia, Toribio: *History of the Indians of New Spain.* Washington 1951.
Mount, Lawrence: *The Climatic Physiology of the Pig.* London 1968.
Myers, Norman: »Homo Insectivorus.« *Science Digest,* Mai 1982, 14f.
Nair, Narayanan: »Animal Protein Consumption and the Sacred Cow Complex in India.« Vortrag auf dem Wenner-Gren Foundation Symposium Nr. 94, 23.–30. Oktober 1983, Cedar Key.
National Research Council: *Diet, Nutrition, and Cancer.* Washington 1982.
Newcomer, Albert, et al.: »Lactase Deficiency: Prevalence in Osteoporosis.« *Annals of Internal Medicine* 1978, 89, 218–20.
Newsweek. 12. Dezember 1983, S. 60.
New York Times. 7. Januar 1962.
Nichter, Mark, und Mimi Nichter: »The Ethnophysiology and Folk Dietetics of Pregnancy: A Case Study from South India.« *Human Organization* 1983, 42, 235–46.
O'Donovan, J.: *The Economic History of Livestock in Ireland.* Dublin 1940.
Oliveira, J. F. Santos, et al.: »The Nutritive Value of Four Species of Insects Consumed in Angola.« *Ecology of Food and Nutrition* 1976, 5, 91–97.
Olsen, Stanley: »The Early Domestication of the Horse in North China.« *Archaeology,* Januar/Februar 1984, 62f.; 77.
Omwale: »The Meat Myth and Caribbean Food Planning.« Institute of Social and Economic Research, University of the West Indies. Arbeitspapier 25, Jamaica 1979.
Ortiz de Montellano, B. R.: »Aztec Cannibalism: An Ecological Necessity?« *Science* 1978, 200, 611–17.
Ortiz de Montellano, B. R.: »Counting Skulls: Comment on the Aztec Cannibalism Theory of Harner-Harris.« *American Anthropologist* 1983, 85, 403–6.
Pabst, Henry: »The Hamburger Phenomenon.« Bericht von der 32. Fleischkonferenz. Chicago 1979.
Pennington, Jean, und Helen Church: *Food Values of Portions Commonly Used.* New York 1980.
Perissé, J., F. Sizaret und P. François: »The Effects of Income on the Structure of Diet.« *Nutrition Newsletter* 1969, 7.
Philipps, S. F.: »Lactose Malabsorption and Gastrointestinal Function: Its

Effect on Gastrointestinal Transit and Absorption of Other Nutrients.« In: *Lactose Digestion: Clinical and Nutritional Implications,* hrg. von David Paige und Theodore Bayless, Baltimore 1981.
Pimentel, David, et al.: »Energy and Land Constraints in Food Protein Production.« *Science* 1975, 190, 754–61.
Pimentel, David, und M. Pimentel: *Food, Energy and Society.* New York 1979.
Pirie, A.: »Vitamin A Deficiency and Child Blindness in the Developing World.« *Proceedings of the Nutrition Society* 1983, 42, 53–64.
Pond, G. Wilson, und Jerome Maner: *Swine Production and Nutrition.* Westport 1984.
Pond, Wilson, und K. Haupt: *The Biology of the Pig.* Ithaca 1978.
Quigley, J., L. Vogel und R. Anderson: »A Study of Perception and Attitudes towards Pet Ownership.« In: *New Perspectives on Our Lives with Companion Animals,* hrg. von Aaron Katcher und Alan Bach, Philadelphia 1983.
Redford, Kent, und José Dorea. 1984. »The Nutritional Value of Invertebrates with Emphasis on Ants and Termites as Food for Mammals.« *Journal of the Zoological Society of London* 1984, 203, 385–95.
Redford, Kent, G. Bouchardet da Fonseca und T. E. Lacher, Jr.: »The Relationship Between Frugivory and Insectivory in Primates.« Mimeo, o. J.
Reed, Patsy: *Nutrition: An Applied Science.* San Francisco 1980.
Reed, Lucy, und D. Carleton Gajdusek: »Nutrition in the Kuru Region.« *Acta Tropica* 1969, 26, 331–45.
Reinhold, J. G., B. Faradji, P. Abadi und F. Ismail-Beigi. 1976. »Decreased Absorption of Calcium, Magnesium, Zine, and Phosphorus by Humans Due to Increased Fiber and Phosphorus Consumption as Wheat Bread.« *Journal of Nutrition* 1976, 106, 493–503.
Remington, Charles L.: »Insects as Food in Japan.« *Entomological News* 57/5 119–21, 1946.
Rivera, Diego: *My Art, My Life: An Autobiography.* With Gladys March. New York 1960.
Root, Waverly: »They Eat Horses, Don't They?« *Esquire* 81, Januar 1974, 82–85.
Root, Waverly, und Richard de Rochemont: *Eating in America.* New York 1976.
Ross, Eric: »Patterns of Diet and Forces of Production: An Economic and Ecological History of the Ascendancy of Beef in the United States Diet.« In: *Beyond the Myths of Culture: Essays in Cultural Materialism,* hrg. von Eric Ross, New York 1980.
Ross, Eric: »This Riddle of the Scottish Pig.« *BioScience* 1983, 33, 99–106.
Rossier, Emanuel: *Viande chevaline.* Paris 1982.
Rudbeck, J., und P. Meyers: »Feed Grains: The Sluggish Demand Means Stepped-Up Competition.« *Foreign Agriculture* Januar 1982, 10–11.
Ruddle, Kenneth: »The Human Use of Insects: Examples from the Yukpa.« *Biotropica* 1973, 5, 94–101.
Russel, Charles: *The Greatest Trust in the World.* New York 1905.

Russell, Kenneth: »The Differential Adoption of Post- Pleistocene Subsistence Strategies in the Near East.« Dissertation, University of Utah 1985.
Sahagun, Bernardino de: *The General History of the Things of New Spain: Florentine Codex. [Historia general de las cosas de Nueva España.]* Buch 2. Santa Fe, New Mexico, School of American Research. Salt Lake City 1951.
Sahlins, Marshall: *Social Stratification in Polynesia.* Seattle 1958.
Sahlins, Marshall: *Culture and Practical Reason.* Chicago 1976. (Deutsch: *Kultur und praktische Vernunft.* Frankfurt/M. 1981.)
Sahlins, Marshall: »Culture as Protein and Profit.« *New York Review of books,* 23. November 1978, 45–53.
Sahlins, Marshall: »Raw Women, Cooked Men and other Great Things of the Fiji Islands.« In: *The Ethnography of Cannibalism,* hrg. von Paula Brown und Donald Tugin, Society for Psychological Anthropology. Washington 1983.
Salmon, Peter, und Ingrid Salmon: »Who Owns Who? Psychological Research into the Human-Pet Bond in Australia.« In: *New Perspectives on Our Lives with Companion Animals,* hrg. von Aaron Katcher und Alan Beck, Philadelphia 1983.
Savachinsky, Joel: »The Dog and the Hare: Canine Culture in an Athabaskan Band.« In: *Proceedings of the Northern Athabaskan Conference,* hrg. von A. Clark, Bd. 2, 462–515. Ottowa 1975.
Savaiano, D., et al.: »Lactose Malabsorption from Yogurt, Sweet Acidophilus Milk, and Cultured Milk in Lactase-Deficient Individuals.« *The American Journal of Clinical Nutrition* 1984, 40, 1219–23.
Schofield, Sue: *Development and the Problems of Village Nutrition.* Montclair 1979.
Scrimshaw, Nevin: »Through a Glass Darkly: Discerning the Practical Implications of Human Dietary Protein-Energy Interrelationships.« *Nutrition Reviews* 1977, 35, 321–37.
Sherratt, Andrew: »Plough and Pastoralism: Aspects of Secondary Products Revolution.« In: *Pattern of the Past: Studies in Honor of David Clarke,* hrg. von I. Hodder, G. Isaac und N. Hammond, Cambridge 1981.
Sherratt, Andrew: »The Secondary Exploitation of Animals in the Old World.« *World Archaeology* 1983, 15, 90–104.
Shipp, E. R.: »The McBurger Stand That Started It All.« *New York Times,* 27. Februar 1985.
Simoons, Frederick: *Eat Not This Flesh.* Madison 1961.
Simoons, Frederick: »Geographic Patterns of Primary Adult Lactose Malabsorption: A Further Interpretation of Evidence for the Old World.« In: *Lactose Digestion: Clinical and Nutritional Implications,* hrg. von David Paige und T. Bayless, Baltimore 1981.
Simpson, George G.: *Horses: The Story of the Horse Family in the Modern World and through Sixty Million Years of History.* New York 1951.
Siskind, Janet: *To Hunt in the Morning.* New York 1973.
Smith, Eric: »Anthropological Implications of Optimal Foraging Theory: A Critical Review.« *Current Anthropology* 1983, 24, 625–51.

Soler, Jean: »The Semiotics of Food in the Bible.« In *Food and Drink in History: Selections from the Annales, Economics, Civilisations,* hrg. von Robert Foster und Orest Ranum, 126–38. Baltimore 1979.
Sommer, Alfred: »Increased Risk of Respiratory Disease and Diarrhea in Children with Preexisting Mild Vitamin A Deficiency.« *American Journal of Clinical Nutrition* 1984, 40, 1090–95.
Sommer, A., und Muhilal: »Nutritional Factors in Corneal Xerophthalmia and Keratomalacia.« *Archives of Ophthalmology* 1982, 100, 399–411.
Sorenson, E., und D. Carlton Gajdusek: »Nutrition in the Kuru Region.« *Acta Tropica* 1969, 26, 281–330.
Spence, Jonathan: »Chi Ing.« In *Food in Chinese Culture: Anthropological and Historical Perspectives,* hrg. von C. Chang, 261–294. New Haven 1977.
Speth, John: *Bison Kills and Bone Counts.* Chicago 1983.
Staden, Hans: *Zwei Reisen nach Brasilien 1548–1555.* Marburg/Lahn 1970.
Steadman, Lyle, und Charles Merbs: »Kuru and Cannibalism?« *American Anthropologist* 1982, 84, 611–27.
Stefansson, Vilhajalmur: *Arctic Manual.* New York 1944.
Subrahmanyam, K. V., und J. G. Ryan: »Livestock as a Source of Power in Indian Agriculture: A Brief Review.« International Crops Research Institute for the Semi-Arid Tropics. Hyderabad 1975.
Tapia, Andrew de: *Relación Hecha por el Señor Andrés de Tapia sobre la Conquista de México.* In: *Colección de Documentos Para la Historia de México,* hrg. von J. G. Kotbalceta, Bd. 2, Liechtenstein 1971. Kraus Reprint.
Teleki, Geza: »The Omnivorous Diet and Eclectic Feeding Habits of Chimpanzees in Gombe National Park, Tanzania.« In: *Omnivorous Primates: Gathering and Hunting in Human Evolution,* hrg. von Geza Teleki und R. O. Harding, New York 1981.
Thompson, Basil: *The Fijians: A Study of the Decay of Custom.* London 1908.
Thompson, J.: *The History of Livestock Raising in the United States 1607–1860.* Washington 1942.
Thwaites, R. G.: *The Jesuit Relations and Allied Documents: Travels and Explorations of the Jesuit Missionaries in New France.* 83 Bde. Cleveland 1896–1901.
Tielsch, James, und A. Sommer: »The Epidemiology of Vitamin A Deficiency and Xerophthalmia.« *Annual Review of Nutrition* 1984, 183–205.
Towne, R. W., und E. Wentworth: *Pigs: From Cave to Corn Belt.* Norman 1950.
dies.: *Cattle and Men.* Norman 1955.
U. S. Landwirtschaftsministerium: Aktennotiz vom 27. März »Labelings of Combinations of Ground Beef or Hamburger and Soy Products.« Washington 1981.
dies.: *Food Consumption, Prices and Expenditures 1962–82.* Washington, D. C.: United States Department of Agriculture, Economic Research Service, Statistical Bulletin 702, 1983.
Upadhye, A. N.: »Tantrism.« In: *A Cultural History of India,* hrg. von A. L. Basham, 100–110. Oxford 1975.

Vaidyanathan, A., K. N. Nair und M. Harris: »Bovine Sex und Species Ratios in India.« *Current Anthropology* 1982, 23, 365–73.
Van Bath, B. H. Slicher: *The Agrarian History of Western Europe: A. D. 500–1850.* London 1963.
Vayda, A. P.: *Maori Warfare.* Polynesian Society Maori Monographs, No. 2. Wellington 1960.
Wall Street Journal. 14. Januar 1985, 14.
Wen, C. P., et al.: »Lactose Feeding in Lactose-Intolerant Monkey.« *American Journal of Clinical Nutrition* 1973, 26, 1224–28.
Welsch, Roger: »The Interdependence of Foodways and Architecture: A Foodways Contrast on the American Plains.« In: *Food in Perspective: Proceedings of the Third International Conference on Ethnological Food Research,* Cardiff 1977, hrg. von Alexander Fenton und T. Owens, Edinburgh 1981.
Wentworth, G. E.: »Shall We Eat Horses.« *Breeders Gazette* 1977, 72, 911.
West, James King: *Introduction to the Old Testament.* New York 1971.
White, Isobel: »Hunting Dogs at Yalata.« *Mankind* 1972, 8, 201–5.
White, Lynn: *Medieval Technology and Social Change.* New York 1964.
Whyte, Robert O.: »Evolution of Land Use in South-Western Asia.« In: *A History of Land Use in Arid Regions,* hrg. von L. D. Stamp. UNESCO Arid Zone Research 17, 1961.
Whyte, Robert O.: *Rural Nutrition in Monsoon Asia.* New York 1974.
Wilson, Anne: *Food and Drink in Britain: From The Stone Age to Recent Times.* London 1973.
Wilson, Christine: »Food Taboos of Childbirth: the Malay Example.« In: *Food, Ecology and Culture: Readings in the Anthropology of Dietary Practices,* hrg. von John Robson, Palo Alto 1980.
Winterhalder, Bruce und Eric Smith: *Hunter-Gatherer Foraging Strategies: Ethnographic and Archaeological Analysis.* Chicago 1981.
Wood, Corinne: *Human Sickness and Health: A Biocultural View.* Palo Alto 1979.
Wrangham, R. W.: »Feeding Behavior in Chimpanzees in Gombe National Park, Tanzania.« In: *Primate Ecology: Studies of Feeding and Ranging Behavior in Lemurs, Monkeys and Apes,* hrg. von T. H. Clutton- Brock, New York 1977.
Yang, Arnand: »Sacred Symbol and Sacred Space in Rural India: Community Mobilization in the ›Anti-Cow Killing‹ Riot of 1893.« *Comparative Studies in Society and History* 1980, 22, 576–96.
Zarins, Juris: »The Domestication of Equidae in Third Millennium B.C. Mesopotamia.« Dissertation, University of Chicago 1976.
Zerris, Otto: »En Endocanibalismo en la America del Sur.« *Revista de Museo Paulista* 1960, 12, 125–75.

Register

Lust auf Wissen

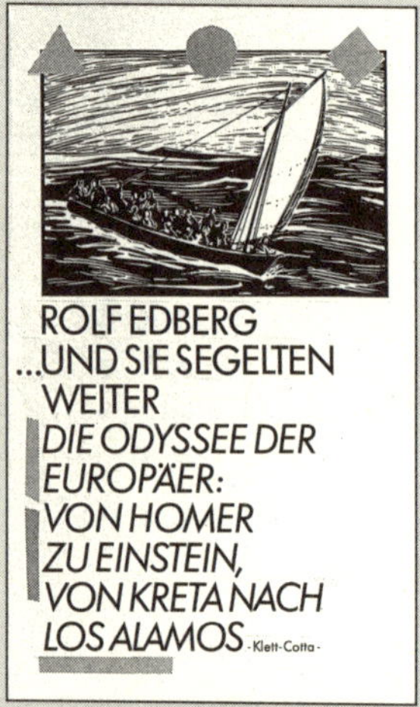

298 Seiten, Linson m. Sch.,
ISBN 3-608-93101-5

Eine fulminante Reise durch die Kulturgeschichte Europas von den Anfängen bis zur Gegenwart.
Ein Parforceritt durch die europäische Geistes- und Wissenschaftsgeschichte von Homer bis Einstein und eine Besinnung auf neue europäische Horizonte: der Stoff für die Wiederbelebung eines europäischen Bewußtseins, das seine tiefen und kräftigen Wurzeln kennt.

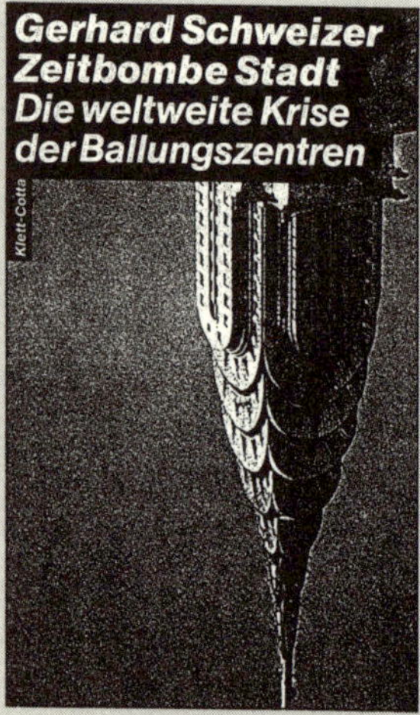

350 Seiten, Linson m. Sch.,
ISBN 3-608-93126-0

Vor dem Hintergrund der historischen Stadtentwicklung in Europa zeigt Gerhard Schweizer an fünf Fallbeispielen aus Entwicklungsländern die katastrophalen Auswirkungen des heutigen Strukturwandels. Sodann analysiert er die wirtschaftlichen, sozialen und politischen Ursachen der weltweiten Krise; er schließt den Kreis, indem er die »Amerikanisierung« unserer westeuropäischen Ballungsräume kritisiert und davor warnt, daß gerade die wohlstandsgeschwängerte Überentwicklung unserer Städte die urbane Kultur zerstören kann.

Sachbücher von Klett-Cotta